阅 读 成 就 思 想 ……

Read to Achieve

U0385925

Holistic Solutions for Anxiety & Depression in Therapy

万物治愈

关于抑郁、焦虑的
整体疗愈

Combining Natural Remedies
with Conventional Care

［美］彼得·博吉诺◎著
（Peter Bongiorno）

鲁　婷◎译

中国人民大学出版社
·北京·

图书在版编目（CIP）数据

万物治愈：关于抑郁、焦虑的整体疗愈 /（美）彼得·博吉诺（Peter Bongiorno）著；鲁婷译. -- 北京：中国人民大学出版社，2024.1
书名原文：Holistic Solutions for Anxiety & Depression in Therapy: Combining Natural Remedies with Conventional Care
ISBN 978-7-300-32358-9

Ⅰ. ①万… Ⅱ. ①彼… ②鲁… Ⅲ. ①精神疗法—研究 Ⅳ. ①R749.055

中国国家版本馆CIP数据核字(2023)第233675号

万物治愈：关于抑郁、焦虑的整体疗愈

[美]彼得·博吉诺（Peter Bongiorno） 著

鲁 婷 译

WANWU ZHIYU : GUANYU YIYU、JIAOLÜ DE ZHENGTI LIAOYU

出版发行	中国人民大学出版社	
社　　址	北京中关村大街 31 号	邮政编码　100080
电　　话	010-62511242（总编室）	010-62511770（质管部）
	010-82501766（邮购部）	010-62514148（门市部）
	010-62515195（发行公司）	010-62515275（盗版举报）
网　　址	http://www.crup.com.cn	
经　　销	新华书店	
印　　刷	天津中印联印务有限公司	
开　　本	720 mm×1000 mm　1/16	版　次　2024 年 1 月第 1 版
印　　张	20.25　插页 1	印　次　2024 年 1 月第 1 次印刷
字　　数	240 000	定　价　89.00 元

本书首先献给那些每天教会我一些有价值的事情的患者。从他们的勇气中，我获得了灵感。

我还想把这本书献给我有幸与之共事的心理健康从业者，我们在一起创造了一种真正的团队护理方法。我们共同认识到，以整合的方式工作确实会产生非常好的效果。

最后，这本书献给那些孜孜不倦进行着实验以及把精力倾注于数据的统计上，以了解生活方式和天然药物如何工作的实验室和临床研究人员。如果没有这些艰苦且不能马上获得回报的工作，这本书中的内容将难以完成。

译者序

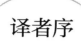

HOLISTIC SOLUTIONS FOR ANXIETY &
DEPRESSION IN THERAPY

接下这本书的翻译，其实源自一个美丽的误会。

2020 年的 7 月，平凡暑假生活中的一天，我安心待在家修改论文。编辑张亚捷老师问我是否有兴趣翻译专业书籍时，我虽然心动，但又觉得自己在科研上投入的精力确实不够，所以相当犹豫。

但这本书的书名一下就吸引了我。我一直都对抑郁的干预非常感兴趣，而又深觉自己对相关的知识缺乏系统的梳理。所以，当我看到"治疗焦虑和抑郁的整体解决方案"（Holistic Solutions for Anxiety & Depression in Therapy）这一行英文时喜上眉梢："果然是缺什么来什么啊！如果真的能啃完这本书，那我对焦虑和抑郁干预的理解不就整合起来了？"

所以，我兴高采烈地接下了翻译这本书的工作。

不过，等我安排好时间开始投入对书稿的翻译时，我才发现自己弄错了！之前仅凭书名，我预期这本书介绍的是关于抑郁和焦虑的整合性的心理治疗方法。但实际上，这里的"整体护理"（holistic care）和我原本以为的"整合疗法"（integrative therapy）是完全不同的两个概念。

虽然在意识到这一点时，我体验到了不小的失落，但我也由此"误入"

了一个对我来说特别新鲜的、充满了启发的世界。

　　本书的前言部分给我们呈现了一个被抑郁症困扰近 20 年患者的故事。作为一名心理咨询师，如果他是我的当事人，那我可能会鼓励他继续坚持服用精神类药物，并配合心理治疗。但在这个故事中，这位患者的治疗转机出现在作者给他做了一系列检查，发现是他身体上的某些因素导致了他的情绪问题——不是单纯的"大脑神经递质功能低下"，而是某些更基础的物质的缺乏的时候。在这个故事的最后，患者问："我看了差不多 20 年的医生，医生也一直在换。可为什么没有人想到检查和做这些事情呢？"虽然我不是医生，但就我所了解得关于抑郁症治疗的知识，可能确实很少有人会想到要去做这一类检查。

　　作者将"传统护理很少将我们的身体看作一个整体"这个观点很清晰地摆到我们面前。按照他的说法，传统的治疗方法——无论是身体治疗、精神治疗还是心理治疗，往往是"头痛医头，脚痛医脚"。当然，我觉得并没有这么绝对，因为在我们中华文化中，大家都熟知"身心合一"；很多经验丰富的医生和治疗师，都能做到"正本清源"。不过在具体的操作上，可能真的没有整体护理考虑得如此全面。因为整体护理是真正的"全方位"地对个体进行调整，包括睡眠、运动、消化、心理、精神，以及营养和补充剂的摄入，以帮助身体保持自身平衡。

　　这本书以对抑郁和焦虑的干预为线索，全面、详实地为大家展示了整体护理的基本原则和方法。例如，仅仅围绕焦虑和抑郁中常见的"睡眠"这一主题，作者就详细介绍了不同的睡眠模式、改善睡眠的具体步骤、可能会影响到睡眠的各种微量元素及其获取途径等，帮助我们深入地认识、了解它，并按照相应的方法来改善它。

从这本书的具体内容来看，它可作为科普的自助读物；同时，它也是一本专业的学术著作。作者一边采用大量生动的案例，生动展现出各种方法的运用场景；一边引用了大量研究数据来配合说理，从循证的角度进行深入阐述。这些案例和数据结合得恰到好处，作者文字中的细腻和科学的严谨在书中极好地结合在一起，向我们呈现了如何用整体的思路来对抑郁和焦虑进行干预。

翻译本书对我来说是涉足了一个和我专业看似密切相关，但某种程度上却是全新的领域。在这个过程中，我收获了很多新的视角和观点，但确实一度进行得非常艰难。例如，书中涉及大量医学名词，有许多我需要查阅各种资料才能确定标准和通用的译法，而有些药物名我查遍资料都难寻出处。在这里我要特别感谢我的研究生胡可君和刘珂菁，帮我做了大量的查阅及校对工作。

在翻译过程中，我尝试尽可能地保留作者的原意及风格。对于一些大众可能并不熟知的术语，我添加了一些注释，希望能尽量降低读者的阅读难度。但全书涉及的知识点极为广泛，在翻译上若有疏失还盼大家批评指教。

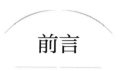

前言

HOLISTIC SOLUTIONS FOR ANXIETY &
DEPRESSION IN THERAPY

为什么要对焦虑和抑郁进行整体护理

精神错乱：一遍又一遍地做同一件事，却期望得到不同的结果。

大约在写这本书的一年前，我和一位 42 岁、有两个孩子的父亲一起工作，我们就叫他杰森吧。杰森来我这里是为了进行他的第六次月度随访。他成年后的大部分时间都在与抑郁症抗争。他年轻时是一名狂热的运动员，在他 24 岁的时候，他开始体验到情绪低落和轻度抑郁。从那时起，他的家庭生活开始出现严重的问题，特别是吸毒的哥哥和年迈的酗酒父母的问题。他突然开始很难踢足球了，即使足球是他热爱的运动。在近 20 年的时间里，他避开了体育赛事，用他的话说，他一直在与"乌云"做斗争，因为"乌云"使他无法享受运动、外出跳舞，甚至不能与朋友们交际。在他担任工程师期间，他被精神科医生贴上了"心境恶劣"的标签，并不断地接受药物治疗，结果却不明确。我们开始在一起工作的时候，他还在和一位心理治疗师以及一位精神药理学家合作，他相信他会一直有些抑郁，因为那是他的"本性"。

杰森新换的治疗师决定将他转介给我，让我给他做一个更全面的检查，看看是否有什么身体上的原因导致杰森的情绪问题。在听他讲述完病史并进行一系列血液检查后，我们发现杰森的维生素 D 和铁蛋白（铁储存）水平极低。我们还通过血液检查发现，他对麸质（小麦中的一种蛋白质）有轻微反应，这很可能是导致他体内炎症指标略高的原因之一。我把他介绍给一位血液学家和肠胃医生，检查他体内的铁含量是否过低。在确定他的低铁不是由胃肠道或血液系统问题引起的之后，我就鼓励他多吃含铁的食物，并给他开了小剂量的、易吸收的铁补充剂，以及有助于吸收的草药。我还建议他补充维生素 D_3，并让他避免食用所有麸质和小麦产品。我们还帮助调整了他的睡眠时间，在他的饮食中增加了更多的蔬菜和抗炎食物（如鱼和橄榄油）。在遵循了这些建议生活大约四个月后，他的情绪逐渐好转。他甚至重新开始锻炼，现在他正兴奋地考虑在今年夏天重返当地的足球队。我想，在接下来的几个月里，他就能停掉目前使用的药物。

杰森对铁吸收困难。他体内的维生素 D 含量很低，因为他的医生告诉他晒太阳会导致皮肤癌，于是他有意避免晒太阳，尽管他并不存在已知的患皮肤癌的高风险。因为他没有消化问题，所以他从未进行过麸质敏感的实验室测试。在我们加入了温和但可吸收的铁元素后，他的红细胞携带氧气的能力得到了改善，这对他的情绪和精力都有帮助。给他服用的维生素 D 可能平衡了他体内的炎症，也支撑了他的情绪。让他不吃麸质食物，同时增加抗炎食物的摄入，这能消除他体内的炎症。因为体内的炎症会转化为更多的脑部炎症，这是易感人群情绪低落的原因之一。

在我们的上次回访中，杰森问了我一个非常合理的问题："我看了差不多 20 年的医生，医生也一直在换。可为什么没有人想到检查和做这些事情呢？"我的回答很简单："因为传统的护理很少把我们的身体看作一个整体。"通常，当我们整体地看待身体时，我们可以得到更多的信息来支持身体的复原能力。

杰森的故事是我经常治疗的一类患者中的一个例子：患有长期情绪障碍

的人尝试了多种药物，但收效甚微。我很幸运，因为在纽约的诊所里，我与志趣相投的治疗师、社会工作者、心理学家和精神病学家一起工作，他们会从更整体性的角度来评估一个人情绪问题的生理原因。本着团队精神，我依靠他们的专业知识来监督患者的安全，致力于改善他们的心理健康，并在非常必要时考虑选择药物。我们共同开创了一个完全的补充和替代医学（complementary and alternative medicine, CAM）视角，它让患者有充分的机会治愈，并提供了让患者感到安全、可以分享担忧、改变模式和治愈的小型社区。

在这个团队中，我有幸共事过的大多数治疗师告诉我，他们的大多数当事人要么对某种类型的自然疗法或整体疗法感兴趣，要么已经在使用它们。但是，我也听说，无论是最新的节食热潮、针灸疗法、鱼油疗法、维生素 D 疗法、圣约翰草疗法，还是一些新的"神奇情绪疗法"，治疗师往往对这些疗法都不够熟悉，无法给出意见，而且一些人向我表达了他们对药物–营养–草药相互作用的担忧。更重要的是安全问题，他们的当事人可能会不恰当地用这些疗法来代替更有效和必要的常规治疗。本书将帮助你了解这些问题，并为你提供一个整体的框架，帮助你了解在什么地方可以安全有效地使用补充和替代医学来解决你当事人关心的问题。

作为一名临床医生，你可能已经注意到焦虑和抑郁是人们生病和去看医生的首要原因。焦虑障碍是美国最常见的精神疾病之一，大约 30% 的美国人在一生中出现过焦虑相关的症状（Kessler et al., 2005），有 18% 的美国人被诊断为焦虑障碍。

美国疾病控制和预防中心（the U.S. Centers for Disease Control and Prevention）2010 年的数据显示，9.1% 的人口符合目前抑郁症的标准，其中 4.1% 符合重度抑郁的标准。世界卫生组织（the World Health Organization）

的一份报告告诉我们，抑郁症已成为世界上第二大负担沉重的疾病，除了心脏病，它所造成的时间和金钱损失超过了任何其他疾病（Ferrari et al., 2013）。

焦虑和抑郁通常是难以分开的障碍——二者经常同时发生。大约 58% 的终身重度抑郁症患者患有焦虑症，而 48% 的广泛性焦虑症患者也伴有抑郁症（Lieberman, 2009）。同时具有这两种症状的患者似乎患有更严重的慢性焦虑症。这些患者也面临着更多的社会和工作挑战，酗酒和药物滥用率也更高。最不幸的是，既患有抑郁症又患有焦虑症的患者不太可能从常规护理中获益（Lydiard，2004）。虽然美国精神医学学会（American Psychiatric Association）于 2013 年出版的《精神障碍诊断与统计手册（第 5 版）》（*Diagnostic and Statistical Manual of Mental Disorders, Fifth Edition*）并不承认"焦虑性抑郁"是一种明确的诊断，但它确实是情绪障碍一种非常常见的表现。在整体主义的领域中，许多从业者认为焦虑和抑郁是一个连续体，在这一连续体中，特定的压力源以及睡眠、环境和生活方式因素决定了特定程度的焦虑、抑郁，或是两者兼有之。

尽管几十年来药物治疗占主导地位，但现在许多患者意识到他们更喜欢其他疗法——可能是为了避免这些药物的毒性，也可能是因为他们意识到药物并不能解决问题。2007 年，美国有超过 38% 的成年人寻求某种自然的或补充和替代医学的支持（Barnes, Bloom, & Nahin, 2008），这比前 10 年有了显著的增长。在很多情况下，这种补充和替代医学的支持可能包括：焦虑的人去健康食品商店，寻找矿物质（比如镁）来改善睡眠；抑郁症患者尝试色氨酸之类的补充剂来改善情绪；还有一些人开始定期进行针灸治疗或瑜伽疗法，或者找像我这样的自然疗法医生，来帮助他们改变生活方式，推荐特定的补充营养，并组织一个整体的计划。

你可能已经注意到，你的当事人中已经有人对补充和替代医学感兴趣了——越来越多的人询问某种维生素或饮食。因此，对现有补充和替代医学模式及其有效性的基本认知正成为卫生保健教育的一个重要组成部分。对于任何想要与当事人进行有效交流并有效使用卫生保健策略的从业者来说，一个通用自然医学知识库是必不可少的。

定义替代医学以及补充和替代医学

在探讨如何评估你的当事人导致他们焦虑和抑郁的各种生活方式、内部因素以及你可以推荐的整体方法之前，让我们先弄清楚一些术语。

替代医学

替代医学是目前被认为不属于典型传统医学模式一部分的各种医疗和卫生保健系统、模式和推荐疗法的总称。因为它们被用来代替传统的医疗护理，因此这些疗法被称为"替代疗法"。在定义替代医疗时，关键是要理解，根据定义，"替代医疗"取代了主流医疗方案。

补充和替代医学

相反，我更喜欢使用"补充和替代医学"这个术语。补充和替代医学是一种在常规治疗之外采用替代模式的系统。它并不一定会取代传统的护理，而是在针对特定患者制订计划的时候，考虑到所有的护理方法（国家补充和替代医学中心，2013a）。根据我的经验，无论是传统的还是替代的方法都并非更优越。我更喜欢补充和替代医学，因为它的各种方法不是相互排斥的，并且允许在特定的时间内使用对患者最好的治疗方法。同时使用传统医学和替代医学被称为整合医学（integrative medicine）。

补充和替代医学的从业者可能是传统医学的医生（如内科医生和骨科医生），也可能是像我这样的自然疗法医生。营养学家、草药专家、中医、针灸师、脊椎按摩师、能量治疗师等也被认为是补充和替代医学大家庭中的一员。同时采用标准心理疗法及瑜伽等其他治疗方式一起工作的治疗师也被认为是在补充和替代医学的领域中工作。

补充和替代医学疗法可能包括营养疗法、植物药物、美洲本土医疗（native American healing）、饮食改变、阿育吠陀医学（印度古医学）、能量治疗、催眠、针灸、脊柱推拿、动物辅助疗法、物理药物和许多其他类型的疗法。

整体医学

补充和替代医学与整合医学在其最佳状态下是一种整体性的护理。整体医学（holistic medicine）是一种充分认识到影响个体健康的多种因素的医学系统。它认为，每个人都是一个统一的整体。这与生物医学方法形成了鲜明对比，生物医学方法将人体分成不同的部分，如神经系统、消化系统、内分泌系统等。例如，当你有胃病时，你要去看消化内科医生；如果你有皮肤问题，你要去看皮肤科医生。相比之下，整体取向的从业者可能会建议集中精力治疗消化道，以帮助解决皮肤问题。

生物医学往往不考虑调整身体的一个系统会对整个人产生怎样的影响。让我们以胃食管反流为例，这种疾病每月影响 6000 万美国人。一般的常规治疗包括质子泵抑制剂药物（比如埃索美拉唑镁肠溶片），它可以帮助减轻症状，避免不适感。然而，从长期来看，这种治疗会造成营养吸收不良，从而导致身体缺陷和骨质疏松性骨折的风险（Fraser et al., 2013）。而补充和替代医学和综合疗法只有在真正需要减轻症状或治愈危险的溃疡时，才可能在短期内考虑使用这种药物。与此同时，补充和替代医学方法将针对潜在的因素进行工作，比如平衡患者的压力反应、改变饮食、调整用餐时间、改善睡眠习惯、使用草药和营养物质来治愈消化道黏膜——这些方法对所有的个案几乎都非常有效。

正如"胃食管反流"一词并没有告诉我们为什么人们会有消化不适感，"焦虑"和"抑郁"这两个词也并不能真正告诉我们个体情绪存在问题的潜在原因。当我们听说人们焦虑和 / 或抑郁时，我们知道他们正体验到自己并未处于最佳状态，并且可能面临挑战，无法在生活中发挥出最佳作用。但我们不知道成因。

整体医学寻求成因，并帮助调整各种因素，如睡眠、运动、消化、心理、精神，以及营养和补充剂的摄入，以帮助身体保持自身平衡。

补充和替代医学快速指南

在后面的章节中，我将详细介绍治疗焦虑和抑郁的整体方法，在这个过程中，我将会运用一些临床故事来说明最新的研究和实践建议。这本书是为那些忙碌的心理健康专业人员所写，以解决他们寻找一本关于治疗焦虑与抑郁的自然保健入门书的困难。作为一名忙碌的临床医生，你可能没有时间去筛选和综合现有的关于天然药物对抑郁和焦虑的功效和安全性的大量研究。这本书将为你做这些工作，把信息精简成通俗易懂的读物。附录包括总结图表和简单的步骤，作为心理健康专业人员，你可以快速地反复参考这些有帮助的图表和步骤，以采用新的整体医学方法来指导患者。在谈到补充和替代医学的建议时，这本书并不是为提供全面的建议而著，而是运用了我 10 年来的临床经验和近 20 年的研究，来帮助提炼出最突出的潜在因素和治疗方案。

随着人们对补充和替代医学以及自然医学兴趣的增长，一个熟知整合疗法的治疗师对焦虑或抑郁的当事人将更有价值。无论你是想寻求自我整合，还是想提升实践水平，或只是寻找关于焦虑和抑郁的自然和整合医学护理的原则和实践的最新循证建议，本书提供了必要的基础知识，以引导治疗师踏上这一令人兴奋的疗法之旅。此外，本书还提供了有助于进一步探索整合疗法的最好的可用资源，如关于天然药物的最新研究（有兴趣的读者可访问我的网站 www.drpeterbongiorno.com ）。

安全第一

美国影星格劳乔·马克斯（Groucho Marx）曾经说过："思想要开放，但不要开放到让你的大脑崩溃。"请记住，虽然我们关注自然药物和整体疗法，但患者的安全始终是最重要的。这种方法的"互补"提醒我们，有时药物也可以成为患者的朋友，在需要进行紧急护理时使用自然疗法也可能会造成伤害。任何优秀的临床医生都要考虑到所有治疗方案的风险和益处，应该首选安全的方案。

在患者严重受损的情况下（如患有严重抑郁症、有自杀意念或患有使人完全衰弱的焦虑的患者），一线治疗可能需要包括药物治疗，有时还需要住院治疗并进行监测。在这种情况下，我建议使用药物支持来帮助患者稳定病情。

一旦患者病情稳定，就可以开始考虑对潜在因素进行整体治疗。虽然我通常倾向于让患者使用自然护理，但如果患者连起床的勇气都没有，那么他是否会去当地的健康食品店买三文鱼和羽衣甘蓝来烹煮就很难说了。他也不太可能开始锻炼。在严重病例中，整体治疗方案可被视为辅助治疗，但不一定可以作为一线治疗方案来取代可能具有快速作用的紧急护理需要的药物。我们必须实事求是，时刻把患者的安全放在心上。

大自然的治愈力量

我很高兴你在读这本书。我相信，我们正在共同推进精神卫生保健的未来愿景。我真诚地希望，这项工作将使人们更深刻地认识到自然疗法医生所说的"自然的治愈力量"；同时，也让人们意识到，身体确实拥有与生俱来的治愈智慧。我还真诚地希望，本书能为你本人和你的实践带来巨大的价值。更重要的是，我希望它能够鼓舞你的当事人向前推进其自然康复过程。

目录

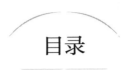

HOLISTIC SOLUTIONS FOR ANXIETY &
DEPRESSION IN THERAPY

第 1 章

ONE

整体方法是否适合你的当事人

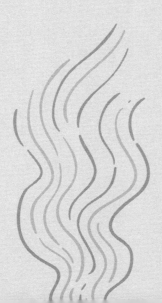

我们在朋友面前可以倾诉心中的一切，像是倒出谷粒与谷壳。因为我们知道，朋友会用他那温柔的手将这些轻轻筛过，留下有价值的东西，然后带着善意把其余的吹走。

乔治·艾略特（George Elliot）

在开始探索补充和替代医学之前，我们首先需要确定整体护理是不是正确的选择。优秀的从业者用他们的知识和经验，指导他们的当事人决定哪条路值得走、哪条路在当时没有意义。本章将帮助你回答关于整体护理的问题：给出了一些关于焦虑和抑郁的统计数据，并描述了补充治疗的想法是如何提出的；提供了一些你可能想问你的当事人的基本的临床问题，以确定天然和整合药物是否合适；有助于你确定可能需要药物治疗的安全问题；提示目前最好避免整体或更综合的护理，以专注于传统的生物医学。

有研究支持补充和替代医学对情绪的作用吗

作为一个系统，整体护理研究还处于起步阶段。基兰·库利（Kieran Cooley）等人（2009）首次研究了针对中度至重度焦虑症患者的自然疗法护理。81 名患者按年龄和性别随机分组，在 12 周内接受自然疗法治疗或标准化心理治疗。自然疗法护理组接受了一个全面的计划，包括饮食咨询、深呼吸放松技术、标准的复合维生素和植物性的南非醉茄摄取（每天 2 次，每次 300 毫克）。心理治疗组接受心理治疗，辅以深呼吸放松技术和安慰剂。其主要结果测量指标是贝克焦虑量表（Beck Anxiety Inventory），次要结果测量包括36题健康状况调查问卷（the Medical Outcomes Study Short Form 36）、疲劳症状量表（Fatigue Symptom Inventory）和衡量自己的医疗结果概况（Measure Yourself Medical Outcomes Profile），分别对焦虑、心理健康和生活质量进行测量。最终，贝克焦虑量表得分在自然疗法组下降了56.5%，在心理治疗组下降了30.5%。自然疗法组在心理健康、注意力集中、疲劳、社会功能、活力和总体生活质量方面的向好表现显著。两组患者均未出现严重不良反应。

在基兰·库利等人（2009）的研究中，两组在中度和重度抑郁症患者治疗中都存在显著优势。我强调这项研究是为了支持这样一种观点，即在几乎所有的情绪障碍护理案例中，都应该考虑像自然疗法医学这样的整体以及补充和替代医学模式。在情绪障碍的治疗中，心理治疗和药物干预相结合比单独使用任何一种都有显著的优势（Furukawa, Watanabe, & Churchill, 2007）。通过在包括治疗师和精神科医生在内的团队护理方法中加入自然疗法或补充和替代医学等整体医疗系统，我相信我们可以大大提高治疗效果。

很多研究只关注整体护理的单个方面，比如只针对一种草药、饮食改变、运动养生等。后面的章节将对其中的许多内容进行回顾。很少有像基兰·库利等人（2009）将整体护理的多种变化作为一个范式的研究。虽然还需要更多的研究，但作为一名自然疗法医生，我与其他治疗师、心理学家和精神病学家一起工作了10年的临床经验告诉我，利用这些药物中最好的药物进行团队护理，比单独使用任何一种药物更有效。这是精神卫生保健的未来模式。

为什么使用补充和替代医学

在焦虑和抑郁的传统护理中，有许多种药物治疗方法。根据患者的不同，这些药物减轻症状的效果可能非常有效，也可能会使病情恶化。然而，在任何情况下，这些药物都不能真正解决这些疾病的多重潜在原因造成的问题。

　　自然医学界有句老话："如果你正在开车，引擎检查灯突然亮了，你可以用电工胶带把它遮上，这样你就看不到灯了，或者你可以把车停下来，打开引擎盖检查，然后解决问题。"如果你处在一个危险的驾驶环境中，如车外光线很刺眼，让你无法看清路况，你就不能靠边停车，这时候你就需要电工胶带作为紧急处理措施。因为在这种紧急情况下，掩盖"症状"可能是救命稻草，直到你到达一个可以停下来的地方。然后，当你在一个更安全、更安静的地方（最好是一个你知道有熟练修车工的地方），你可以把车停下来，检查引擎盖下的情况，并试着找出问题（如图 1–1 所示）。

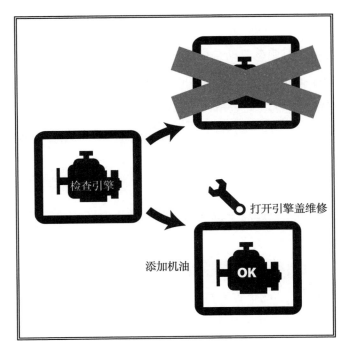

图 1–1　忽略警示灯还是检查引擎

可能是发动机缸体上出现了裂纹，也可能是在过去八年里忘了添加机油……然而，如果你不是在那种极度危险的情况下，最好不要用电工胶带来掩盖问题；相反，解决警示灯亮的根本原因才是最有意义的。

抗抑郁药物的安全问题

根据上面的类比，传统的生物医学通常会掩盖红光症状，而很少解决引擎盖下的潜在问题。元分析表明，在抑郁症病例中，药物对轻度到中度抑郁症患者的效果并不比安慰剂好（Fournier et al., 2010）——这是数百万张处方被开出的主要原因。更令人吃惊的是，这些药物伴随着全因死亡率的增加，增加了许多其他问题的可能性，以及损害生活质量的副作用。例如，在绝经后女性中，抗抑郁药物显示总死亡风险增加了 32%，其中患卒中的风险增加了 45%（Smoller et al., 2009）。通过对所有现有已发表和未发表的儿童和青少年抗抑郁药物临床对照试验的全面回顾，美国食品和药物管理局（U.S. Food and Drug Administration, FDA）于 2004 年发布了一项公开警告称，使用选择性血清素再摄取抑制剂（selective serotonin reuptake inhibitor, SSRI）抗抑郁药物进行治疗的儿童和青少年有自杀念头或企图自杀的风险有所增加。

抗焦虑药物的安全问题

抗焦虑药物的疗效远高于抗抑郁药物，其中短期疗效明显。但和抗抑郁药物一样，这些药物也有很多副作用。热纳维耶芙·贝尔维尔（Geneviève Belleville）的研究（2010）显示，使用抗焦虑药物的人的死亡风险增加了 36%。更重要的是，药物审查委员会（Committee on the Review of Medicines）的数据（1980）显示，几十年来我们已经知道抗焦虑药物的长期疗效并未显示出来。抗焦虑药物成瘾也是一个问题，因为药物引起的脑功能变化导致需要更大的剂量、戒断症状和更大的缺陷（Mugathan et al., 2011）。综上所述，抗焦虑药物虽然可以在短期内有所帮助，但会带来明显的成瘾、戒断问题以及死亡风险增加的危险。

药物戒断

对抗抑郁和抗焦虑药物来说，"停药综合征"（医学术语，指真正的停药）是一个重大挑战，停药后的症状包括抑郁、焦虑、混乱、易怒、头晕、缺乏协调、睡眠问题、哭闹和视力模糊等。这些症状预示着更大的担忧，因为研究表明，戒断本身会引发一种主要的行为应激反应（Harvey, McEwen, & Stein, 2003），可能导致严重后果，并可通过产生神经系统过度兴奋而造成严重的神经损伤。因此，我们试图帮助的系统最终可能会因受到更大的破坏而无法长期运行。

作为临床医生，我们都目睹过一些患者因突然停止了药物治疗，或者无法及时补充药物而成为不快乐的人。在让·保罗·萨特（Jean Paul Sartre）著名的存在主义戏剧《没有出口》（No Exit）中就刻画了三个对未知充满恐惧的角色。他们有一种持续焦虑的群体动力，这让他们无法逃离各自的处境。在很多方面，服用这些药物的焦虑和抑郁患者经常会有一种无法停止服药、无法逃离的感觉，而不会产生严重的戒断反应。这带走了他们的力量，让他们感到被困住了。整体护理有助于将力量和控制感带回他们的生活中。

心理治疗的好处

虽然我可能在这一点上是白费口舌，但我确实想指出，心理治疗在大多数情况下至少与药物一样有益（Cuiipers et al., 2013）。心理治疗不是抑制症状，而是通过对导致焦虑和抑郁的根本思想进行疏导，来帮助找到导致问题的潜在原因。这些思想和负面信息促使被称为下丘脑的大脑原始中心过度刺

激下丘脑 – 垂体 – 肾上腺（hypothalamic-pituitary-adrenal, HPA）轴。下丘脑 – 垂体 – 肾上腺轴的短期上调（活性增强）可以让身体做好准备，帮助逃离危险，并希望在这个过程中学会防范未来的危险。然而，焦虑和抑郁患者往往会长期上调，这会导致焦虑和抑郁的慢性症状，甚至增加了许多疾病的风险，如心血管疾病、自身免疫性疾病和骨质疏松。就抑郁症而言，研究清楚地表明，心理治疗的复发率（31%）远低于服用抗抑郁药物的复发率（76%）（Hollon et al., 2005）。我将在第 3 章讨论下丘脑 – 垂体 – 肾上腺轴的失调。

整体护理的五大原则

正如在前言中所讨论的，整体医学力求将个体视为一个整体，而不仅仅是单独的身体系统。整体护理应谨记的五大原则如下。

1. 如果有机会，身体天生就有自愈的能力。
2. 身体是一个完整的整体，一个系统的不平衡将影响身体的其他部分。
3. 症状（如焦虑、抑郁或疼痛）是对健康的基本方面（饮食、睡眠、运动、心理和精神、消化和营养状况）没达到要求的一种反映。
4. 临床医生的工作是识别抑制身体愈合能力的因素，并制定治疗方案来消除这些因素。
5. 只有在紧急需要时才使用药物或手术；否则，临床医生应该努力使用对身体更自然的治疗方法，帮助身体自我愈合。

如何决定何时进行整体护理

正如我们在前言中所提到的，当与健康状况不好的人一起工作时，第一要务是安全。作为一名自然疗法医生，我相信现代生物医学被过度使用了，而且在大多数情况下，很多方法并没有解决根本问题。话虽如此，但现代医学在紧急护理情况下是例外的，在当事人无法通过更自然的方式对潜在病因进行合理治疗的情况下，应该考虑将其作为一线治疗。

打个比方：不管你是一名多么熟练的治疗师，如果一位患者因为太沮丧而不能下床去你的诊所接受心理治疗，那么你的治疗可能帮不了什么忙；如果药物可以帮助患者下床来看你，那么使用药物是很正常的。虽然抗抑郁药物对轻度到中度抑郁症不是很有效，但它们在重度抑郁患者中确实有效（Fournier et al., 2010）。为了当事人的安全，在这些情况下，仍应考虑使用一线疗法。

天然药物可以是非常有效和强大的，但它们确实需要时间来发挥作用，通常需要在饮食和生活方式上的多种改变才能产生整体效果。考虑到患者的安全性和实用性，应评估患者是否需要药物治疗作为一线治疗。

1. 患者是否对自己或他人的伤害有直接和严重的担忧，如自杀意念或计划、伤害自己或他人的历史或这样做的危机。从业者询问自杀意念是任何第一次和随后接案的关键：

● "你是否想过或者正在考虑自杀，或者你有没有想过你不在了会更好？如果是，你曾经制订过这样做的计划吗？或者你有这样做的计划吗？"

● "你是否考虑过或正在考虑伤害别人？如果有，你曾经制订过这样做的计划吗？或者有这样做的计划吗？"

2. 焦虑或抑郁的患者是否无法正常工作或履行必要的基本职能（例如，去工作并有效地工作），从而无法养活自己或家人。这方面可以拿患病的单亲父母为例，他的责任是照顾他的孩子，但他无法离开他的床，因此会把孩子置于危险之中。

如果在上述考虑中怀疑有直接伤害的威胁，那么就需要对患者进行药物治疗和监督，并首先考虑使患者稳定下来。怀孕和哺乳这两种可能是例外情况，应根据具体情况进行治疗。

如果不怀疑有直接伤害的威胁，那么以下问题将有助于评估整体护理是否应该作为一线治疗。

1. 你的情绪是否会让你无法好好照顾自己，如你不经常洗澡或吃饭？

2. 你的情绪是否会阻止你去工作，阻止你做你该做的事情？

3. 如果你有孩子或他人依赖你，你的情绪是否会妨碍你好好照顾他们？

4. 你愿意尝试用自然的方法来平衡你的情绪吗？

如果你的当事人对前三个问题中的任何一个回答"是"，那么应将常规药物治疗作为一线治疗，尽可能以自然药物作为辅助治疗。如果问题4的答案是否定的，那么整体疗法对这个特定的当事人来说就可能不太有价值，你可能想要关注传统治疗，因为患者的偏好是有效治疗的重要预测因素。

如果需要药物治疗来稳定患者的病情，就可以考虑长期使用针对生活方式和心理/精神的自然药物疗法，以及营养和补充治疗。第7章将回顾如何提出建议和设计治疗计划，以支持患者使用药物。

在使用药物治疗时，由患者的处方医生、治疗师以及补充和替代医学提供者（自然疗法医生或其他整体疗法从业者）组成核心团队以提供最佳的整体护理，并允许在适当的时候考虑将来停药后所需的共同管理。一旦其他的生活方式、心理、生理和营养因素得以成功解决，这种可能性就会更大。

如前言中所述，处方医生（精神病学家或精神药理学家）、治疗师和整体疗法从业者的团体护理是世界上最佳的患者护理方法。一旦确定患者不符合上述需要一线药物干预的标准，就应该开始全面考虑团队护理的方式，同时对患者病情的变化保持警惕，这些变化可能会导致他之后达到上述标准，从而需要药物支持。

哈佛大学精神病学家大卫·米舒龙（David Mischoulon）以研究情绪疾病的营养疗法而闻名，他认为，自然疗法的最佳治疗对象是那些"症状轻微，多次试验失败或对副作用高度不耐受的人，以及已经在服用多种药物的患者，在这种情况下，由多种药物引起的药物反应可能是显著的"（Mischoulon & Rosenbaum, 2002）。

虽然抗焦虑药物很有效，但前言中讨论了风险收益比往往过高，以及治愈的根本原因没有得到解决。绝大多数抑郁症患者实际上是在普通门诊就诊的，其中大多数不符合重度抑郁症的诊断标准。大多数就诊于初级保健医生的抑郁症患者病情较轻。对于这些轻度抑郁症患者，谨慎等待而不进行积极的药物治疗可能是最合适的选择，因为轻度抑郁症对非特异性支持和积极治疗都有反应（Oxman & Sengupta, 2002）。

这段"谨慎等待"的时间也是采用整体评估和干预的明确线索。在许多传统医生的指导下，这些患者接受了不必要的药物治疗。遗憾的是，从自然疗法的角度来看，如此多的患者选择将药物治疗而不是心理治疗和整体护理作为一线治疗。在这些情况下，整体护理可能会通过更自然的干预发挥最大的作用，同时记住常识，即如果患者的病情确实变得严重，药物治疗可以作为最后的手段。

有关患者偏好的说明

所有与焦虑和抑郁打交道的从业者都应该注意到，总的来说，患者一般都会尽力接受他们所选择的治疗，无论是什么治疗。医生应该始终牢记使用患者首选的方式，以获得最佳效果和最快速改善的重要性。在一项研究中，315 名情绪障碍患者被试被问及他们是更喜欢药物治疗、心理治疗还是两者都喜欢时，有 15% 被试人倾向于单独用药，有 24% 的被试喜欢单独心理治疗，有 60% 的被试同时接受这两种治疗（这项研究未涉及整体护理）。然后，这些患者被试继续接受随机为他们选择的护理。那些接受了自己喜欢的治疗方式的被试显然见效最快——不管选用那种治疗方式（Lin et al., 2005）。很有可能，那些去看整体性从业者的患者会更喜欢自然疗法，并且会从他们所选择的治疗中获益。作为护理人员，我们应该记住这一点。

作为一名全科医师，我对自然医学有着极高的热情，我倾向于为所有的患者提供自然医学治疗。但事实上，如果患者并不希望采用自然药物治疗的方式，他们可能就不会从中受益，那我也会关注患者的需求而非自己的愿望，帮助患者找到他想要的东西，即使我在其中发挥的作用并不大。

何时避免整体护理

如果处方得当，那么整体药物的风险和毒性不仅极小，还可能产生强大的效果。只有在需要常规紧急护理或患者不喜欢的情况下，整体护理才被禁止。然而，也有一些特定的维生素和草药的禁忌证，我们也会在本书中进行讨论。

第 2 章

TWO

评估影响生活方式的因素

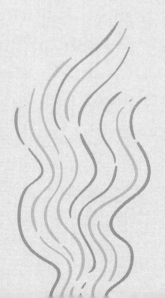

你必须像一名老淘金者那样，只能接受先挖出大量的沙子，然后再耐心地从沙子里洗出一些微小的金矿颗粒。

多萝西·布莱恩（Dorothy Bryant）

现在，我们来探讨你读本书的原因：找出焦虑和抑郁的潜在成因。了解潜在的成因有助于整体性从业者为当事人选择经过充分研究的、有效的、安全的以及个性化的疗法。作为一名自然疗法医生，我最兴奋的是了解导致焦虑和抑郁潜在的成因，因为这是制定最佳方案的关键。在替代医学领域，有诸如饮食、草药、维生素、排毒等很多的治疗方案，可谓数不胜数，在它们之中做出选择似乎是不可能的。因此，整体护理就变成了一个"这种草药不起作用，现在让我们试试这种维生素"的猜谜游戏。这种盲目的做法最终会让患者和医生都感到沮丧。

通过深入了解当事人的生活细节来摸清他们的情况，有助于最终找出潜在的问题并理解这些问题，从而做出最好的选择。

焦虑和抑郁通常不是由某一个因素引起的。如果只有一个原因，现代医学早就有药物或程序来解决它了。正如你可能已经意识到的，焦虑和抑郁来源于多种因素。本章讨论最重要的生活方式因素，帮助你在头脑中整理它们，并找出哪些是最能满足当事人需求的因素。

个案
研究

▼

加勒特的胃反流与焦虑

几年前，我有一个 33 岁名叫加勒特的患者，他是由一位临床社工同事转介过来的。加勒特是一名记者，成天忙得不可开交。他在一所受人尊敬的新闻学院任教，外带干着自己的一摊活儿。大约三年前，他开始极度焦虑。他每天服用一定剂量的来士普①来"控制病情"，当情况"变得难以控制"时，他也会根据需要使用阿普唑仑（通常每周使用 1~2 次）。大约在六个月前，他就开始接受治疗了，在他第一次来就诊时，我了解到他在过去的五年里也有胃反流和轻微的间歇性疼痛，他会用耐信②来控制它们。当我问他的一天是怎么度过时，我发现他每晚只睡五个小时左右，却声称自己"睡得很好，不需要更多睡眠"。他还告诉我，碍于时间上的限制，他在担任教职后不得不停止了锻炼。

在第一次就诊时，我们决定专注于睡眠。在接下来的几个月里，我们调整了他的作息，增加了他的睡眠时间。他发现随着睡眠的增加，他更有动力去锻炼。有趣的是，他也能够停止使用耐信，且没有出现胃反流症状。这可能是因为睡眠的增加使他的消化道有更多的时间来愈合。在实施新计划的两个月内，他停用了阿普唑仑。六个月后，他停用了来士普。我相信，结合他正在进行的心理治疗，对睡眠的调整有助于他的消化，更好的消化有助于他的神经递质平衡就，锻炼有助于燃烧多余的压力荷尔蒙，所有这些都帮助他平衡了情绪。

---

① 来士普是一种用来治疗焦虑和抑郁症的名为艾司西酞普兰的药物的品牌名称。——译者注

② 耐信又称埃索美拉唑，是一种抑酸保护胃肠道黏膜的药物。——译者注

睡眠

....

所有动物（包括人类）都需要睡眠。剥夺人类睡眠的研究表明，睡眠功能不足会导致病毒性疾病多发、体重增加、血糖失衡、认知能力下降以及增加与问题情绪相关脑炎的风险。例如，谢尔登·科恩（Sheldon Cohen）等人于 2009 年的研究表明，与每晚睡眠时间超过八小时的人相比，每晚睡眠时间少于七小时的人感染呼吸道病毒疾病的风险增加了 300%。

尽管睡眠很重要，但大多数人却没有得到足够的睡眠。人们的睡眠时间比 100 年前平均少了 20%。对于容易焦虑和抑郁的人来说，睡眠问题会让情绪更糟。睡眠障碍通常先于并伴随着情绪障碍出现。失眠是抑郁症的一种常见症状（Ringdahl, Pereira, & Delzell, 2004），通常预示着抑郁症的发作或复发（Ford & Kamerow, 1989; Buysse, 1997）。睡眠障碍在焦虑症中非常普遍（Staner, 2003）。据估计，90% 的抑郁症患者都会失眠，其中大约一半的人由于焦虑和压力而失眠。

睡眠障碍的潜在成因因人而异。一般来说，没有单一的潜在成因；相反，一些不平衡的因素通常同时起作用。除非一个人患有极其罕见的致命家族性失眠症，否则失眠患者通常可以通过个性化的整体护理来调整自己的睡眠模式。接下来，我们将详细讨论其中的一些护理方案。

"我是夜猫子"和"我睡不着"

是否有焦虑或抑郁的当事人告诉你，他们白天疲惫不堪，晚上却异常清醒——这通常是他们感觉最好的时候？有些人常说"我一直是个夜猫子"。

不适当地暴露在强光下和过度的压力会破坏睡眠模式，并可能导致睡眠相位延迟综合征（delayed sleep phase syndrome, DSPS）。虽然很多人对此还不清楚，但这确实是导致失眠的一个相当普遍的原因。随着夜幕降临，大脑中的松果体分泌褪黑素。褪黑素是一种强大的抗氧化剂，可以帮助我们的身体排毒和增强免疫系统。褪黑素通过降低体温和诱导睡意来告诉身体做好睡觉的准备。

在适当的时间释放褪黑素是保持情绪良好的关键。如果不能适时释放，你的当事人可能就会出现昼夜节律紊乱。这种通常未诊断的问题的典型症状包括起始性失眠，如晚上睡不着、一晚上多次醒来或者早上醒得太早。通常患有此症的人晚上比早上更清醒，他们自称是夜猫子。很多人都无法早起开始一天的工作，因为这些人想要继续睡觉，一旦他们起床，他们会在白天体验到不可估量的使人衰弱的疲劳。到了夜晚来临的时候，他们又恢复了"活力"，导致糟糕的睡眠周期继续下去。睡眠相位延迟综合征患者的抑郁症和人格障碍的患病率非常高（Smits & Pandi-Perumal, 2005）。高达10%的高中生患有睡眠相位延迟综合征，并患有慢性睡眠剥夺，因为他们的作息时间要求他们早点睡觉。

"我睡不着"或"我醒得太早"

许多焦虑和抑郁患者会抱怨，虽然他们能够很好地入睡，但不能保证良好的睡眠；有些人还会抱怨早醒（凌晨3：00到5：00左右），醒后感觉很清醒，起床后的头几个小时内他们感觉也不错，但在随后的其他时间却感到十分疲劳。

快速眼动（rapid eye movement, REM）睡眠是人类（动物也具有）睡眠最后阶段的组成部分，又被称为"有梦睡眠"，这个阶段我们睡得很轻且大脑非常活跃。焦虑和抑郁的人往往比正常人有更多的快速眼动睡眠和更少的深度睡眠。新生儿大约 80% 的睡眠是快速眼动睡眠，而成年人的快速眼动睡眠时间一般不会超过 25%。在快速眼动睡眠中，大脑在进行加工，因为大脑的加工活动与清醒时相似，所以一个人快速眼动睡眠时间越长，睡眠带来的休息效果就越差。

对焦虑和抑郁患者的睡眠研究表明，患者往往会很早就进入快速眼动睡眠，且快速眼动的第一个阶段会延长，之后的深度睡眠阶段则减少。这些患者报告说，他们不能保持睡眠，并抱怨醒得很早。持续的不平衡快速眼动睡眠是焦虑障碍症状的前兆。研究人员通过观察抑郁症患者的睡眠模式发现，与慢波非快速眼动睡眠相比，他们的快速眼动睡眠确实有所增加，（Berger et al., 1983），而被有意剥夺快速眼动睡眠的抑郁症患者的情绪也能有所改善（Vogel et al., 1980）。

"我经常打鼾"

有些患者（或者更常见的是他们的睡眠伴侣）会抱怨打鼾。在普通人群中，虽然只有 6% 的人会出现睡眠呼吸暂停综合征，也就是一种整晚会出现不规则呼吸停止的睡眠障碍，但 20% 的抑郁症患者患有睡眠呼吸暂停综合征。所以，特别是你的当事人是抑郁症患者时，你可能要把这件事记在心里。最好找个睡眠专家或肺科医生咨询一下，以正确诊断这种情况。治疗这种疾病的自然治疗方法包括使用褪黑素（见后面"褪黑素"部分内容）、避免食物过敏（在第 3 章将予以讨论）和减肥。如果这些都不起作用，可考虑使用持续气道正压（continuous positive air pressure, CPAP）呼吸机或可能的外科手术来帮助打开气道。出于安全考虑，高血压患者或白天容易入睡的患者可能需要尽早考虑进行持续气道正压或外科手术（Milleron et al., 2004）。

关于睡眠的提问

你每晚睡几个小时？

你什么时候睡，什么时候醒？

你是"夜猫子"吗？

你入睡困难吗？

你晚上会醒很多次吗？

你早上是不是醒得太早？

你醒来后精神饱满吗？

你或你的配偶认为你经常打鼾吗？

改善睡眠的步骤

现在你已经提出了正确的问题，也评估了睡眠的状态，所以让我们来谈谈重新引入健康睡眠模式的一些想法。对于有睡眠障碍的焦虑和抑郁患者，我建议，在解决其他问题之前先解决睡眠问题，因为保证健康的睡眠应该是长期治愈焦虑和抑郁最好的先决条件。我推荐使用以下七个步骤来帮助睡眠回到正轨。

步骤一：在午夜之前上床睡觉（最好不要晚于 22：30）

中医有一句养生谚语："午夜前一小时抵得上午夜后两小时。"虽然中国古人对内分泌学（研究激素学科）可能并不了解，但这一说法在生理学上是有道理的，因为它鼓励人们在褪黑素分泌的时候待在一个安静、黑暗的地方，以达到最佳睡眠和昼夜节律的调节。褪黑素是告诉你的身体该睡觉了的主要激素。

成人体内的褪黑素释放始于 22：00 左右（Smits & Pandi-Perumal, 2005）。正确的就寝时间能优化它的释放。晚睡会抑制褪黑素的分泌，促进应激激素的活性。除非是夜行动物，否则在夜间出来活动要么会处于危险之中，要么是需要获取食物。熬夜的人也会经历一种压力反应，这种压力反应会导致睡眠不足、睡眠相位延迟综合征和过多的快速眼动睡眠。

如果你的当事人通常晚于午夜就寝，并且想要做出积极的改变，我建议每周将就寝时间提前 15 分钟，最迟在 22：30 至 23：00 就寝。如果需要，可以补充使用褪黑素（步骤七和第 4 章中有关于褪黑素的更多内容）。

步骤二：创造一个晚间仪式

我会建议我的患者在 21：00 到 21：30 开始调暗灯光，关掉电视和电脑。我的电脑上有一个可以免费下载的叫作 f.lux 的应用程序，它可以在傍晚时分把屏幕上的光调节成一种不那么抑制褪黑素的琥珀色，这将有助于在晚上使用电脑时，减少对褪黑素的抑制。这个时候喝一杯甘菊茶或薰衣草茶也是不错的选择，最好是泡一小杯，慢慢地啜饮，一下子喝太多会导致夜间老起夜，影响睡眠。当人们创建出自己健康的睡眠仪式，他们会在一致性中找到安慰，他们的身体会平静下来，为睡觉做准备。

步骤三：睡前 30 分钟将灯光调暗

此时应避免使用任何强光，包括关闭所有电子设备，停止发邮件、发短信、使用平板电脑，等等。明亮的光线会让身体觉得这是在白天，从而抑制褪黑素的释放。在橙色灯光下阅读令人平和的文学作品也有助于避免褪黑素的抑制。

步骤四：保持房间黑暗和凉爽

褪黑素、人体生长激素和其他激素是人体修复和解毒所必需的。当房间太亮或太热时，这些激素的释放就会被抑制。如果你的当事人把自己的手放在距自己眼睛一步的地方尚能看清的话，那么这个房间的光线就太亮了。这就要考虑遮住所有的光源（如有线电视盒、时钟），把手机放在另一个房间充电。我也推荐使用可完全封闭的百叶窗。我的一些患者安装了自动开启器，可以在早上恰当的时间逐渐打开百叶窗，以确保光线缓慢进入。保持温度在 20℃左右可以确保褪黑素最佳分泌。

步骤五：了解食物和血糖

偶尔晚饭吃得太晚、吃得太饱会抑制自然入睡的能力。我注意到，有些患者对个别食物（常见的是葡萄酒、辛辣食物和乳制品）也很敏感，因为这些食物能让他们保持清醒、难以入睡。

另一方面，当人们睡前出现低血糖时，也同样难以入睡。当血糖很低时，会向我们的大脑发出信号，让我们去寻找食物，并触发压力荷尔蒙的释放。如果有这一担心，睡前吃少量的蛋白质和碳水化合物（如一小块火鸡肉配一片苹果或坚果黄油配一片脆米饼）会有帮助。

步骤六：睡前日记

我们中的许多人都过着忙碌的生活，通常直到我们决定上床睡觉的那一刻，才有片刻安静的时间。这时，大脑会让我们独处，说："好吧，现在的时间属于我们了，我们来回顾一些事情吧。"然后，我们可能想要一遍又一遍地处理很多事情。此时此刻，家庭问题、人际关系问题、工作压力、经济上的担忧、对核战争的担忧等想法一下子向我们袭来，势不可挡。处于压力模式下，我们的大脑和身体无法停止工作。

在这种情况下，睡前暂停一分钟，可以简单写下第二天要做的事情或者最关心的问题，然后把它折叠起来放在一边，到第二天再去做。作为一名临床医生，你可能会发现与你的当事人一起回顾这份清单很有价值，看看在晚上的时间里发生了什么。沃尔特·惠特曼（Walt Whitman）曾说过："在读到我写的东西之前，我是不会思考的。"尽管把这些问题记下来并不能解决这些问题，但可以通过在睡觉前处理它们而创造一些平衡。

步骤七：如果需要，可以用自然疗法来治疗睡眠

我鼓励患者尝试使用以上步骤并维持两周，看看睡眠质量是否有所改善。如果没有效果，那么通过自然药物可以出人意料地完成这项工作。

以下是我常用的自然疗法。

镁元素

镁元素缺乏是很常见的，它与慢性炎症应激相关（Nielsen, Johnson, & Zeng, 2010）。缺乏这种元素会增加视交叉上核和松果体的大脑生物钟区域的功能障碍（Durlach, 2002）和睡眠模式紊乱（Murck, 2013）。在临床试验中，这种无毒矿物质对睡眠效率、睡眠时间、睡眠开始潜伏期和清晨醒来都有帮

助（Abbasi et al., 2012）。

镁剂量的摄取范围通常在 400~500 毫克 / 天。许多患者每天服用 2 次，每次 250 毫克，最后一次是在睡前服用。我经常推荐甘氨酸镁，因为甘氨酸是一种有镇静作用的氨基酸。虽然目前尚不清楚镁的毒性，但一些敏感的人可能会因为摄入过多的镁而导致腹泻，在这种情况下需要减少剂量。

褪黑素

20 世纪 80 年代的研究表明，褪黑素水平低或分泌延迟会导致抑郁（Beck-Friis et al.，1984）和焦虑（Toffol et al., 2014）。褪黑素是一种强大的抗氧化剂，可以保护大脑和神经组织（Garcia et al., 1997）。作为一种补充剂，褪黑素最初被认为可以缓解时差反应，现在被认为可以帮助对抗癌症（Al-Omary, 2013），甚至可能增加化疗的效果（Lissoni, 2007）。

摄取褪黑素补充剂的剂量为 0.5~20 毫克不等。常规（非定时释放）褪黑素是能帮助你身体平静下来的最好的物质，因为它能让身体知道什么时候该睡觉了。时间释放型（也被称为持续释放型）褪黑素可用于难以入睡的患者。摄取褪黑素非常安全，不会上瘾，甚至儿童也可使用。典型的成人剂量为睡前半小时 1~3 毫克。一项针对睡眠相位延迟综合征的研究会在下午晚些时候（如 16：00）和晚上（如 20：00）使用非常低剂量（0.125 毫克）的褪黑素，每次间隔 4 小时。如果你的当事人发现使用一次睡前剂量不起作用，那就试着在 16：00 和 20：00 使用低剂量。可以给患有睡眠相位延迟综合征的青少年 0.3~5 毫克的剂量（Alldredge et al., 2012），以帮助他们重新训练正常的睡眠模式。如果患者难以保持睡眠，而不是无法入睡，3~6 毫克持续释放的褪黑素可以帮助患者在夜间不醒来。

虽然褪黑素在上述剂量下没有毒性，但如果患者在早晨使用后感到头晕，就最好减少剂量。一些研究表明，褪黑素水平升高与夜间哮喘加重有关，所以对于有夜间哮喘症状的患者，应避免使用褪黑素（Sutherland et al., 2003）。

褪黑素与睡眠药物对比

催眠药物和褪黑素的比较研究发现，褪黑素不会导致老年人体位不稳，而唑吡坦（安必恩）则会损害稳定性并导致身体的摇摆，这是引发老年人跌倒的一个主要的危险因素（Otmani et al., 2012）。两项比较褪黑素和安必恩的研究发现，相比唑吡坦，褪黑素对睡眠有好处，且不会导致服药后第二天出现认知、注意力、精神运动或驾驶障碍（Wesensten et al., 2005; Otmani et al., 2008）。在我的实践中，通常会同时使用褪黑素和唑吡坦等睡眠药物，尤其是在睡眠药物不起作用的时候。虽然大多数针对同时使用褪黑素和唑吡坦的研究没有显示两者有负向作用，但一些服用缓释唑吡坦的研究却显示精神运动障碍会有所增加（Otmani et al., 2008）。作为预防措施，最好一开始服用低剂量（约 1 毫克）的褪黑素，同时监测日间嗜睡情况和可能出现的任何损害，并根据需要增加剂量，直到达到预期效果。

褪黑素的天然食物来源

燕麦被公认对身体有镇静作用，且含有非常少量的褪黑素。然而，要获得与补充剂药片中相当数量的褪黑素，你大约需要吃 20 碗燕麦片。蒙特默伦西酸樱桃、生姜、番茄、香蕉和大麦也含有极少量的褪黑素（Iowa State University Extension and Outreach, 2009）。一项关于酸樱桃汁的研究发现，它对睡眠有一定的影响（Pigeon et al., 2010），可能对轻度失眠有很好的效果。

L- 色氨酸

L- 色氨酸是一种天然衍生的氨基酸，是血清素的前体。色氨酸缺乏会导致广泛性焦虑和惊恐发作（Klaassen et al., 1998），抑郁患者被试的 L- 色氨酸水平明显低于正常对照组（Maes et al., 1997c）。低水平的色氨酸不能使身体产生足够的血清素，血清素水平降低可能是睡眠不好尤其是难以保持睡眠的一个原因。

色氨酸的睡前剂量通常为 500~1000 毫升，有些患者可能需要高达 2500 毫升。为了让大脑更好地吸收，最好是与一些简单的碳水化合物（比如苹果片）一起服用，因为碳水化合物会提高胰岛素水平，而胰岛素会促进色氨酸吸收到大脑中。

尽管大多数传统的精神科医生害怕将色氨酸等天然药物与常规药物混合使用，但一项为期八周的随机对照实验发现，在对 30 名重度抑郁症患者进行治疗时，每天将 20 毫克氟西汀（百忧解）与 2 克色氨酸联合使用，似乎是一种安全的方案，既能快速抗抑郁，又能保护慢波睡眠（Levitan et al., 2000）。

请注意，一些网站指出，L- 色氨酸是不安全的，这是由于过去曾经出现过嗜酸性粒细胞性肌痛综合征（eosinophilia myalgia syndrome），在 20 世纪 80 年代，一些人在服用色氨酸补充剂后感染了这种疾病，导致 30 人死亡。这一悲剧事件的发生，是因为生产该补充剂的公司没有控制质量，引入了致命细菌，但这些死亡与色氨酸本身无关。有关色氨酸的使用，请参阅第 4 章。

缬草

缬草是被研究得最多的睡眠草药，它的英文 valerian 的词根 valere 来自拉丁语，意思是"健康"。请注意，缬草与安定（valium）没有关系，只是两个英文单词前三个字母相同。缬草对那些将压力集中在肠道（"神经过敏的胃"）和有强烈焦虑因素导致无法入睡的人特别有帮助。这种草药的成分通过提高 γ - 氨基丁酸的水平来抑制交感神经系统的神经元，γ - 氨基丁酸是一种镇静大脑的神经递质。交感神经系统激活我们体内的应激反应，有时被称为"战斗 - 逃跑"（fight-or-flight）反应。

　　一项对 18 项随机对照临床试验的元分析表明，使用缬草是有益的（Fernández-San-Martín et al., 2010）。在一项对 100 名绝经后妇女进行的随机三盲对照实验中，与服用安慰剂相比，连续四周、每天两次服用 530 毫克浓缩缬草提取物，会获得更好的睡眠质量。虽然大多数研究报告了积极的影响，但有一项随机实验没有发现益处。这项研究是在一个只有 16 名女性的小组中进行的，但是被试每天睡前仅一次性服用 300 毫克的次佳剂量（Taibi et al., 2009）。所以，若服用通常推荐的更高剂量可能会显现好的效果。

　　缬草还可以帮助你在戒掉抗焦虑药物的时候保持睡眠。在大鼠研究中，缬草已被证明有助于减轻长时间服用安定后因停药而引起的戒断综合征（Andreatini & Leite, 1994）；同时，未显示任何毒性作用（Tufik et al., 1994）。巴西的一个团队也有类似的观点，他们给失眠患者开了缬草（每天三次，每次 100 毫克）来帮助失眠患者忍受苯二氮卓类药物的戒断。这 19 例患者（平均 43 岁）每天晚上服用苯二氮卓类药物，平均持续了七年，但睡眠仍然较差，并与 18 例对照患者被试匹配。研究记录了患者被试在服用苯二氮卓类药物情况下睡眠时的脑电图模式，以及他们在服用缬草或安慰剂两周后的相关数据。停用苯二氮卓后，虽然存在一些停药的副作用，但服用缬草的患者的主观睡眠质量明显优于服用安慰剂的患者。在两周结束时，与安慰剂组相比，缬草组患者被试在入睡后夜间醒来的时间明显减少。尽管如此，接受缬草治疗的患者确实表现出了 α 波的增加（对应入睡更困难），以及比对照组更长时间的睡眠潜伏期。尽管主观效果有所改善，但睡眠数据显示，缬草并没有导致更快入睡，这可能是由于药物戒断引起的高觉醒（停药导致患者处于更清醒的状态）。作者的结论是，总的来说，缬草耐受性良好，并且对停用苯二氮卓类药物有积极作用，两者之间没有相互作用（Poyares et al., 2002）。

缬草的典型剂量约为睡前 2 小时 450~600 毫克。有日常焦虑或需要更多睡眠支持的患者可在下午早些时候增加剂量。在许多情况下，缬草在服用几周后效果最好，而不是急性服用。虽然缬草在儿童（Francis & Dempster, 2002）和老年人群的试验中已经显示出安全性，但尚未在怀孕人群中进行评估。缬草的活性成分可能增加苯二氮卓类药物的活性，如果与这些药物一起使用，应由医生进行监测。

缬草与补充剂结合使用吗

虽然上述任何一种补充剂单独使用都有价值，但辅助医学的从业者通常会将其中一些结合起来，以获得更好的效果。例如，意大利的一项双盲研究，在睡前 1 小时服用 5 毫克褪黑素和 225 毫克镁元素。结果显示，第 2 天早上患者的睡眠得分、睡眠质量和警觉性均有显著改善（Rondanelli et al., 2011）。我通常在最开始的时候会推荐每次服用一种补充剂，如果一种补充剂不能产生完全的效果，几天后我就会再添加其他补充剂。

最后一点：认知行为疗法和睡眠

在撰写本章时，一项针对 66 名患者的研究表明，几乎 90% 的患者在接受了八周（平均每周两次）对失眠认知行为治疗（无论是抗抑郁药物还是安慰剂）后，抑郁症状得到了改善——几乎是那些没有进行认知行为治疗的患者的两倍。这种特殊的治疗侧重于建立健康的睡眠仪式，包括保持适当和稳定的睡眠时间、避免白天打盹以及不在床上阅读、进食或看电视（Carey, 2013）。

食物

如果你养的狗有焦虑、炎症、消化等问题，当你带狗去看兽医时，兽医首先会问："你给这只狗吃了什么？"这是因为兽医受过训练，他知道动物摄入的食物会在很大程度上影响它的健康。

尽管现代医学直到最近都忽视了这条原则，但有理由相信，你的当事人摄入的食物会对其身体产生重大影响。不良的饮食会增加人们患某种疾病的可能性；相反地，吃得好会带来更好的心理健康。下面将讨论良好营养的好处，然后会着重列出一些对那些焦虑和抑郁的人来说不健康的食物。

健康饮食带来最好的心情

越来越多的研究表明，健康的食物摄入可以防止焦虑和抑郁，并阻止精神疾病对身体的破坏（Antonogeorgos, 2012）。在西班牙进行的一项具有里程碑意义的为期五年的研究中，考察了 10 000 人的生活和饮食模式。那些遵循地中海饮食（Mediterranean diet）的人患焦虑或抑郁的可能性要低 50%。这项研究特别发现，摄入水果、坚果、豆类和橄榄油最有利于人们良好的情绪（Sanchez-Villegas, 2009）。

关于地中海饮食的其他研究也表明，这些被试的内皮层（血管内层）健康得多，使得他们心血管疾病的发病率更低。更重要的是，针对同一组被试的进一步研究发现，以这种健康方式进食的人，脑源性神经营养因子（brain-derived neurotrophic factor, BDNF）的水平更高，这是一种由神经系统分泌的蛋白质，对健康的大脑和神经系统细胞的生长、修复和存活至关重要

（Sanchez-Villegas et al., 2011）。脑源性神经营养因子已被证明在抑郁症患者（Yoshimura et al., 2010）或焦虑症患者（Suliman, Hemmings, & Seedat, 2013）中水平较低。

这一系列研究的资深作者米格尔·安赫尔·马丁内斯–冈萨雷斯（Miguel Angel Martinez-Gonzalez）博士提供了他对地中海饮食优势的理解："我们神经元（神经细胞）的膜是由脂肪组成的，所以你吃的脂肪的质量肯定会影响神经元膜的质量，而人体对神经递质的合成取决于你正在吃的维生素。"（Rabin, 2009）

地中海饮食的组成部分

- 大量摄入单不饱和脂肪，摄入少量的饱和脂肪。
- 大量摄入豆类。
- 大量摄入鱼类。
- 全麦谷物和面包的摄入量高。
- 水果和坚果摄入量高。
- 蔬菜摄入量高。
- 适量饮酒。
- 适量摄入牛奶和乳制品。
- 肉类和肉制品摄入量低。

卡伦·M. 戴维森（Karen M. Davison）和邦尼·J. 卡普兰（Bonnie J. Kaplan）最近（2012）的一项横断面研究仔细观察了 97 名情绪障碍患者的食物和营养摄入量，检查了脂肪、碳水化合物和蛋白质以及维生素和矿物质的摄入量。他们使用整体功能评估（global assessment of functioning, GAF）分数、汉密尔顿抑郁量表（Hamilton Depression Rating Scale）和杨氏躁狂量表（Young Mania Rating Scale）对这些患者进行评估。整体功能评估分数与能量（千卡）、碳水化合物、纤维和总脂肪之间存在显著相关性。相关的还有亚油酸（第 4 章将讨论）、核黄素、烟酸、叶酸、维生素 B_6 和 B_{12}、泛酸、钙、磷、钾、铁、镁和锌的摄入量。研究表明，更高水平的精神功能与更高的营养摄入有关。当食物中摄取的营养素被添加了膳食补充剂时，整体功能评估分数与所有饮食矿物质保持正相关，这表明补充剂与健康食品一起，可以在帮助情绪障碍方面发挥作用（第 4 章和第 6 章将进一步讨论了补充剂）。

通常，患者和同行医生都会问我对最佳饮食的看法。虽然我认为最好通过了解每位患者的情况和可能的食物敏感性来回答这个问题，但如果我不了解患者或其病史，我会推荐地中海饮食。虽然没有一种饮食是完全适合每个人的，因为可能会有过敏和敏感，但有理由相信，对于那些有情绪问题的人来说，地中海饮食可能远远好于其他选择。虽然没有一种饮食对每个人都是百分百有效和健康的，但地中海饮食通常被认为是对许多不同的人和情况下最健康的饮食之一，研究似乎支持了这一大胆的说法。

一些特别健康的食物

那么，患有抑郁或焦虑的患者应该吃什么呢？下面将介绍一些关于饮食的基本知识，以帮助做出一些健康和能支持情绪的选择。

蛋白质的来源

美国疾病控制和预防中心（Centers for Disease Control and Prevention）指出，在美国至少三分之一的人口有肥胖问题（Ogden et al., 2012）。尽管我们吃得过多，但许多人实际上倾向于吃大量的高碳水化合物食物，但没有获得足够的优质蛋白质。蛋白质摄入量低是一个问题，尤其对那些容易有情绪问题的人来说。对此有两个原因：一是蛋白质分解成氨基酸，氨基酸是神经递质的组成部分，是我们情绪的分子；第二个原因是，在蛋白质不足的情况下调节血糖是非常具有挑战性的，而血糖失调是焦虑和抑郁的一个重要因素（更多关于血糖的信息后面会讲到）。吃素的孕妇通常蛋白含量较低，出现高水平焦虑症状的可能性要高出 25%（Vaz Jdos et al., 2013），这可能是由低蛋白质水平引起的。过量的蛋白质也会带来问题：过多的蛋白质实际上会抑制中枢神经系统的血清素水平，从而对情绪产生负面影响。

那么，你的当事人应该摄入多少蛋白质呢？为了帮助理解一个人通常需要多少蛋白质，你可以使用这个公式：

$$[\text{重量（磅}^{①}\text{）}/2.2\text{磅}] \times 0.8\text{克} = \text{你每天需要的蛋白质}$$

例如，一名 120 磅重的人需要大约 44 克蛋白质。需要注意的是：优秀运动员应该乘以 1.2 克而不是 0.8 克；患有肾脏疾病的人可能需要将蛋白质摄入量降低到低于配方奶粉建议的水平。最健康的蛋白质来源是豆类、生坚果、种子、豆腐、鱼类、家禽以及草饲肉类。

鱼和健康的油

有充分的证据表明，鱼类摄入量低与情绪障碍发生率高之间存在相关性；相反，可靠的研究也告诉我们，多吃鱼可能有助于预防和治疗焦虑与抑郁。

海鲜的摄入可以降低焦虑和抑郁。一项研究表明，与每周吃 1~3 次或更多的深色油性鱼的人相比，很少或从不吃深色油性鱼的人感到焦虑的可能性

---

① 1 磅 =453.6 克。——译者注

要高出 43%（Vaz et al., 2013）。 一项涵盖 13 个国家的全面筛查表明，鱼类摄入量与抑郁症之间存在反比关系（Hibbeln, 1998）。

鱼类中健康的 ω-3 脂肪酸主要有两种：二十碳五烯酸（eicosapentanoic acid, EPA）和二十二碳六烯酸（docosahexanoic acid, DHA）。人们认为，这些物质有助于平衡身体和大脑中的炎症，并降低情绪障碍的可能性。这些 ω-3 脂肪酸在野生鲑鱼、条纹鲈鱼、鲭鱼、虹鳟鱼、大比目鱼和沙丁鱼中含量特别高。虽然科学界仍在试图理解二十碳五烯酸和二十二碳六烯酸哪种更重要，但很明显，与没有情绪障碍的人相比，吃鱼较少的焦虑症和抑郁症患者血细胞脂肪中的 ω-3 脂肪酸明显减少（Jacka et al., 2013），而较低水平的 ω-3 脂肪酸与更多的焦虑和抑郁的状态相关。

在标准美国饮食（the standard American diet, SAD）中，健康的 ω-3 鱼油含量很低，而 ω-6 鱼油含量很高。ω-6 脂肪酸存在于饱和脂肪和红肉中。众所周知，ω-6 与 ω-3 比例高的饮食会增加患心脏病的风险，也会导致情绪问题。瑞典研究人员对老年患者进行了研究，发现随着 ω-6 与 ω-3 脂肪酸比例的增加，抑郁症状和炎症标志物增加。因此，他们得出的结论是，ω-6 与 ω-3 脂肪酸高比率的饮食不仅会增加心血管疾病的风险，而且会增加抑郁的风险（Kotani et al., 2006）。

因为大脑和神经系统主要是由脂肪和水组成的，由此，健康的食用脂肪对当事人情绪的重要性是不言而喻的。当我们专注于 ω-3 脂肪时，健康的油如冷压特级初榨橄榄油（含有健康的 ω-9 脂肪或油酸）和亚麻油也是强烈推荐的。有机、天然食品和野生鱼类是首选，因为它们的农药、神经毒素和金属含量较低，而这些物质可能会在某些情绪疾病中发挥作用。

以下是美国国家资源保护委员会（the National Resources Defense Council,

2013）根据不同水产品的平均汞含量，对不同水产品的食用频率提出的建议。

基于汞含量的水产品消费建议

- 以下是汞含量低的水产品，可以一周吃两到三次：

凤尾鱼	虹鳟	虾
鲶鱼	鲑鱼	太阳鱼
比目鱼	沙丁鱼	罗非鱼
鲱鱼	扇贝	

- 汞含量适量的水产品，可以每月吃一两次：

鳕鱼	鲷鱼

- 汞含量高的水产品，尽量不吃或少吃：

大比目鱼	龙虾
鲭鱼	鲈鱼
金枪鱼	

益生菌食品

关于消化道内壁微生物群作用的研究正在不断兴起。微生物群是指分布在我们消化道内的有益健康的细菌或"好细菌"。正如我们将在第 3 章中讨论的，消化道是保持良好情绪的重要参与者，而有益细菌是健康消化的重要组成部分。益生菌不仅有助于消化，而且是肥胖、荷尔蒙平衡、肾功能健康等方面的关键因素。

医学研究正在揭示益生菌影响情绪的作用机制。这些健康的细菌以两种重要的方式促进情绪：它们产生一种镇静大脑的神经递质 γ–氨基丁酸；它们还能增强大脑的 γ–氨基丁酸受体。γ–氨基丁酸是一种能使人镇静的氨基酸，可以使大脑中因焦虑和恐慌而过度活跃的区域镇静下来。

哈维尔·A. 布拉沃（Javier A. Bravo）等人（2011）对小鼠进行了研究，结果表明，摄入益生菌的小鼠总体上比对照组小鼠更冷静。喂食益生菌的小鼠在应激反应中皮质酮（皮质酮是人类应激激素皮质醇的小鼠版本）水平较低，高水平的皮质醇在焦虑和抑郁症中都很常见。给这些小鼠分别喂食含有益生菌菌株鼠李糖乳杆菌或不含这些细菌的肉汤。喂食乳酸菌的动物明显比只喂食肉汤的动物表现出更少的压力、焦虑和抑郁相关行为。

人类研究也证实了这些小鼠研究的发现。梅利娜·梅萨乌迪（Melina Messaoudi）等人在一项双盲、安慰剂对照、随机平行组研究中（2011）发现，与安慰剂组相比，给予人类特定的乳酸菌和双歧杆菌菌株双歧杆菌属 30 天可产生有益的心理效果，包括降低抑郁和焦虑、减少愤怒和敌意，以及更好的问题解决能力。

健康的微生物群有助于改善情绪，而充满白色念珠菌（酵母）的不健康微生物群，以及与之相关的所有毒素也可能导致情绪障碍。酵母的存在会改变吸收营养物质的能力，并推动对毒素副产品的过敏反应，从而导致体内的炎症。炎症会极大地导致抑郁、焦虑和较差心理功能（Rucklidge, 2013）。

不健康的微生物群→酵母积累→有毒副产品→过敏反应→炎症→情绪问题（焦虑和抑郁）

梅利娜·梅萨乌迪等人（2011）提供了一些补充说明，还有许多富含益生菌的美味的天然食品。这些食物包括纳豆（一种传统的日本发酵食品）、韩式泡菜（韩式发酵蔬菜）、酸奶、克非尔[1]、豆豉、发酵牛奶（如脱脂牛奶）、味噌和未烘烤的奶酪（如陈年奶酪）。酸菜也是一种很好的益生菌来源，然而由于巴氏杀菌和防腐剂的含量，商店购买的酸菜的健康益生菌含量较少，所以新鲜制作的酸菜可能是最好的。

松脆的蔬菜

你注意到了大多数人是如何从脆脆的食物中获得快乐的吗（即有"不能只吃一个"的想法）？他们这么做是有科学依据的。这是因为嘎吱嘎吱地咀嚼（自己咀嚼而不是看其他人咀嚼）让人感到更快乐。托拜厄斯·霍奇（Tobias Hoch）等人（2013）利用增强核磁共振成像技术，给老鼠投喂常规食物或松脆的零食，以找出"享乐性贪食"（即为了愉悦而过度进食）背后的原因。他发现，松脆的零食比不松脆的食物能激活更多的大脑奖励中心。其他研究还表明，嘎吱嘎吱的声音能让快乐中枢释放更多的内啡肽。因为松脆的食物可以使人平静，这可以用来缓解焦虑。

也就是说，当人们从垃圾食品中摄入太多热量时，他们往往会感觉更糟。所以，比起不健康的薯片和饼干，我们更想推荐健康的脆脆食品，比如胡萝卜、芹菜和辣椒。此外，一些健康的低温烘焙零食，如亚麻粉饼干和高纤维饼干，也可以做到这一点。坚果也是不错的选择，但最好是生的。

健康的松脆食物

● 小胡萝卜。

---

[1] 由牛奶发酵而成的酸乳酒。——译者注

- 干脆的蔬菜：豌豆、胡萝卜、辣椒等。
- 芹菜配生杏仁酱或天然花生酱。
- 生坚果和种子：杏仁、核桃、腰果、南瓜子、葵花籽等。
- 用亚麻做的烤饼干。
- 麸皮和全麦纤维饼干。
- 生的脆零食：干甘蓝或蔬菜"薯片"等。

生坚果

有健康意识的人食用生坚果已有上千年的历史。除了松脆的口感能帮助平静大脑外，坚果还富含健康的脂肪酸、油脂、蛋白质和矿物质。研究人员还研究了坚果在降低体内炎症的能力。萨拉斯 – 萨尔瓦德（Salas-Salvadó）等人（2008）研究了经常吃坚果的人的炎症标志物水平。这些人的 C 反应蛋白（C-reactive protein, CRP）水平较低，而 C 反应蛋白是一种在血液中发现的炎症严重时的蛋白质。这一指标与心血管疾病密切相关，而且可能比胆固醇更能预测心脏和血管问题。其他炎症标志物，如免疫系统成分白介素 –6 和血管黏附因子（使血管壁具有黏性）也较低。C 反应蛋白和白介素 –6 的含量通常在患焦虑症（Vogelzangs et al., 2013）和抑郁症（Howren, Lamkin, & Suls, 2009）的人群中相当高。萨拉斯 – 萨尔瓦德等人（2008）认为，坚果的益处可能是由于其健康的脂肪酸和高镁含量。

健康的生坚果包括杏仁、巴西坚果、栗子和腰果。加热坚果会损害油脂，使其变质，对大脑和身体都不健康。如果你更喜欢烤坚果的味道，你可以试着将两到三份生坚果混合到一份烤坚果中，以保持你摄入的大部分是完整的未煮熟的脂肪。

盐的摄入量

虽然我们很多人通过加工食品摄入了太多的盐，但一些吃得"健康"的人实际上可能过多地限制了盐的摄入量。对动物和人类研究的临床和实验观察表明，低钠摄入会诱发与心理抑郁非常相似的行为特征，还会改变大脑中专门针对盐摄入而非其他乐趣的动机和奖励区域（Morris, Na, & Johnson, 2008）。因此，应避免不适度摄入盐，除非是盐敏感型高血压。

避免食用的食物

由于健康的食物有助于维持健康的神经系统和良好的情绪，低质量的食物将不利于你的当事人保持最佳健康状态。关于食物的讨论从健康的食物开始，因为这是最好的开始。对于大多数患者来说，一开始就关注他们不应该吃什么往往是无效的。我了解到，如果我们从"要避免食用"的食物开始，患者会有被剥夺感，有时会生气，他们可能会有相反的反应，吃更多的"不健康"食物以获得控制感或作为一种反弹反应。

因此，最好从让你的患者添加一些健康的食物开始。例如，如果一位患者一天吃三次快餐，那么一个正确的做法是建议他在早餐和午餐之间吃一些芹菜，在午餐和晚餐之间吃一个苹果。当患者完成这些小任务后，你可以添加其他任务（例如，晚餐时喝一杯绿色蔬菜汁，早上喝一杯水）。根据我的经验，当患者感觉更健康、更有力量时，就会开始减少他们不健康的食品，便不会有被剥夺的感觉。

此外，检查患者的口味偏好也很重要。研究表明，大脑对违背道德的东西和令人不快的味道的反应是相似的，所以在健康食品中应选择那些患者觉得可口的，因为令人不快的味道可能会加剧负面情绪。

高血糖食物

含糖食物（如果汁、蛋糕、饼干、糖果）和简单碳水化合物食品（如面包、意大利面、米饭）被称为高血糖食物。这些食物含有较高水平的易吸收糖，这可能会诱发某些人易患的疾病，并在长期过程中导致糖尿病、痴呆、心脏病和癌症。

对于情绪障碍来说，高糖和碳水化合物的摄入会导致重要矿物质如镁的消耗（Barbagallo & Resnick, 1994; Pennington, 2000）。矿物质是产生神经递质的重要辅助因子，有助于降低毒性物质的影响（见第 4 章关于矿物质的更多信息）。

高血糖食物也会引发过量胰岛素的释放，胰岛素会导致炎症，而大脑炎症会导致情绪问题。较高的胰岛素水平也会使血糖低于正常值，使人感到饥饿，饥饿和低血糖是触发人的应激反应的原始信号。对于易感的人来说，焦虑和抑郁可能是这种压力反应的常见继发反应。

不健康的脂肪

哪些食物对情绪危害最大？与健康脂肪的好处相反，最好避免食用氢化油、高温植物油、油炸食品和非草食动物性饱和脂肪。虽然健康的脂肪能保持神经系统膜的流动性，并抑制体内的炎症通路，但不健康的脂肪会取代细胞膜中的有益脂肪，使其变得僵硬，不允许毒素清除或营养物质进入。除此之外，免疫系统细胞膜缺乏流动性也会导致炎症。

食品添加剂

人工色素、谷氨酸和人造甜味剂等食品添加剂都与情绪问题有关。虽然美国食品和药物管理局对食品添加剂有严格的指导方针，但因为大多数研究是由生产它们的公司进行的，这些添加剂的安全性并没有得到严格的证明。

人工色素。颜色添加剂与儿童的行为和情绪障碍（Schab & Trinh, 2004）以及注意力问题有关。凯梅尔和埃尔莱希（Kamel and El-lethey, 2011）的一项动物研究表明，那些同时摄入低剂量和高剂量柠檬黄的动物表现出更多的多动现象，焦虑反应显著增强。与未接触柠檬黄的动物相比，接触柠檬黄的动物的抑郁反应也大大增强。作者总结得出，这项研究"指出了柠檬黄对公众健康的危险影响。"人类研究也指出焦虑与这些化学物质有所联系（Rowe & Rowe, 1994）。柠檬黄用于有色食品、糖果甚至用于调节情绪的药物。

谷氨酸。谷氨酸是一种兴奋性神经递质，作为日常细胞代谢的副产品，其产生量很小。味精是谷氨酸的一种形式。虽然这种化合物天然存在于一些食物中（包括水解植物蛋白、酵母、大豆提取物、分离蛋白、奶酪和西红柿），但添加剂味精主要是为了增强味道。虽然美国食品和药物管理局认为添加剂味精是"一般认为安全"的（获 GRAS 认证），但它可能对大脑和情绪造成损伤。事实上，过量的谷氨酸对神经元细胞造成的损害比氰化物更强（Mark et al., 2001），研究表明抑郁症患者的谷氨酸水平明显高于健康人群（Kim et al., 1982）。虽然大脑会使用一个非常复杂的系统来清除谷氨酸，但炎症和重金属造成的负担会减弱身体清除谷氨酸的能力。焦虑和抑郁的人应该避免过量摄入谷氨酸。

人造甜味剂。人造甜味剂（如糖精、阿斯巴甜、三氯蔗糖、安赛蜜钾）对神经系统也有毒性作用，并可能直接攻击传递情绪的神经递质。H. 横须贺（H. Yokogoshi）等人（1984）的一项研究显示，阿斯巴甜可能导致神经递质血清素的失衡。据报道，在许多病例中，通过停止摄入阿斯巴甜来缓解焦虑，并在再次摄入后复发（Roberts, 1988）。一项大型研究（Butchko et al., 2002）确实发现阿斯巴甜是"安全的""关于其安全性没有未解决的问题"，但值得注意的是，这项研究是由 NutraSweet 公司资助的。

咖啡和绿茶

咖啡作为有史以来最常用的精神药物，是一个有趣的例子。研究表明，咖啡对健康具有奇妙的积极作用。它可以降低糖尿病前期患者患上糖尿病的风险，降低胆囊癌和肝癌的发病率，甚至有助于预防饭后心脏病的发作。实际上，一项更大规模的流行病学研究的回顾（Bhatti et al., 2013）表明，无论是全因死亡率还是心血管疾病死亡，经常饮用咖啡可以降低死亡率。咖啡还与较少患上痴呆症和阿尔茨海默病有关，人到中年以后每天喝 3~5 杯咖啡患病风险能降低 65%（Eskelinen et al., 2009）。此外，喝咖啡与心力衰竭、卒中、糖尿病和某些癌症的低发病率也有关。

就情绪而言，咖啡既可能有益也可能有害。那么，对你的当事人来说呢？就像整体医学的许多问题一样，答案是"这取决于每个个体"。

咖啡对情绪的积极影响在于咖啡因能够增加欣快感以及能量感，这可能是通过帮助大脑在前额叶皮层（调节情绪的重要区域）分泌多巴胺来实现的。在一项针对 50 000 多名老年妇女进行的为期 10 年的队列研究中，研究人员发现，相比那些每周喝 1 杯或更少含咖啡因咖啡的妇女，每天喝 2~3 杯咖啡的妇女患抑郁症的风险降低了 15%，而每天喝 4 杯或更多的妇女患抑郁症的风险降低了 20%（Lucas et al ., 2011）。对于那些有抑郁倾向的人来说，每天坚持喝咖啡可能是很有意义的。

然而，咖啡的益处是有限度的。芬兰社会学家安蒂·O. 坦斯卡宁（Antti O. Tanskanen）等人（2000）发现，虽然每天喝 7 杯咖啡的人自杀的风险逐渐降低，但当每天喝超过 8 杯咖啡时，自杀风险却开始增加。同样值得注意的是，不含咖啡因的咖啡、含咖啡因的茶和巧克力并没有产生积极的影响。

咖啡是否适合你的当事人取决于他的具体情况。长期饮用咖啡会让那些已经很疲惫的人感到"精力枯竭"。此外，高剂量的咖啡因会导致矿物质（比如镁）的流失，镁是大脑神经递质的重要辅助因子。咖啡还可能导致血糖波动，从而增加焦虑水平。对咖啡因敏感的人可能更容易失眠。如上所述，睡眠不好会增加个体的焦虑和抑郁倾向。

日本对咖啡和绿茶的研究也表明，它们对抑郁症有积极的影响。日本研究人员对 537 人进行的一项研究表明，在绿茶饮用者中，每天喝 2~3 杯绿茶的人比每天喝 1 杯或更少的人抑郁程度低 41%。在咖啡饮用者中，每天喝 1 杯以上咖啡的人患抑郁症的概率要低 26%，每天喝 2 杯以上咖啡的人患抑郁症的概率要低 40%。在两组中，较高的咖啡因与较低的抑郁风险相关（Pham, 2014）。

早在 4700 多年前，中国人就开始饮用绿茶。最早为人所知的是僧侣在冥想时喝绿茶，以达到"放松、清醒"的状态。虽然可能是茶叶里的咖啡因造成了这种效果，但还有其他两种成分也会带来这种放松效果。对动物的研究表明，绿茶中的茶多酚可以通过与大脑 γ- 氨基丁酸受体的相互作用诱导焦虑抑制（焦虑缓解）活动（Vignes et al., 2006），这种受体与焦虑缓解药物（如阿普唑仑）结合使用。绿茶中还含有茶氨酸，茶氨酸是一种天然存在的氨基酸，具有改善焦虑和降低血压的作用，即使对于那些因压力而血压升高的人来说也有作用（Yoto et al., 2012b）。

喝咖啡似乎对那些容易情绪低落、缺乏动力和抑郁的人有好处，但对焦虑的人来说，咖啡往往会造成破坏，患有骨质疏松症或有失眠倾向的人最好不要喝咖啡。绿茶对焦虑和抑郁都有帮助，但我要提醒那些对咖啡因特别敏感的人不要喝绿茶。

应增加摄入的健康食品

- 地中海饮食。
- 鱼。
- 生坚果和种子。
- 益生菌食品。
- 松脆的蔬菜。

应避免摄入的食物

- 高血糖指数食物（含糖食物和简单的碳水化合物）。
- 不健康的饱和脂肪。
- 食品添加剂：味精、着色剂、色素、人造甜味剂。
- 咖啡：最适合抑郁情绪，焦虑和失眠患者应避免饮用。
- 绿茶：适合对咖啡因不敏感的抑郁和焦虑患者饮用。

运动

自希波克拉底（Hippocrates）时代起，运动就被认为是一种情绪平衡剂，它可以保护大脑中稳定情绪所需的区域。专家认为，运动可能是治疗焦虑和抑郁最有效的方法。运动已经被证明可以减少焦虑和抑郁，消除负面情绪；同时，运动可以提高自尊，甚至提高记忆力（Callaghan, 2004; Coventry et al., 2013）。

运动如何帮助缓解焦虑和抑郁

关于定期锻炼对情绪的益处，可能有一些生理效应在起作用。其中，运动增加了脑源性神经营养因子的产生，这是一种重要的中枢神经系统分子。脑源性神经营养因子在构建神经细胞（称为神经发生）以及帮助神经系统修复损伤和沟通方面发挥着重要作用。这些物质对情绪至关重要（Cotman & Berchtold, 2002）。运动也被证明可以维持大脑的海马体。海马体是一个对情绪、空间感和记忆至关重要的区域。美国心理学教授柯克·I. 埃里克森（Kirk I. Erickson）等人（2011）对 120 名阿尔茨海默病患者进行的一项研究表明，每周进行三天中等强度有氧运动的患者被试的海马体一年后体积增加了 2%，并有效地扭转了任何与年龄相关的脑容量损失。但是，那些没有做有氧运动、而只做伸展和拉伸运动的患者被试出现了预期的脑损伤。

运动对缓解焦虑和抑郁有效的证据

将运动与抗抑郁和抗焦虑药物进行了正面对比研究，结果表明运动对焦虑和抑郁相当有效。一项针对 156 名成年人参加的随机对照实验将运动与抗抑郁药舍曲林进行比较。结果发现，运动需要更长的时间才起作用，但从长期来看和药物一样有效，并且复发率为 8%，显著低于药物组的 31%（Babyak, 2000）。第二项随机对照实验观察了 50 岁及以上的抑郁症患者，这些患者被试被建议要么进行运动要么服用抗抑郁药物。同样，服药组患者被试的改善速度更快，但在 16 周后，运动组患者被试产生了同样的效果（Blumenthal et al, 1999）。

　　运动似乎对焦虑状态也有明显的好处。由于应激激素皮质醇的大量分泌（将在第 3 章进一步讨论与下丘脑 – 垂体 – 肾上腺轴的关系），长期焦虑者大脑的海马体会萎缩（Sapolsky, 2001）。动物性研究已经向我们展示了运动是如何扭转这种萎缩的（van Praag, Kempermann, & Gage, 1999）。如上所述，人类研究也显示了同样的好处。运动有助于产生新的脑细胞，也能在脑细胞过度兴奋时帮助它们平静下来。T. J. 舍恩菲尔德（T. J. Schoenfield）等人（2013）针对小鼠的研究表明，定期锻炼不仅能生长出新的神经元，还能产生更多释放 γ – 氨基丁酸的细胞，γ – 氨基丁酸是一种镇静大脑的神经递质（γ – 氨基丁酸将在第 4 章的补充部分进行讨论）。

　　顺便提一下，如果动物性睡眠不足，运动的好处可能就不存在了（Zielinski et al., 2013），所以，重要的是首先要制订一个良好的睡眠计划，不要为了运动而占用必要的睡眠时间。

如何开始运动

　　对于那些刚开始锻炼的当事人，我通常建议他们一开始不要太剧烈以避免受伤，同时可增加乐趣。如果可能的话，较好的运动方式是到户外的自然环境中，在绿树茂密的阳光下进行，慢跑、散步和打太极都很棒。如果你的当事人有关节或负重方面的限制，游泳或上跑步机可能会比较温和。我的一些无法行走的患者会使用台式手臂踏板运动器。

　　根据 L. 桑塔雷利（L. Santarelli）等人（2003）的研究，对于任何想要复制海马体构建的人来说，可以进行如下运动。

海马体生长运动

每周运动四天：

1. 在跑步机上或固定自行车上进行 5 分钟的低强度热身；

2. 做 5 分钟拉伸；

3. 进行 40 分钟的有氧训练：可以选择固定自行车、跑步机或爬楼梯；

4. 放松，并做 10 分钟拉伸。

阳光

医学之父希波克拉底也认识到，有情绪障碍的人需要充足的阳光。我们完全可以通过多晒太阳再加上维持健康的血清素水平、早晚生活有规律、摄取足够量的维生素 D 对我们的情绪加以改善。美国乡村民谣歌手约翰·丹佛（John Denver）曾唱过"阳光照在我肩上使我快乐"。虽然我不确定他是否对此进行了临床实验，但他似乎就阳光对情绪的好处有一个清晰的认识。

光的阴和阳

当眼睛暴露在阳光下时，被称为下丘脑的大脑中心区域就会被激活。下丘脑掌管着我们的生物钟，也是我们神经系统、免疫系统和内分泌系统的纽带。平衡的光照和黑暗是创造与健康身体和良好情绪相一致的昼夜节律的关键。传统中医是建立在阴阳平衡的理念之上的，阴代表黑暗和夜晚，而阳代表光明和白天（如图 2–1 所示）。依据中医理论，一个人只有在阴阳平衡的情况下才能拥有健康。我们在前面的章节探讨睡眠时，提到了黑暗对我们昼夜节律的健康所起的重要作用。接下来，我们将讨论光的好处。

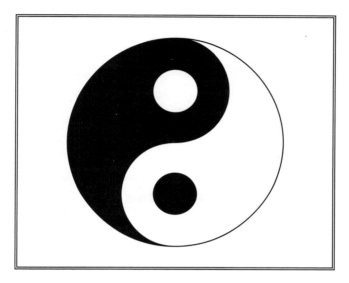

图 2–1　中医使用阴阳的基本概念

血清素和光线之间的联系

众所周知，血清素水平会随着光照的增强而升高。研究人员对 101 名男性的颈静脉血液进行采样的研究显示，血清素水平在冬季是最低的。更重要的是，血清素的生成速度取决于一个人暴露在阳光下的时间长短以及光照的强度（Lambert et al., 2002）。其他研究也表明，大脑中的血清素转运蛋白在黑暗时期会结合并使其失去活性（Praschak-Rieder et al., 2008）。黑暗向我们的身体发出一个信号，让我们保持"低活动水平"。

阳光和昼夜节律

我们的现代世界充满了遮挡阳光的方法。白天我们在室内工作，穿着衣服，乘坐遮挡阳光的交通工具。空气污染中的微粒会阻挡健康的阳光照射。更重要的是，现代医学几乎把我们吓坏了，告诉我们要使用防晒霜，从而挡住了我们可能不小心接触到的最后一点阳光。焦虑和抑郁症发生率的增加可能与现代社会缺乏户外活动和阳光照射有关。

有限的阳光照射，尤其是在早上，对我们的昼夜节律没有多大帮助。健康正常的昼夜节律显示早晨皮质醇（一种肾上腺应激激素）较高，通常会随着时间的推移而下降。皮质醇水平在晚上最低，这时我们体内会分泌褪黑素来帮助我们入睡（如图 2–2 所示）。

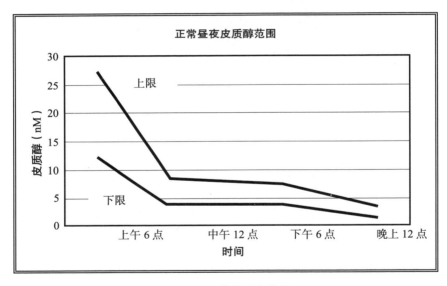

图 2–2　正常的昼夜节律

众所周知，抑郁症和焦虑症患者的皮质醇系统存在严重的失调，患者通常在早上皮质醇水平较低，晚上皮质醇水平较高（如图 2–3 所示）。

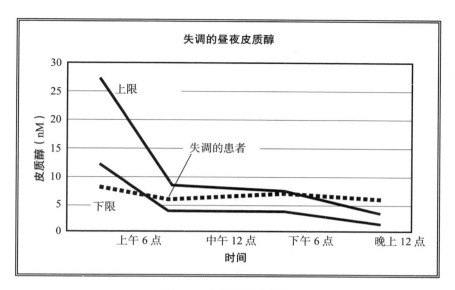

图 2-3　失调的昼夜节律

异常的皮质醇模式表明下丘脑 – 垂体 – 肾上腺轴的失调，该轴在焦虑和抑郁障碍的病理生理学中起着核心作用（我们将在第 3 章中进一步讨论）。

情绪障碍显然与褪黑激素的释放延迟（比正常情况晚得多）有关，这可能发生在夜晚皮质醇水平过高或我们睡得太晚的时候；相反，"早起型"的人通常晚上睡得早，醒得也早，而且早起的人更有可能走出去，享受早晨明亮的阳光，缩短早晨褪黑激素分泌的持续时间，拥有更健康的昼夜节律，心情也更好。

日光和维生素 D

低维生素 D 水平与癌症、心脏病和呼吸道系统疾病死亡风险的增加密切相关（Schöttker et al., 2013）。虽然是为了减少因患皮肤癌导致的死亡人数，但对阳光的恐惧实际上或许会导致更多的人死于其他疾病，同时也会导致情绪问题。

太阳光由可见光、紫外线辐射和红外线辐射组成，两种紫外线波长分别是紫外线 A（UVA; 320~400 nm）和紫外线 B（UVB; 290~320 nm）。白天，阳光能够抑制褪黑激素的分泌，从而创造一个健康的昼夜节律，另一种促进健康情绪的可能机制是阳光通过暴露于紫外线 B 产生维生素 D。紫外线可以帮助皮肤将一种叫作皮肤 7- 脱氢胆固醇的化学物质转化为维生素 D_3。

美国心理学家 S. R. 费尔德曼（S.R. Feldman）等人（2004）研究了皮肤暴露在紫外线中与情绪的关系。在为期六周的时间里，经常日光浴的人使用了两种不同的晒床条件，其中一种床除过滤了紫外线外，其他条件与另一种床完全一样。尽管被试无法分辨出哪一种床上有紫外线，但他们报告说，在紫外线照射下的床上，他们更放松，有更低的焦虑水平。当被允许自由选择使用哪张床时，12 名被试中有 11 人选择了有紫外线的那张床。

一项对 198 例多发性硬化症患者进行的为期 2~3 年的研究发现，是阳光照射而不是维生素 D 水平与情绪和疲劳症状的相关度最高（Knippenberg et al.,2014），这表明，在阳光下待上一段时间可能比服用补充剂来提高维生素 D 水平更重要（第 4 章将讨论维生素 D 的补充）。

虽然紫外线 B 制造维生素 D 的能力可能很重要，但阳光的红外线波长可能在情绪方面发挥着单独且独特的作用。动物研究表明，暴露于红外辐射四周后，动物在持续应激后选择"放弃"和变得抑郁所需的时间明显增加，说明红外照射具有抗抑郁作用（Tsai, Hsiao, & Wang, 2007）。在我的办公室里，我经常把针灸治疗和一种红外线设备（特定电磁波谱灯）结合起来，用远红外线加热身体部位（如腹部或下背部）。患者告诉我，这个特定电磁波谱灯帮助他们在针灸过程中感到非常"平静""安全""滋养"以及温暖。

花时间与大自然接触

自然疗法的前提包括"自然治愈"的原则。中医认为，治疗是通过重新平衡身体能量和周围能量来实现的。我们可以通过建议当事人在大自然中度过一段时间来帮助他们康复和平衡身心健康。

美国环境心理学家罗格·乌尔里希（Roger Ulrich）等人（1993）在一项引人入胜的医学研究中，比较了从床边窗户可以看到自然景观（如树木）和看不到自然景观（如砖墙）的患者在接受胆囊手术后的恢复情况。那些能看到自然景观的患者的住院时间更短，并且较少出现诸如持续性头痛或恶心等术后并发症。此外，医院工作人员经常报告那些能看到树木的患者"精神状态良好"。而只看得到墙壁的那一组患者则得到了更多的负面评价，包括"患者很沮丧""患者需要更多的鼓励"。更令人印象深刻的是，拥有树木景观的患者需要的强麻醉止痛药剂量则少得多。

在日本，有一种叫作"森林浴"的做法，因其对心理健康和免疫系统健康的益处而闻名。"森林浴"指的是到森林里放松，呼吸由树木释放出分子的空气。日本医学院 2007 年发表的一篇论文中对 12 名 37~55 岁的健康男性进行了研究，他们进行了三天两夜的大自然之旅，同时研究人员在不同的时间间隔采集他们的血液和尿液样本。第 1 天，被试下午在森林里散步两个小时。第 2 天，他们上午和下午分别在两块不同的林地里走了两个小时。第 2 天、第 3 天采集血液样本。在森林浴日，自然杀伤细胞和其他细胞内抗癌蛋白明显高于之前（约 50%）。并且在旅行后 30 天内，自然杀伤细胞水平始终保持在较高水平。此外，该研究还发现，在森林浴后，人体内因焦虑而释放的应激激素肾上腺素水平有所下降（Li et al., 2007）。

植物提供有益人类的生理效应的因素包括植物的香气，以及诸如温度、湿度、光照强度、风和氧气浓度等各种因素。有人认为，在森林中发现的天然芳香疗法，以一种被称为植物杀菌剂的抗菌有机化合物的形式存在，可能会向大脑发出信号，帮助释放与免疫有关的化合物。其他针对老年人的实证研究也发现，暴露在森林中有助于降低皮质醇、血压、心率和炎症，同时增强副交感神经活动（Mao et al., 2012）。副交感神经活动是指自主神经系统的放松反应，有时也被称为"休息和消化"反应。

多模态情绪研究

玛丽·安妮特·布朗（Marie Annette Brown）等人（2001）发表的一篇研究论文可能是我有史以来最喜欢的一篇。这项研究观察了 112 名患有轻度或中度抑郁症的女性，并要求她们在一周内有五天外出散步，每次散步 20 分钟，并服用多种维生素（包括 50 毫克的维生素 B_1、一些维生素 B_2 和维生素 B_6、400 微克的叶酸、400 IU[①] 的维生素 D 和 200 微克的硒）。对照组不进行任何散步，只服用安慰剂维生素。结果得出，散步组有 85% 的被试表现出更少的抑郁、更好的情绪、更强的自尊和幸福感。这个结果比迄今为止任何抗抑郁药物治疗的结果都要好。

我认为这项研究是特别的，因为它预示着未来的医学研究进程：一个多重干预的范式，旨在利用自然和维生素支持全身康复，并协同使用温和的自然疗法。相比之下，大多数传统的研究只关注一种化学药物在体内的作用（通常是抑制作用）。在我看来，这种多模态研究更接近于自然疗法的原则，即支持身体自身的愈合过程，而不是用药物掩盖症状。这条原则是整体医学为焦虑和抑郁患者提供的最佳治疗方案的核心。

---

① 药物效价"国际单位"，一个"国际单位"可以有其相应的重量，但有时也较难确定。单位与重量的换算在不同的药物是各不相同的。——译者注

接触到阳光的两种方法：自然疗法和灯箱疗法

也许最简单的自然疗法就是走进大自然。鼓励当事人在清晨出去散步，或者在公园里静坐或走动，都是一个很好的开始。在天气适宜的情况下，每天至少让一半的身体暴露在阳光下并维持 10~20 分钟对健康是有益的。一份杂志报道称，在晴朗的日子里，身体一半的皮肤暴露在中午的阳光下 12 分钟，相当于口服摄入 3000IU 的维生素 D_3（Garland et al., 2007）。对大多数人来说，这不仅不会造成损害，还会启动维生素 D 的生成和吸收进程。如果你看到皮肤开始变成粉红色或红色，最好避开阳光。任何皮肤白皙的人，或者患有皮肤癌或有家族史的人，可能都需要先咨询他们的医生，考虑补充维生素 D 或使用光疗灯箱。

如果需要的话，第二步可以使用光疗或灯箱疗法。虽然这些疗法通常用于抑郁症和季节性情感障碍，但我的许多焦虑和失眠的患者——他们的皮质醇模式失衡（皮质醇在夜间上升，在白天下降）——往往也能从中受益。典型的灯箱疗法是每天早晨照射至少 30 分钟的 10 000 勒克斯（lux）全光谱白光，但小功率的灯箱似乎不能提供同样的作用。

将植物带进室内或放置植物图片

上述讨论的户外环境的好处是基于植物的存在而产生的。研究还表明，在室内种植绿植，可以营造一个平静和治愈的室内环境。20 世纪 80 年代，美国得克萨斯州农工大学（Texas A&M）对 160 名心脏康复患者进行了研究。研究人员向他们展示了一些自然图片（如树木、水景或森林）、抽象图片或一片空白的田野。看了树木和水景图片的患者术后焦虑明显减轻，能更快地停用强麻醉性镇痛药，改用中等强度镇痛药。有趣的是，与完全没有图片的对照组相比，看了以直线形式为主的更现代风格的抽象图片的患者产生了更高的焦虑（Ulrich, 1984）。

室内植物已被证实具有相当的镇静作用。2013 年古贺和子（Kazuko
Koga）等人的一项独特的研究发现，触摸室内植物（绿萝）两分钟的男性感
觉更平静。当这些人与绿叶互动时，大脑应激激活区域的血流量和新陈代谢
减少。作者认为，大多数拥有柔软光滑叶子的室内植物也会有类似的效果。
弗吉尼亚·I. 洛尔（Virginia I. Lohr）、卡罗琳·H. 皮尔逊 – 米姆斯（Caroline
H. Pearson-Mims）和乔治娅·K. 古德温（Georgia K. Goodwin）在 1996 年的
一项研究表明，在没有窗户、有植物的电脑室工作的人，比在没有植物的同
一房间工作的人血压明显更低。最后，S. H. 帕克（S. H. Park）和理查德·H.
马特森（Richard H. Mattson）对 90 名痔切除术患者进行的一项研究（2009）
中，术后房间内摆放绿植和鲜花的患者，比在无植物房间内的患者血压更
低，疼痛更少，疲劳和焦虑也更少。这些患者的满意度也更高，他们说植
物"改善了房间环境，减轻了压力"，他们认为医院的工作人员看起来更有
爱心。

水疗

人类过去花更多的时间在户外，将自己暴露在某些地理区域的温度变化
中，尤其是浸没在水中。水疗（又称水疗法）可以定义为使用水来维持健康
或治疗疾病（Barry & Lewis, 2006）。自古以来，人们就使用水疗来平衡身心。
根据希波克拉底的说法，水疗可以"缓解疲劳"。

治疗性水疗法用水的温度高于或低于体温，这有助于改变我们的生理和
情绪状态。当人们进行冷水疗时，一旦克服了最初的寒冷冲击，它通常会非
常令人精神振奋，这是因为潮湿和寒冷会导致表层血管收缩（收紧），使血

液从体表流向身体核心，以保存热量。它不仅能保存热量，还能反射性地使大脑和重要器官沐浴在新鲜血液中，同时温和地给身体排毒。在灵长类动物数百万年的进化过程中，一直都要忍受一些生理压力，比如短暂的冷热温度变化，这是日常生活的一部分。有理论认为，水疗旨在利用身体的自然反应，即体温的短暂变化，如冷水浴或温水浴，可以帮助大脑运转。

医学研究也支持使用冷热水浴。据报道，水浴可能会使血清素转运体的亲和力增加（Marazziti et al., 2007），从而可以降低皮质醇水平（Toda et al., 2006）。温水足浴已经被证明是通过降低交感神经功能和血清皮质醇水平来促进放松（Yamamoto et al., 2008）。

水疗虽然作为德国水疗法（German water cure）的一部分被广泛使用了数百年，但探索水疗法对情绪影响的临床研究较少。一项研究表明，焦虑患者可以从水疗的机制中受益。奥利弗·迪布瓦（Olivier Dubois）等人（2010）将浴疗法（利用水浴进行治疗）与帕罗西汀（一种主要的选择性血清素再摄取抑制剂）进行了比较。在一项为期八周的多成员随机研究中，237 名广泛性焦虑症患者中有 117 名被随机分配到浴疗法组治疗，其余的患者接受帕罗西汀治疗。浴疗法包括每周就诊和每天使用天然矿泉水（含钠、钙、镁和硫酸盐）沐浴，持续 21 天。每天早晨，患者需浸泡在 37℃的泡泡浴中 10 分钟。接下来，以腹部、脊椎两侧、颈臂等部位为目标，用类似按摩的方式进行淋浴（3 分钟），然后对腿部、颈肩、颈椎两侧部位进行水下按摩（10 分钟）。听起来肯定比吃药好！汉密尔顿焦虑量表评分的平均变化表明，两组均有改善，但水疗的效果明显优于药物治疗的效果。水疗组患者被试的持续缓解率也显著高于对照组（分别为 19% vs 7%、51% vs 28%）。水疗法被认为是安全的，并且没有副作用。

一组研究人员认为，水疗法可能有助于治疗癌症、慢性疲劳（Schevchuk

& Radoja, 2007）和抑郁症（Schevchuk, 2008）。对于抑郁症的治疗，冷水暴露疗法可能是最好的选择。因为皮肤中冷感受器（感觉冷的结构）的密度被认为是热感受器的 3~10 倍（Iggo & Iggo, 1971），跳入冷水所引起的所有皮肤冷感受器同时放电可能会产生积极的治疗效果。众所周知，降低大脑温度具有神经保护和治疗作用，并能缓解炎症（Arrica & Bissonette, 2007），这是抑郁症的已知机制（关于炎症的更多信息请参见第 4 章）。此外，研究表明，暴露在寒冷中可以激活交感神经系统，增加血液水平并刺激大脑释放去甲肾上腺素（Jedema et al., 2001），有助于 β−内啡肽的产生。β−内啡肽是一种"感觉良好"的分子，能够使人产生幸福感（Vaswani, Richard, & Tejwani, 1988）。

也有人类比说，水疗法可能具有类似于电击疗法的机制。电击疗法是另一种已被证实的抗抑郁疗法，长期以来一直被用于治疗耐药型抑郁症。这些效应很可能有助于抑郁症患者，尤其是那些对去甲肾上腺素释放增加效果良好的患者，例如对杜洛西汀或其他血清素去甲肾上腺素再摄取抑制剂反应良好的患者，这些抑制剂有助于增加神经递质去甲肾上腺素的释放。

我建议抑郁症患者以冷水浴的形式，全身短暂地暴露在冷水中。患者可以在舒适温暖的温度下开始淋浴，然后在 5 分钟内使水温慢慢降低至 38℃，保持这个温度，坚持 2~3 分钟，使用温度计测量温度。这可以一天进行一次或两次，并可以持续数周至数月（Shevchuk, 2008）。尽管轻微的冷应激似乎有助于大脑更好地工作，但是动物性研究表明，极端的冷应激实际上可能损害认知功能（Mahoney et al., 2007），这表明太冷并不是件好事。

电子产品的使用

阳光、树木和水代表着身处室外，而科技产品的使用则通常意味着被关在室内。对我们大多数人来说，电子产品是我们日常生活的重要组成部分。无论是电视、电脑、平板电脑还是手机，我们都依赖这些微弱的光源来安排我们的日程，给我们提供信息，让我们与朋友和亲人保持联系。这些无疑是生活中有益的一部分，但是对那些易患心理疾病的人来说，这些也会导致情绪的低落。

"长"在电视上的大脑

英国现代诗人、剧作家 T. S. 艾略特（T. S. Eliot）说过："电视的非凡之处就在于它能让数百万人因同一个笑话而欢笑，但仍然感到孤独。"电视在影响我们社会的身心状态方面发挥着深远的作用。大多数人似乎喜欢晚上回到家打开电视，就像任何鸦片制剂一样，它是许多人从日常压力中"逃离"的一种方式。事实上，从短期来看，看电视似乎有一种放松的效果。在看电视时使用功能性核磁共振成像的研究已经表明，幽默的电视节目可以激活大脑的岛叶皮层和杏仁核，这是大脑中平衡情绪所需要被激活的区域（Moran et al., 2004）。

不幸的是，长期看电视可能会产生问题。例如，每天看电视超过两小时和边看电视边吃东西都与肥胖有关（Johnson et al., 2006）。在美国，有三分之二的人超重或肥胖（Ogden et al., 2012）。肥胖是导致预期寿命较低、心血管疾病、癌症和糖尿病的主要原因。更重要的是，它会让我们很早就患上情绪障碍：儿童每天每多看一小时的电视，成年后患抑郁症的概率就会增加 8%（Primack et al., 2009）。电视时间也让我们远离了更健康的活动：尽管许多人报告说"缺乏时间"是进行定期锻炼的主要障碍，但是美国成年人平均每天花在看电视上的时间超过四小时。

对美国 30 多年的数据分析表明，花时间看电视可能会让观众在当下感到幸福，但从长期来看效果并不好。在约翰·P. 罗宾逊（John P. Robinson）和史蒂文·马丁（Steven Martin）的一项研究中（2008），被试报告了从 0（不喜欢）到 10（非常喜欢）的评分，看电视的得分接近 8 分。尽管评分很高，但是从电视上得到的乐趣的持续时间似乎非常短暂，并最终让人感到不满。据报告，不快乐的人每周看电视的时间为 25 小时，而快乐的人每周看电视的时间为 19 小时——相差了 30%（但仍然是一个惊人的数字）。这些结果在考虑了受教育程度、收入、年龄和婚姻状况后仍然成立。罗宾逊和马丁（2008）从近 3 万名成年人的数据中得出了这样的结论：

> 从长远来看，电视似乎并不像社交活动或阅读报纸那样能让人们满意。我们观察了快乐的人从事的 8~10 项活动，对每一项活动（如拜访他人、去教堂）做得更多的人更快乐。看电视是唯一显示出负相关关系的活动。不快乐的人在看电视上花费时间更多，快乐的人花费时间更少。数据告诉我们，看电视的习惯可能会带来短期的快乐，而代价是长期的不适。

简言之，快乐的人不会花很多时间看电视。

计算机带来的烦恼和好处

计算机的使用在过去的几十年里有了很大的发展，这使得计算、动画和社会化的进程速度惊人。计算机不同于人类的其他互动方式，因为计算机的反应非常快，并对与环境的交互产生预期，这可能对我们的下丘脑－垂体－肾上腺轴的功能产生深远的影响。

A. 曼德尔（A. Mandal）发现（2012），与每周花 21 小时玩电脑游戏的被试相比，每周玩电脑游戏超过 33 小时的被试的焦虑和抑郁程度分别高出 15% 和 20%，这是根据抑郁焦虑压力量表问卷测量结果得出的。两组人都表现出高于正常水平的压力、焦虑和抑郁。曼德尔推测，游戏玩家发展出了不恰当的应对技能，即依赖于分心来应对挑战。马克·W. 贝克尔（Mark W. Becker）、雷姆·阿尔扎哈比（Reem Alzahabi）和克里斯托弗·J. 霍普伍德（Christopher J. Hopwood）的一项研究（2013）也表明，同时使用多种形式的媒体，如在玩电脑游戏或在看电视时使用手机，与更高水平的焦虑和抑郁有关。

计算机和媒体也可以帮助那些焦虑和抑郁的人。一些高质量的研究表明，在线的认知行为疗法（CBT）前景广阔（Boschert, 2011）。在对 1746 名抑郁症、社交恐惧症、恐慌症和焦虑症患者的元分析中，那些使用在线认知行为疗法进行治疗的患者表现出大约 50% 的改善（Andrews et al., 2010），这相对于单一的药物治疗来说是相当好的结果。这项研究的负责人、来自澳大利亚的精神病学教授加文·安德鲁斯博士（Gavin Andrews）的一句话让我印象最深刻："在任何研究中都没有报告复发的迹象，这与我的经验完全不同，因为抑郁症被认为是一种反复发作的疾病。人们在网上做认知行为疗法之后它就消失了，到底是怎么回事？这不是我们所接受的训练（Andrews et al., 2010）。"

D. 德梅洛（D. D'Mello）的一项研究（2011）讲述了 26 名因严重抑郁症住院的成人住院精神科患者的经历。这些患者被试在接受 60 分钟的电脑辅助认知行为治疗后，情绪状态明显改善。令人震惊的是，因为来自住院病房的严重抑郁症患者是最难治疗的，而他们仅一次治疗就产生了效果。

社交媒体和手机

莉萨·R. 斯塔尔（Lisa R. Starr）和乔安妮·达维拉（Joanne Davila）对 83 名少女进行了一项研究（2009），观察她们在发短信、使用社交媒体和用手机讨论生活问题上花费的时间总和。那些花更多时间用这种方式讨论问题的女孩更有可能患上焦虑和抑郁。L. J. 梅洛（L. J. Merlo）和 A. M. 斯通（A. M. Stone）对 183 人进行的一项研究（2007）表明，焦虑程度越高的人对手机的依赖和过度使用程度越高。使用手机成瘾量表（Cellular Technologies Addiction Scale）和状态 – 特质焦虑量表施测，大多数被试没有自我报告依赖症状（如使用手机的强迫和对手机的情感依恋）或滥用（过度使用手机带来的个人问题）。然而，焦虑确实与手机使用和依赖结果相关。对于那些有焦虑倾向的人来说，手机可能会鼓励他们这样做。例如，有社交恐惧症的人可能会通过使用手机来避免现实生活中的接触，而其强迫性特征可能会表现为反复使用手机查看东西。

第 3 章

THREE

评估起作用的内在因素

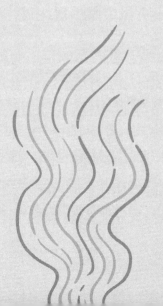

第2章讨论了生活方式和环境因素，它们是情绪的关键因素。本章讨论身体内部发生的事情。焦虑和抑郁可能是我们生理失衡的症状。这一章将有助于了解对情绪有重大影响的生理学基础知识，并解释"在引擎盖下"发生了什么，也可以说如何从一个人的生理学角度评估影响因素。

个案
研究

桑德拉

55岁的桑德拉是由一位心理治疗师的同事介绍过来的，在过去的两年里，她一直饱受抑郁和焦虑的折磨。两名精神科医生告诉她，她患有"更年期抑郁症"，并给她服用了几种不同的药物，当她来找我时，她用的最新的药物是舍曲林。她的心理治疗师知道她孩子的健康问题是她情绪问题的一个重要部分，但还是建议她来找我做一个全面的评估。虽然舍曲林似乎帮助她缓解了焦虑，但抑郁症状并没有改善。在了解了她的病史之后，我发现她的消化系统在过去的10年里一直存在问题，有肠易激综合征的典型症状，包括经常性的便秘和偶尔腹泻。她的血液检查显示甲状腺功能正常，随后发现甲状腺抗体呈轻度阳性，这意味着她的免疫系统正在缓慢地刺激甲状腺。这些水平不足以使她的传统医生感到震惊，但提示了我注意，这是她消化和情绪问题的一个因素。她对 C 反应蛋白呈阳性，说明她的体内有很多炎症。对于她这个年龄的女性来说，她的荷尔蒙水平相对正常。

了解她的症状并查看这些血液测试对于制订一个有效的计划非常有帮助。我们建议，她应多食用包括健康的瘦肉蛋白、鱼、蔬菜和健康的油在内的抗炎饮食，以替代富含谷氨酸的食物和乳制品。她也可以吃一些健康的多纤维食品，如亚麻粉。我还给她涂了一些圣约翰草和鱼油，以帮助她消化和改善情绪，并补充硒以支持甲状腺功能。在八周内，桑德拉的抑郁几乎消失了，她的焦虑也大大减轻了（与孩子在一起的压力偶尔会引起一些焦虑）。四个月后，她戒掉了圣约翰草，从此再也不需要它了。在桑德拉的例子中，引起她情绪问题的不是更年期，甚至不是荷尔蒙问题；相反，问题集中在消化和影响她的甲状腺和大脑神经递质的炎症上。对消化、甲状腺和炎症方面的治疗最终帮助她恢复了平衡。

血液和唾液测试

虽然没有一个或两个实验室测试可以诊断焦虑或抑郁，但有许多测试可以帮助整体性医生通过解释可能导致情绪问题的某些生理方面，对患者的最佳情绪进行护理。诚然，单次测试本身并不能治愈任何东西，但明智地使用实验室测试可以帮助整体医生在一定程度上理解如何创建和个性化整体治疗计划。

空腹血糖和糖化血红蛋白

血糖水平在情绪调节中起重要作用，对血糖控制不良，过高或过低都会导致焦虑和抑郁。对糖尿病患者的研究表明，良好的血糖控制有助于健康的情绪和良好的判断（Cox et al., 2001）。虽然许多人在不吃东西的情况下可能会有短暂的情绪问题，但一些有规律的低血糖倾向（称为低血糖症）的人患抑郁症的风险更大。D.W. 道迪（D.W. Dowdy）等人的研究（2008）对重症监护病房的肺损伤患者进行了评估，并注意到低血糖（小于 60 纳克；正常为80~100 纳克）的患者被试在三个月后患抑郁症的风险增加了 360%。这可追溯到 20 世纪 30 年代的案例研究表明，低血糖与焦虑之间存在关系。

激素胰岛素负责帮助糖分从血液进入人体细胞。高水平的胰岛素可能是胰岛素耐受性的一个标志，在这种情况下，身体不再对胰岛素做出反应。焦虑与胰岛素耐受性之间的联系已经确定，胰岛素耐受性也是未来心血管疾病的一个已知因素（Narita et al., 2008）。如果血糖不平衡，且你的当事人想进一步检查胰岛素可能发挥的作用，那么他可能会让医生给他们进行空腹血清胰岛素或糖耐量测试。

虽然低血糖会引起情绪问题，但规律性的高血糖也会导致焦虑和抑郁。对糖尿病患者的研究清楚地表明，高血糖发作会恶化情绪，导致认知困难，尤其是增加悲伤和焦虑（Sommerfield, Deary, & Frier, 2004）。高血糖或高胰岛素水平的人也容易患抑郁症。一项针对 20 多岁和 30 多岁的成年人的研究表明，当血糖或胰岛素过高时，抑郁的概率会增加 50%~100%（Pearson et al., 2010）。

除了实验室的血液测试外，当事人自己也可以使用家庭血糖仪（在药房购买）连续两天检查血糖也是有价值的，这将有助于描述现实生活中的日常水平。可在以下时间测量每日血糖：

● 早上醒来的第一件事；
● 早餐前；
● 早餐后一个半小时；

- 午餐前；

- 午饭后一个半小时；

- 晚饭前；

- 晚饭后一个半小时；

- 睡觉前。

空腹血糖在 75~96 纳克 / 毫升被认为是理想的。低于 60 纳克 / 毫升的血糖值被认为太低了，109~120 纳克 / 毫升被视为糖尿病前期，超过 120 纳克 / 毫升的数值被认为是糖尿病。糖化血红蛋白表明糖对身体造成的损伤程度。当血糖以葡萄糖的形式，在正常的体温下与身体组织蛋白接触时，这些组织就会结皮，就像烤面包时面包会结皮一样。糖化血红蛋白是一个为期三个月的血糖水平指标，可以更好地判断血糖水平是否随着时间的推移而升高。低于 5.7% 的水平通常被视为正常；5.7%~6.4% 被认为是糖尿病前期，而高于 6.4% 则被认为是糖尿病。

如何平衡血糖

对于低血糖和高血糖，少食多餐很重要，至少每 2~3 小时一次。最好选择有良好蛋白质来源的食物和零食，加上一点健康的碳水化合物（如苹果片上的杏仁黄油），而不是简单的碳水化合物食物（如饼干），因为简单的碳水化合物和糖会增加血糖，从而增加胰岛素。然后，胰岛素会将血糖降到比开始时更低的水平，从而形成一个负循环。

控制血糖的六个好方法

1. 早上吃健康的蛋白质来源（如水煮鸡蛋，鱼或浆果蛋白质奶昔）。

众所周知，吃早餐的人更快乐，压力更小（Benton & Brock, 2010）。

2. 每 2~3 小时吃一顿小餐 / 零食。

3. 每顿饭都应包括蛋白质来源（如鱼、草食肉类、鸡蛋）和一些健康脂肪（如鳄梨、坚果油、鱼油、橄榄油）。还有一些例子，包括苹果或芹菜配杏仁黄油、生坚果和种子配黑巧克力片和一些有机葡萄干，或胡萝卜和鹰嘴豆泥。

4. 减少或消除简单碳水化合物（如蛋糕、饼干和面包）。

5. 适当的睡眠、运动和压力管理对于最佳血糖控制也很重要。

6. 每天补充铬（200~600 微克 / 天）和 1 汤匙肉桂也有助于平衡血糖（见第 4 章）。

血生化

血生化 [①] 会对肝脏和肾脏的活动进行快照，并报告血液中的钙、蛋白质和电解质水平。任何这些相关器官系统的异常都可能导致情绪变化，应该由医生进行随访。

胆固醇

虽然大多数传统医生担心胆固醇水平太高，但检查胆固醇（又称血脂检查）水平以确保其不过低可能是有价值的，因为低胆固醇与焦虑状态和抑郁都相关（Suarez, 1999）。

[①] 血生化：由于单靠一种生理指针没办法完整得出结果，所以通常每种项目都需要综合评估多项测试结果来鉴定评断。——译者注

胆固醇对于大脑中识别血清素的受体的功能很重要。胆固醇也是所有类固醇激素的前体（基石），包括糖皮质激素（用于血糖调节）、矿皮质激素（用于维持矿物质平衡和血压调节）和性激素（Harvey & Chompe, 2005, pp. 235-238）。许多心境障碍患者的中枢神经系统胆固醇水平可能异常低。

他汀类药物与情绪的联系。在美国，2011 年有超过 2.5 亿张处方是为他汀类的降胆固醇药物开具的（Ledford, 2013）。他汀类药物是世界上最常用的处方药之一，自从几年前医学界降低了高胆固醇的门槛以来，这种药物的使用量大幅增加。尽管这些药物使用普遍，但对 11 项随机对照实验的元分析表明，他汀类药物并不能降低既往心脏病的患者发生心血管问题的风险（Ray et al., 2010）。越来越多的医学研究表明，这些药物也可能损害我们的情绪。

他汀类药物通过阻断人体产生胆固醇的关键酶而起作用。桑迪普·施里瓦斯塔瓦（Sandeep Shrivastava）等人的实验室测试（2010）利用人类血清素受体进行的实验室测试揭示了他汀类药物如何干扰细胞血清素受体的结构和功能，使其无法对血清素做出反应。当用美伐他汀治疗的细胞被给予胆固醇后，它们恢复正常，并对血清素做出反应。根据这项研究的研究人员的说法，这些结果表明，大脑中胆固醇的长期消耗如何导致神经递质的失衡，从而引发抑郁或焦虑。

其他研究也表明，他汀类药物也会消耗大脑中支持情绪的多不饱和脂肪酸（polyunsaturated fatty acids, Hibbeln et al.,1997）。产后（婴儿出生后）总胆固醇水平低与焦虑和抑郁有关（Troisi et al., 2002）。低胆固醇水平也被认为与抑郁症患者复发的可能性更高有关（Steffens, McQuoid, & Krishnan, 2003）。

由艾利森·瓦尔（Alison While）和路易丝·基恩（Louise Keen）进行的一项研究（2012）发现，关于他汀类药物是否对情绪产生不利影响，存在相互矛盾的信息。我的感觉是，这些药物可能不会对每个人的情绪产生负面影响，但如果容易患情绪障碍的当事人（可能几乎所有与你一起工作的人）不用这些药物，可能会更好，除非他们已经有记录表明有心脏病。

高密度脂蛋白胆固醇可以帮助提升情绪。低水平的高密度脂蛋白（即"好胆固醇"）是心血管疾病的一个已知的危险因素。高密度脂蛋白携带有害的胆固醇远离动脉壁，并在毒素清除中发挥作用。重度抑郁症患者的高密度脂蛋白胆固醇水平通常较低，在考虑自杀的患者中甚至更低。迈克尔·梅斯（Michael Maes）等人（1997a）研究了高密度脂蛋白水平和情绪之间的关系，结论是，高密度脂蛋白胆固醇可作为抑郁症和自杀行为的标志物。目前还不清楚低高密度脂蛋白与焦虑症之间的关系。

如何治疗低高密度脂蛋白。如果高密度脂蛋白胆固醇水平处于较低范围（男性通常小于 40 毫克 / 分升，女性小于 50 毫克 / 分升），根据整体性的建议，诸如戒烟（Dwyer et al., 1998）、运动（Hata & Nakajima, 2000）、摄入鱼油（Peterson et al., 2002）以及适度饮酒（每天喝 1~2 杯）（Ellison et al., 2004）都有助于自然提高高密度脂蛋白胆固醇水平。有帮助的食物包括橘子、黑巧克力、特级初榨橄榄油、木槿和红茶。纤维补充剂 β–葡聚糖也能提高胆固醇水平。

同型半胱氨酸

来源于硫和蛋氨酸的高水平同型半胱氨酸与抑郁症直接相关。它是一种众所周知的炎症标志物，也是心血管疾病的独立危险因素（Sun et al., 2009），与胆固醇相比，它可能是一种更准确的心血管风险标志物。在一项针对 3752 名 70 岁及以上男性进行的大型研究中，血浆同型半胱氨酸水平升高与抑郁风险增加显著相关。研究表明，大约 45%~55% 的抑郁症患者血清同型半胱氨酸明显升高。有证据表明，较低水平的同型半胱氨酸可能会降低老年人抑郁的发生率（Almeida, 2008）。高同型半胱氨酸乳糜泻患者的 B 族维生素治疗降低了同型半胱氨酸，显著改善了幸福感，尤其是焦虑和抑郁情绪（Hallert et al., 2009）。

由图 3-1 所示，高半胱氨酸血症也可能有导致焦虑的作用（Hrnčić et al., 2013）。血液中高同型半胱氨酸会导致 S- 腺苷甲硫（S-adenosylmethionine, SAMe）的减少，这是一种由氨基酸蛋氨酸组成的化合物，已被证明特别有助于缓解抑郁症状（我们将在第 4 章对 S- 腺苷甲硫进行进一步的探讨），S- 腺苷甲硫含量不足会损害身体合成大脑神经递质的能力。高同型半胱氨酸与血管内皮（内层）损伤密切相关，导致动脉粥样硬化和心血管疾病。高同型半胱氨酸也会激活大脑中的 N- 甲基 - 天冬氨酸（N-methyl-D-aspartate, NMDA）受体，这种激活将导致大脑中的谷氨酸水平升高，对神经元结构产生负面影响，并增加大脑中的氧化应激，导致情绪障碍（Karakula et al., 2009）。这也许可以解释心血管疾病与抑郁症之间的联系。

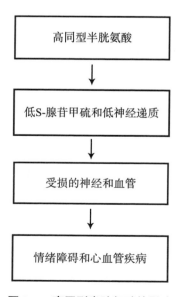

图 3-1　高同型半胱氨酸的影响

如何处理高同型半胱氨酸的问题？虽然目前尚不清楚使用诸如 B 族维生素和叶酸等自然疗法是否真的有助于降低同型半胱氨酸，并最终预防心血管疾病（Wang et al., 2007; Ebbing et al., 2008），但 C. 哈勒特（C. Hallert）等人（2009）的研究确实表明对焦虑和抑郁有明显的益处。

对于任何高同型半胱氨酸的人，我通常会推荐以下方法。

- 复合维生素 B 与叶酸：每天摄入复合维生素 B 的剂量应包括约 40 毫克维生素 B_6、1.2 毫克甲基钴胺形式的 B_{12} 以及 2000 毫克叶酸（L– 甲基四氢叶酸的形式）。
- 甜菜碱，又称三甲基甘氨酸：每天摄入 3600 毫克（Olthof & Verhoef, 2005）。

C 反应蛋白

与同型半胱氨酸类似，当免疫系统处于炎症状态时，C 反应蛋白水平升高。大脑中的炎症是导致情绪障碍和心血管疾病的一个因素。高 C 反应蛋白已被证明与广泛性焦虑症（Copeland et al., 2012b）以及男性（Danner et al., 2003）和女性（Cizza et al., 2009）的抑郁有关。抑郁症发作也可以预测更高的 C 反应蛋白水平（Copelan et al., 2012a）。

如何处理高 C 反应蛋白？以间歇训练的形式进行运动，即一种采用高强度穿插低强度的有氧训练，已被证明能有效降低高血压患者的 C 反应蛋白和血压。西基鲁·拉米纳（Sikiru Lamina）和丘巴·G. 奥科耶（Chuba G. Okoye）研究了（2012）245 名患有轻度至中度高血压的男性，其中一半的人进行了八周的间歇训练，时间在 45 到 60 分钟之间，强度为心率储备的 60%~79%。对照组在此期间保持久坐不动，没有发现对照组获得活动组在血压或 C 反应蛋白方面所获的益处。

减少高度烹调食物的摄入。高温烹调食品中被称为晚期糖基化终末产物（advanced glycation end-products，AGEs）的化学物质会增加 C 反应蛋白水平（Uribarri et al., 2005）。例如，一项关于吃薯片的研究表明，连续四周吃这些美味的小薯片会增加低密度脂蛋白（low density lipoprotein, LDL）和 C 反应蛋白的氧化水平（Naruszewicz et al., 2009）。多吃生食和尽量少煮的食物（如少吃煮沸、水煮和慢煮的食物）是最好的。

由于免疫系统的大部分位于消化道，所以吃大量的纤维，特别是以车前子壳的形式存在的纤维，将有助于通过排便降低 C 反应蛋白的水平。研究表明，每天使用 28 克纤维，无论是用车前子补充剂还是用高纤维饮食，对于那些总纤维摄入量为每天仅 12 克左右的患者，其 C 反应蛋白有明显的降低（King et al., 2007）。一茶匙的车前子壳大约含有 5 克纤维，可以在早上和晚上混在约 30 毫升的水中服用，剩下的 18 克可以通过吃高质量的水果、蔬菜和亚麻粉来满足。

服用鱼油和维生素 C 也可以降低 C 反应蛋白水平。与对照组相比，终末期肾病患者服用 2 克鱼油补充剂后，C 反应蛋白水平显著降低（Bowden et al., 2009）。我通常推荐每天服用 1 茶匙高质量的分子蒸馏鱼油，来平衡体内的炎症。

格拉迪丝·布洛克（Gladys Block）等人（2008）在一项针对 396 名健康非吸烟者的随机实验中发现，在 C 反应蛋白提示心血管风险升高的参与者中，与安慰剂组相比，1000 毫克维生素 C 使 C 反应蛋白中值降低了 25.3%。每天服用 500 毫克维生素 C 两到三次应该能有效降低 C 反应蛋白。

全血细胞计数和铁全套检查

全血细胞计数（complete blood count, CBC）记录红细胞和白细胞的数量。铁全套检查查看血液中可用铁的数量（血清铁）和储存量（铁蛋白）。红细胞将氧气输送到全身，以维持所有组织的活力和能量。铁是构成血红蛋白分子的中心，有助于携带氧气。"贫血"一词适用于任何红细胞数量或体积低、血红蛋白低、血清铁或铁蛋白低的人。

贫血、疲劳和情绪问题是相当常见的，因为没有足够的氧气进入身体的各个部位，这会增强应激反应。如果一个人贫血，他们容易感到焦虑或抑郁，这些都更有可能表现出来（Bokemeyer & Foubert, 2004）。疲劳会使人衰弱，并已被证明会导致失去工作，身心健康下降，妨碍清晰的思维。

弗朗索瓦·弗登（François Verdon）等人（2003）研究了 134 名非常疲劳的妇女，其中大多数人的铁蛋白水平较低。其中一半的被试在四周内每天接受补铁，另一半被试接受安慰剂。一个月后，补铁组被试的疲劳程度下降了 29%，而安慰剂组被试仅下降了 13%。虽然补铁组的被试获益是对照组的两倍，但并非所有女性都有所改善，可能是因为除铁以外的其他问题也在起作用，如消化、睡眠、血糖问题，等等。也许是时候提到，这本书的目的是强调多种因素如何导致情绪问题。低铁引起的疲劳可能只是众多因素之一。弗朗索瓦·弗登等人（2003）的研究表明，在治疗组中有 29% 的妇女，铁很可能是唯一的问题，但其他 70% 的女性还需要考虑其他因素。然而，通过简单地摄入铁，得到 30% 的改善还是相当不错的。

任何贫血的病例都应该由医生来诊断，特别是当它发生在男性和非经期女性身上时，因为身体其他部位的失血或骨髓问题可能需要解决。如果贫血的原因仅仅是铁或 B_{12}（有助于生成红细胞）的摄入或吸收不足，那么服用补充剂是合适的。一项针对贫血儿童的研究发现，服用含铁的复合维生素可增加血红蛋白，并减少焦虑（zhang et al., 2013）。

对于缺铁性贫血，我通常建议患者从以下几个方面着手。

- 检查 C 反应蛋白水平，因为高 C 反应蛋白患者的贫血风险增加——提示炎症可能是一个致病因素（Eisele et al., 2013）。

- 检查营养摄入，是否有足够数量的铁和 B_{12}。对于素食者和生食者来说，这可能尤其具有挑战性。

- 如果摄入足够，考虑改善消化健康（见下一节），以更好地吸收营养。

- 服用铁补充剂，从每天 25 毫克开始，逐渐增加到每天 3 次随食物一起服用。我通常使用较温和的琥珀酸铁或富马酸的形式，这更易于胃的吸收，不易引起便秘。此外，同时摄入 500 毫克的维生素 C 也有助于铁的吸收。对于一些贫血患者，我建议使用荨麻和黄麻以辅助吸收。铁的食物来源包括草饲牛肉、深色火鸡肉、深色绿叶蔬菜，以及用铁锅烹饪。

- 补充维生素 B_{12}。患者可以要求医生注射维生素 B_{12}，也可以从甲钴胺片开始，每天服用 1000 微克。舌下含片或注射比胶囊或药片能更有效地提高维生素 B_{12} 的水平。

甲状腺全套检查

甲状腺功能异常在现代社会相当普遍。根据美国临床内分泌医师学会（American Academy of Clinical Endocrinologists, AACE）的数据，每 10 名美国人中就有 1 人患有甲状腺疾病，其中近一半尚未被确诊（AACE, 2002）。环境医学专家怀疑，来自核电站的重金属污染和放射性副产品可能会增加许多甲状腺疾病的发病率（Levnin et al., 2013），因为重金属可能模仿碘在体内的作用并阻断其功能。甲状腺功能亢进症状包括焦虑、出汗、心跳加快、体重减轻、腹泻和皮肤油腻。甲状腺功能减退症状可能包括情绪低落、体重增加、思维迟缓和记忆问题、感觉寒冷和便秘。通常，甲状腺功能减退可能是即将到来的抑郁症的早期甚至第一症状（Davis & Tremont, 2007）。

在正常功能的甲状腺状态下，促甲状腺激素（thyroid-stimulating hormone, TSH）在脑垂体中产生，并促使甲状腺分泌甲状腺激素。甲状腺分泌的主要是四碘甲状腺原氨酸（T4），它会转化为一种更活跃的三碘甲状腺原氨酸（T3）。四碘甲状腺原氨酸和三碘甲状腺原氨酸漂浮在血流中，大脑对其进行采样，以决定当时需要多少促甲状腺激素。这个神奇的甲状腺反馈回路使大脑能够保持甲状腺激素平衡（如图 3–2 所示）。

如果促甲状腺激素大于 2.5 μIU/ 毫升，或小于 0.5 μIU/ 毫升，我通常建议患者进行所谓的甲状腺全套检查，检查甲状腺刺激免疫球蛋白水平。这些血液测试将有助于确定甲状腺是否由于免疫系统的攻击而出现故障。美国临床内分泌医师学会一直在降低促甲状腺激素的阈值，因为那些过去在正常范围的人群中可能有许多人患有未诊断的甲状腺疾病。美国临床内分泌医师学会承认，对于亚临床甲状腺功能减退症，使用甲状腺激素治疗，应将促甲状腺激素水平保持在 3.0 μIU/ 毫升阈值以下（Baskin et al., 2002）。

如何处理甲状腺问题？如果有任何紧急情况，请考虑常规治疗。当然，谨慎的做法是去看内分泌科医生，并考虑甲状腺激素替代，尤其是在症状严重的情况下。过量的甲状腺激素会引起眼球突出，这种情况下眼睛会从眼窝中凸出，也会引起心跳加速和严重焦虑，这需要常规治疗以获得最安全的结果。对于甲状腺功能减退的情况以及甲状腺功能低下的患者，在治疗基础疾病时，药物（如四碘甲状腺原氨酸）替代甲状腺是一个合理的选择：药物甲状腺激素虽然是合成的，但实际上是"生物相同的"，因为它与身体产生的分子完全相同，所以当剂量适当时，它往往不会产生副作用，不会促进癌症或引起其他问题，而这些问题是其他合成激素（如激素替代物雌激素和孕激素）的次级代谢物可能引起的。

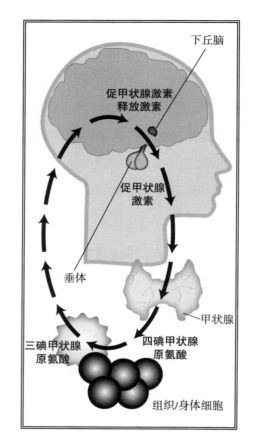

图 3-2　甲状腺反馈回路

如果存在自身免疫性甲状腺问题，请开始抗炎工作：从整体的角度来看，如果存在自身免疫性甲状腺疾病，最好集中在本章后面建议的消化和抗炎工作上，以帮助缓解炎症。我曾见过一些自身免疫性甲状腺病例仅仅通过从饮食中去除麸质就得以解决。文献表明，麸质反应与甲状腺自身免疫之间存在相关性（Hakanen et al., 2001; Akçay & Akçay, 2003），尽管最近一项针对27名患有甲状腺疾病的乳糜泻患者的研究发现，在无麸质饮食一年后，抗体并没有消失（Metso et al., 2012），这表明其他食物/敏感性也可能在许多人中发挥作用。每天补充 200 微克硒有助于降低甲状腺自身抗体水平（Zhu et al., 2012）。

如果只存在甲状腺功能减退，自身免疫没有问题，则考虑自然甲状腺支持：如果没有自身免疫状况，患者的促甲状腺激素高于 2.2 μ IU/ 毫升，四碘甲状腺原氨酸低，而三碘甲状腺原氨酸在正常范围内，请考虑以下几点：

- 进行压力管理，因为压力会降低下丘脑 – 垂体 – 甲状腺轴的功能（Tsigos & Chrousos, 2002）；
- 每天多吃海带和海藻；
- 每天服用 300 毫克酪氨酸。

还要考虑天然甲状腺激素。与自然疗法医生或其他整体医生合作，开始采用低剂量的天然甲状腺激素替代治疗，使用的药物品牌有甲状腺素片或天然甲状腺，它们都是从干的猪甲状腺提取而来的。大多数标准的内分泌学家并不喜欢自然替换，他们认为各批次之间自然替代没有很好地标准化。这一观点是基于 20 世纪 70 年代的研究，当时还没有新的技术来保持一致性。我的经验表明，患者用这种药效果很好。整体医生通常更喜欢天然甲状腺激素，因为它含有甲状腺，其中不仅包括活性四碘甲状腺原氨酸，而且还包括三碘甲状腺原氨酸和其他鲜为人知的甲状腺激素，这些激素可能对甲状腺系统有支持作用。如果使用天然甲状腺替代品，医生应在开始使用前检查脉搏和症状，并每周复查一次，以了解患者的感觉，并每隔几周进行血液检查，以重新检查甲状腺水平。如果天然甲状腺替代疗法不能帮助患者感觉更好，也可以尝试用合成甲状腺替代四碘甲状腺原氨酸。合成甲状腺实际上在生物学上是相同的，因为它是我们身体制造的相同分子，在适当剂量下使用通常没有副作用。对于任何甲状腺替代品，临床医生都应注意是否有心悸、心跳加速、体温升高、出汗过多和 / 或体重减轻的迹象。一些患者使用天然甲状腺的治疗效果更好，而另一些患者则更适合合成甲状腺。因此，两者都应作为备选办法。

如果三碘甲状腺原氨酸较低，请考虑使用三碘甲状腺氨酸钠：三碘甲状腺氨酸钠是纯活性三碘甲状腺原氨酸。通常开始剂量为早上 5 微克，每三天增加 5 微克，直到症状改善。如果患者年龄超过 55 岁，服用总量最好不要超过 60 微克，如果患者年龄小于 55 岁，服用总量最好不要超过 125 微克。停止或减少剂量的原因包括心跳加速、出汗过多、颤抖、焦虑或快节奏的思维模式。

甲状旁腺

甲状旁腺是位于甲状腺中间的四个豌豆大小的器官。原发性甲状旁腺功能亢进症（一种功能亢进的甲状旁腺）在血液检测中会显示出较高的甲状旁腺激素（parathyroid hormone, PTH）值。这种高甲状旁腺激素值经常伴有高血钙和反射性维生素 D 缺乏。高甲状旁腺激素水平可能会引起消化问题和骨骼问题，以及许多情绪症状，包括焦虑、强迫、人际关系敏感、抑郁、敌意和精神病性。低维生素 D 会导致抑郁和情绪低落。在对甲状旁腺功能亢进症治疗后，抑郁障碍和焦虑可以恢复正常（Peterson, 1968; Watson & Marx, 2002; Solomon, Schaaf, & Smallridge, 1994），其中可能包括手术切除四个腺体中的一个或两个。虽然甲状旁腺激素值不是常规检查，但值得检查维生素 D 是否持续偏低，特别是在补充维生素 D 不能及时提高的时候。

脱氢表雄酮和硫酸脱氢表雄酮

脱氢表雄酮和硫酸脱氢表雄酮被认为是一种"神经类固醇"，它们是由肾上腺和一些与睾酮相关的分子产生的。其水平较低与抑郁严重程度（Goodyer et al., 2000）、焦虑甚至精神分裂症（Strouss et al., 2003）有关。

脱氢表雄酮可以防止压力的不利影响，尤其是应激激素皮质醇的破坏。与运动的效果一样，脱氢表雄酮可以增加海马体中的神经元生长，并保护新生组织不受应激激素的破坏（Karishma & Herbert, 2002）。随着年龄的增长，其水平会自然下降，身体健康和情绪也会因此受到影响。不幸的是，脱氢表雄酮会随着心理挑战和压力而下降（Wang et al., 2009）。

临床上已对补充脱氢表雄酮的安全性和有效性进行了评估。哈米德·A.哈吉（Hamid A. Alhaj）、安娜·E. 马西（Anna E. Massey）和 R. 哈米什·麦卡利斯特 – 威廉斯（R. Hamish McAllister-Williams）在一项安慰剂对照的双盲、随机、交叉研究中（2006），对 24 名健康年轻男性进行了为期七天的大剂量口服脱氢表雄酮（150 毫克，每天 2 次）治疗。研究人员发现，服用脱氢表雄酮后，被试的记忆力明显改善。脱氢表雄酮可促进海马体激活、前扣带回皮层的早期差异激活和神经元补充，并降低夜间皮质醇水平。前扣带回皮质功能的降低可导致行为障碍，包括自我意识的降低、抑郁和异常的社会行为（Devinsky, Morrell, & Vogt, 1995）。

脱氢表雄酮似乎有助于平衡焦虑。一项随机、双盲对照研究，给予海洛因成瘾者 100 毫克脱氢表雄酮，为期一年，以帮助他们戒断。研究发现，从统计学上看，戒断症状的严重程度以及抑郁和焦虑评分均有显著改善，而对照组在所有指标上均有所恶化，这表明脱氢表雄酮可能有益于这一特定人群（Maayan et al., 2008）。

对于因脑功能障碍导致肾上腺功能不全的青春期女孩的研究发现，25 毫克脱氢表雄酮有助于改善焦虑得分（Binder et al., 2009）。但另一项针对肾上腺功能缺陷女性的研究发现，脱氢表雄酮对抑郁症和生活质量有益，但对焦虑没有好处（Alkatib et al., 2009）。

许多研究报告了补充脱氢表雄酮对其抗抑郁作用的好处（Gallagher et al., 2008）。具体来说，脱氢表雄酮可能对中年发作的轻微和严重抑郁症有效。一项双盲、交叉治疗的安慰剂对照、随机实验研究观察了 23 名 45~65 岁的男性和 23 名女性，这些男性和女性都患有中年开始发作的重度或轻度抑郁症。这些患者被随机分为两组：一组是接受六周脱氢表雄酮治疗，每天使用 90 毫克，持续三周，然后每天使用 450 毫克，持续三周；另一组是接受六周安慰剂，之后再进行六周的其他治疗。研究期间，患者被试没有服用任何其他抗抑郁药物。与基线治疗组和安慰剂治疗组相比，脱氢表雄酮治疗六周与两项主要结果指标的改善相关。脱氢表雄酮治疗后，23 名患者被试的抑郁评分降低 50% 或以上，13 名患者被试在安慰剂治疗后也是如此。脱氢表雄酮治疗耐受性良好。男性和女性对脱氢表雄酮的反应似乎没有差异。较大的剂量似乎没有带来任何额外的好处（Schmidt et al., 2005）。

在低脱氢表雄酮情况下如何工作？ 在压力下工作会降低下丘脑－垂体－肾上腺轴功能，使脱氢表雄酮状态失衡。虽然接下来会讨论补充剂，但在大多数情况下，压力是罪魁祸首，从长远来看，应对压力将会有所帮助。当然，配合心理治疗是必须的，也可以考虑瑜伽、冥想等放松工作。

作为补充剂，脱氢表雄酮可作为非处方激素治疗。当需要时，服用脱氢表雄酮似乎可以降低应激激素浓度，改善情绪。尽管许多研究使用了每天 50~450 毫克的分次剂量，但我认为最好先检查血液水平。如果摄入量低或低于正常水平，则开始时女性每天服用 5~10 毫克，男性每天服用 10~25 毫克。开始补充后，请每 2~3 周检查一次血液水平。如果情绪没有改善，和／或激素水平没有增加，那么增加 5~10 毫克的剂量，同时继续监测血液水平。目前，已知的脱氢表雄酮的唯一食物来源是野生山药，但其含量太低，无法产生任何临床效果（Araghiniknam et al., 1996）。

使用脱氢表雄酮的注意事项。在开始补充脱氢表雄酮之前，应始终检查脱氢表雄酮水平；摄入过多可能会提升睾酮和雌激素等其他激素水平，从而导致问题。我特别关注过多的脱氢表雄酮对女性的影响，因为理论上有可能加剧或引发激素反应肿瘤。虽然我没有发现女性经常抱怨副作用，但文献中最常见的副作用包括男性激素样皮肤效应，如皮肤和头发油腻、痤疮、头皮瘙痒、脱发以及面部和体毛（特别是沿着下腹中线）（Wiebke, 2006）。患有前列腺癌或良性前列腺增生的男性应在开始使用脱氢表雄酮之前咨询医生。

血清睾丸激素：游离睾酮和总睾酮

睾酮（testosterone）是与男性最相关的激素。然而，男性和女性都需要它来保持好心情。睾酮水平低可能导致情绪低落、焦虑、性欲低下、动力丧失、疲劳，对女性（Davis, 2002）和男性（Carnahan & Perry, 2004）都有影响。在一项安慰剂对照、双盲交叉实验中，15 名女性被试服用睾酮后，无意识恐惧减少（van Honk, Peper, & Schutter, 2005）。

低睾酮通常因非特异性症状而诊断不足，这些症状可能与临床抑郁或焦虑状态相同，应对任何有这些症状的人进行检测。黄体酮替代疗法也被证明可以帮助耐药抑郁症患者，帮助抗抑郁药物发挥作用（见第 6 章）。

我观察到睾丸激素水平低的男性通常（但并非总是）在腹部周围有一点"难以减掉"的腹部脂肪，伴随着情绪低落或易怒的情绪（"脾气暴躁的"类型的情绪低落）。请考虑让你的当事人检查睾酮，如果水平较低，让他和医生谈谈服用少量的睾丸激素，同时每月检查水平。女性也可能偶尔符合这一情况，尽管不太常见。

如果睾酮低怎么办？对于睾酮替代品，可提供口服、短效和长效胃肠外、透皮贴剂和凝胶制剂。透皮贴剂是一个更好的选择，因为口服处方在第一次通过肝脏时会导致肝脏产生一种结合蛋白（称为性激素结合球蛋白），它可以降低大量激素的可用性，并导致甲状腺、生殖和肾上腺功能的失衡。

值得注意的是，人们已经证明，选择性血清素再摄取抑制剂是最常见的抗抑郁药物，可以通过降低睾酮和精子水平而导致不孕。因此，如果给一个血清素正常、睾丸素水平低的抑郁症患者服用血清素再摄取抑制剂，可能会使他的抑郁症更严重。

睾酮的注意事项。过多的睾酮会导致痤疮以及身体和面部毛发过剩。在一些研究中，睾酮替代品被认为会加剧患前列腺癌的风险，而另一些研究则认为低睾酮也会增加风险。最近的研究还表明，老年男性服用额外的睾酮可能会增加高达 30% 的心血管风险（Vigen et al.,2013）。医生应定期通过血液测试和临床检查过剩迹象监测睾酮替代品，如果存在心脏病风险，最好避免。

血清雌激素和黄体酮

低水平的雌激素一直被认为是情绪障碍的一个因素。雌激素是一种主要的女性荷尔蒙，它通过改变神经细胞识别这一重要情绪传递物的能力，以及降低一种能分解血清素的、被称为单胺氧化酶的酶的水平，从而影响大脑中的血清素水平（Carrasco et al., 2004）。

虽然一些使用雌激素的更年期患者报告情绪症状有所减轻（Miller et al., 2002），但大多数患者没有表现出任何改善（Demetrio et al., 2011）。一项针对 115 名 70 岁以上老年人的研究表明，如果给予 20 周的高剂量雌激素以帮助认知功能、情绪或生活质量时，结果表明没有任何益处（Almeida et al., 2006）；另一项针对 417 名 60~80 岁女性的研究表明，给予两年低剂量透皮（皮肤贴片）雌二醇，也没有看到任何改善（Taffe et al., 2006）。接受高剂量治疗的妇女的不良反应也是安慰剂组的两倍。

与睾酮治疗一样，雌激素替代疗法实际上可能改善传统抗抑郁药物的效果（Schnedier et al., 2001），这将在第 6 章中进行进一步讨论。

关于黄体酮替代品的研究表明，它可能阻断雌激素效应，并实际上支持大脑中血清素的分解。已知最佳水平的黄体酮有助于镇静大脑、改善睡眠、提高性欲。

在不使用雌激素的情况下给予黄体酮治疗，如合成药物醋酸甲羟孕酮，已被证明会加重已经有抑郁倾向或临床症状的妇女的抑郁（Jelovsek, 2009; Fraser & Lobo, 1999）。然而，其他研究并不能证实这一点。一项关于避孕植入物左炔诺孕酮的研究表明，在研究期间，最抑郁的女性的抑郁得分实际上有所改善（Westoff et al., 1998）。虽然大量临床前期和动物研究数据表明黄体酮具有积极的抗焦虑作用（Auger & Forbes-Lorman, 2008），但很少有研究对黄体酮对情绪的影响进行回顾。一项针对 176 名绝经后妇女的研究发现，口服微粉化黄体酮（一种天然的激素替代形式）比使用合成形式的醋酸甲羟孕酮能更显著改善血管舒缩症状、躯体不适、焦虑和抑郁症状（Fitzpatrick, Pace, & Wiita, 2000）。

从这些激素研究中得出的结论是，如果给对的人服用激素替代品可能会有帮助，但更有可能的是，这只是迷思的一部分。这就是为什么要解决饮食、生活方式、睡眠、锻炼和营养补充的问题，从而创建一种对抑郁或焦虑患者有效的补充和替代医学方法。

如果雌激素和 / 或黄体酮含量低怎么办？ 任何激素的使用，无论是合成的还是天然的，都不能掉以轻心，应该在知识渊博的从业者的护理下进行。通常，除非先解决其他更基本的护理问题（如平衡饮食、运动、睡眠、工作），否则我不会推荐这些。根据我的经验，在大多数情况下，当这些基本问题得到解决时，女性并不一定需要激素，或者仅适用低剂量就可以达到预期的效果。

如果决定考虑替代疗法，我建议考虑采用天然激素替代治疗，而不是传统的合成激素。尽管针对自然疗法的研究要少得多，但由于人体识别这些化合物的能力强于人工合成的化合物，它们的副作用可能会更少。洛兰·A.菲茨帕特里克（Lorraine A. Fitzpatrick）、辛迪·佩斯（Cindy Pace）和布林达·维塔（Brinda Wiita）的上述研究（2000）也表明，天然激素效果可能更好。

如果要使用雌激素，最好也使用一些孕激素来保护体内易患癌症的组织（如乳房和子宫）。黄体酮本身在抑郁症伴焦虑的情况下最有用。对于失眠患者，我还推荐使用夜间口服微粉化黄体酮，这有助于增强大脑中的 γ - 氨基丁酸，这是由苯二氮卓类药物引起的效应（Babalonis et al., 2011 ）。

合成药物是天然激素的最佳来源，并将根据患者的需要配制这些激素。这些药物通常以口服制剂、透皮乳膏、栓剂或皮下微丸的形式制备，可包括单独服用的雌激素、黄体酮、睾酮和单独给药的脱氢表雄酮。

腹腔全套检查

随着麸质和谷物制品消费的大量增加，在过去的 50 年中，小麦或谷物中麸质成分引起的炎症反应——乳糜泻的发病率也急剧上升。据美国国立卫生研究院（National Institutes of Health, NIH）的一个专家小组称，乳糜泻的诊断严重不足，估计每 100 人中就有 1 人受到影响（U.S.Department of Health and Human Services, 2004 ）。

成年人明显的麸质过敏（乳糜泻）或麸质敏感与情绪障碍（Jackson et al., 2012）和儿童行为问题之间存在相关（Hernanz & Polanco, 1991）。此外，患有这种未确诊疾病的人的死亡风险增加了四倍（Rubio-Tapia et al., 2009）。

腹腔全套检查包括四种不同的测试：抗麦胶蛋白抗体、抗胶质蛋白抗体、组织谷氨酸转录酶和分泌型免疫球蛋白 A。虽然它不是一个完美的测试，但通常具有 80%~90% 的准确性（Fasano & Catassi, 2001）。腹腔疾病的金标准测试是小肠空肠活检。对于血液测试来说，在测试前几周定期食用谷蛋白产品是有帮助的，否则在真正的乳糜泻患者身上可能找不到抗体。

如果乳糜泻呈阳性怎么办？ 简单地说，最好避免摄入所有麸质蛋白，它们出现在小麦、黑麦、大麦和斯佩尔特小麦中。肠壁可以在 3~6 个月内愈合。还有一些天然草药（如天竺葵和药属葵），也可以帮助愈合。根据我的临床经验，情绪问题可以在 2 周内得到改善。大多数谷物如大米、藜麦、苋菜、小米和野生大米，都是非常好的食物。如果生产商保证在加工过程中不使用其他小麦和麸质产品，则燕麦也是很好的。对于重度抑郁症患者，最好慢慢减少麸质摄入，因为一次性完全避免麸质摄入会引起戒断效应，并导致更糟糕的情绪。就像我们上瘾的任何药物一样，麸质如果去除得太快，也会导致难看的戒断反应。

血清肉碱

血清肉碱是一种氨基酸辅助因子，有助于将脂肪转化为能量。肉碱还起着抗氧化和抗炎作用，在情绪中发挥着神经保护作用（Soczynska et al., 2008）。左旋肉碱已被证明对癌症（Cruciani et al., 2006）和肝性脑病（Malaguarnera et al., 2011）患者的情绪、疲劳和抑郁有帮助。虽然在大鼠中使用肉碱已经显示出了抗焦虑的益处（Levine et al., 2005），但没有任何实验研究显示对人类焦虑的益处。另一种形式的肉碱被称为乙酰左旋肉碱（acetyl-l-carnitine, ALC），其结构与神经递质乙酰胆碱相似，是胆碱能神经递质。乙酰左旋肉碱也被证明对海马体和前额叶皮层受体的产生具有表观遗传效应（见下文"行为表观遗传学"部分），从而有助于快速抗抑郁作用（Nasca et al., 2013）。一项针对老年抑郁症患者的核磁共振成像研究发现，使用一定剂量的乙酰左旋肉碱可以解决前额皮质的失衡（Pettegrew et al., 2002）。对于老年患者，乙酰左旋肉碱形式可能是最好的补充。

在一项随机双盲安慰剂对照实验中，82 例肌萎缩性侧索硬化症（amyotrophic lateral sclerosis, ALS）患者服用利鲁唑，患者每天服用 3 克乙酰左旋肉碱，服药时间的中位数为 45 个月，而安慰剂组为 22 个月——肌萎缩性侧索硬化症的治疗有了惊人的改善（Beghi et al., 2013）。

如果肉碱含量低怎么办？我建议从每天两次服用 500 毫克左旋肉碱开始，最好远离食物，以获得最佳吸收。我也会在六周内重新检查肉碱血药浓度，以寻求改善。如果没有改善，在考虑消化支持的同时，可以考虑每天 3000 毫克的剂量（见下面的"消化健康"一节），以帮助更好地吸收营养。3000 毫克/天的浓度没有显示出任何毒性。在大多数临床试验中，乙酰左旋肉碱的有效剂量范围为 1~3 克/天，分次给药（Gaby, 2011）。对于抑郁症的认知问题，乙酰左旋肉碱可能是更好的选择。

左旋肉碱的天然食物来源。由于肉碱一词来源于拉丁语 carnitine，指的是肉，因此这种氨基酸的最高浓度出现在红肉中也就不足为奇了。乳制品、坚果和种子中存在相对较高的含量，豆类、蔬菜和谷物中存在较少的含量。

血清叶酸和维生素 B$_{12}$

叶酸是预防新生儿神经系统疾病脊柱裂的最佳药物，叶酸在神经递质多巴胺、去甲肾上腺素和肾上腺素的产生中也起着关键作用（Stahl, 2008）。维生素 B$_{12}$ 是一种含钴分子，已知有助于支持红细胞的产生、DNA 的制造和神经组织的形成，并在使 S-腺苷甲硫和同型半胱氨酸途径正常化方面发挥作用，同时有助于血清素的合成。维生素 B_{12} 和叶酸都可以在抗抑郁药物不能单独发挥作用时帮助患者（见第 6 章）。

大约 33% 的抑郁症患者的叶酸水平较低。相反，饮食中有富含大量叶酸的绿色蔬菜的人，其血液中叶酸含量往往较高，抑郁症也较轻（Coppen & Bolander-Gouaille, 2005）。

使用含有 1000~2000 微克甲基叶酸和 260~420 微克维生素 B_{12} 的 B 复合配方的研究发现，与安慰剂相比，抑郁症患者的抑郁和焦虑症状有显著且持续的改善，他们的贝克抑郁量表（Beck Depression Inventory）和贝克焦虑量表的得分也有改善（Lewis et al., 2013）。

如果叶酸和 / 或 B_{12} 含量低应采取的措施。同时服用叶酸（800~15 毫克 / 天）和口服维生素 B_{12}（1000 微克 / 天）将有所帮助。B 族维生素如叶酸和维生素 B_{12} 是水溶性的，通常是安全的。对于叶酸，甲基四氢叶酸是最自然的形式。应该避免常规的"叶酸"。甲钴胺是维生素 B_{12} 的首选形式。

如果维生素 B_{12} 和叶酸水平正常。如果维生素 B_{12} 和叶酸水平正常，但存在焦虑或抑郁症状，则仍需谨慎补充额外的维生素 B_{12} 和叶酸，尤其是在药物治疗无效的情况下（见第 7 章）。很有可能有些人的身体组织有缺陷，但血液中仍然显示出合理的水平。例如，一些遗传研究表明，将维生素 B_{12} 带到中枢神经系统的转运蛋白可能功能不佳，使血液中的维生素 B_{12} 水平升高，但大脑中的维生素 B_{12} 水平仍然不足。此外，其他实验异常，包括高同型半胱氨酸和低红细胞，可能提示维生素 B_{12} 缺乏。甲基四氢叶酸还原酶（methylenetetrahydrofolate reductase, MTHFR）基因突变也表明需要摄入额外的甲基四氢叶酸（见下一节关甲基四氢叶酸还原酶基因的内容）。

叶酸和 B 族维生素的食物来源。叶酸的最佳来源是菠菜、芦笋、莴苣、芜菁、芥菜、小牛肝、羽衣甘蓝、甘蓝、花椰菜、西兰花、欧芹、扁豆和甜菜，蔬菜中含有甲基四氢叶酸。维生素 B_{12} 的最佳来源是鲷鱼和小牛的肝脏，其他来源包括鹿肉、虾、扇贝、鲑鱼和牛肉。素食来源的维生素 B_{12} 含量明显较低，其中最好的是海洋植物（如海带）、藻类（如蓝藻）、啤酒酵母、豆豉、味噌和豆腐。

甲基四氢叶酸基因检测

有一种相对较新的甲基四氢叶酸（methyltetrahydrofolate, MTHF）基因检测方法，在整体医学界和传统医学界都受到广泛关注。甲基四氢叶酸是在 1 号染色体编码的短臂上发现的一种酶——甲基四氢叶酸还原酶，需要用这种酶将叶酸加工成最有用的形式，即甲基四氢叶酸。如果某人的甲基四氢叶酸基因有突变，通常最好补充额外的叶酸。最好的服用形式是甲基四氢叶酸，而不是常规叶酸。

摄入甲基四氢叶酸的剂量通常是 1~5 毫克 / 天，这远远高于所摄入的多种维生素或大多数产前维生素的含量。甲基四氢叶酸与焦虑和抑郁都有很强的相关（Almeida et al., 2005）。关于耐药抑郁症治疗的研究，叶酸剂量高达 15 毫克（Fava et al.,2010）。有关甲基四氢叶酸的更多内容将在第 6 章中讨论。

25（OH）维生素 D 或血清维生素 D

众所周知，维生素 D 是一种类固醇分子，其受体可在全身识别它。维生素 D 缺乏与自身免疫、心血管疾病、癌症和慢性疼痛有关（Straube et al., 2009）。一项元分析表明，通过补充维生素 D，所有的死亡原因可能降低（Autier & Gandini, 2007）。

基因改变造成缺乏维生素 D 受体的小鼠表现出极大的焦虑行为（Kalueff

et al., 2004）。维生素 D 缺乏与纤维肌痛患者的焦虑和抑郁有关（Armstrong et al., 2007）。一项针对 1000 名老年人的研究发现，与对照组相比，轻度抑郁症和重度抑郁症患者血清维生素 D 的平均水平较低（Hoogendijk et al., 2008）。

低水平的维生素 D 可能以多种方式影响情绪。维生素 D 影响神经生长因子，对大脑和神经元的修复和生长非常重要（Wion et al., 1991）。维生素 D 还有助于产生血清素、睾酮和甲状腺激素（Stumpf, 1995）。丘脑大脑中枢对维生素 D 的存在做出反应，维生素 D 水平低也会影响下丘脑 – 垂体 – 肾上腺轴，导致情绪低落（Eyles et al., 2005）。

在怀孕期间维生素 D 含量低的产妇所生的孩子中，到成年后发现抑郁症状增加（O'Loan et al., 2007），这表明通过检查备孕和怀孕期间的维生素 D，有可能防止在下一代中出现情绪障碍的问题。预防下一代情绪障碍将是预防护理的终极目标。

研究表明，抑郁症患者每天服用 4000 IU 维生素 D 有助于改善幸福感（Vieth et al., 2004）。一项小型研究评估了 44 名冬季维生素 D 水平较低的健康参与者。他们被随机分为五天的治疗中，分别服用 400IU 或 800IU 的维生素 D3 或安慰剂。和安慰剂相比，两种剂量的维生素都增加了积极情绪，减少了消极情绪（Lansdowne & Provost, 1998）。挪威一项针对 441 名超重者的研究测量了血清 25– 羟基维生素 D 水平。贝克抑郁量表显示，血清 25– 羟基维生素 D 水平小于 16 毫克 / 分升）的患者更抑郁。然后，这些患者被试每周服用一次 20 000 IU、40 000 IU 或安慰剂。给予 40 000 IU 的人抑郁得分下降 33%，给予 20 000 IU 的人抑郁得分下降 20%，安慰剂组抑郁得分下降 5%（Jordea et al., 2008）。这些结果是适度的，表明维生素 D 发挥了作用，但缺乏维生素 D 可能不是导致产生情绪问题的唯一原因。

服用维生素 D。正常成年人的维生素 D 水平为 30~100 纳克 / 毫升之间。理想的维生素 D 水平在 50 纳克 / 毫升左右，根据我的经验，很少有患者达到正常的水平，除非他们已经补充维生素 D。阳光照射是人类保持维生素 D 水平的自然方法，因为食物来源很少，即使大量进食也不足以提高维生素 D 的水平。锡德里克·F. 加兰（Cedric F. Garland）等人（2007）报告说，在晴朗的日子里，将 50% 的身体皮肤暴露在中午阳光下 12 分钟，相当于口服 3000IU 维生素 D_3。

正如第 2 章所讨论的，晒晒阳光是非常有益健康的。除非有明显的直接皮肤癌风险，在阳光下停留足够长的时间让皮肤变红一点（而不是灼伤）就足以帮助转化维生素 D，而不会对皮肤细胞造成过度的辐射损伤。

如果补充维生素 D，我建议每增加 10 纳克 / 毫升，则补充 2000 IU/ 天的维生素 D_3。例如，如果患者的血药浓度为 20 纳克 / 毫升，而我们最终希望达到 50 纳克 / 毫升，那么 6000 IU/ 天就是一个合理的剂量，我们会在三个月后复查血药浓度来进行监测。

维生素 D 的食物来源。维生素 D 的最佳膳食来源是鱼类。许多文献将鱼类的情绪益处归因于其所含的必需脂肪酸（Hibbeln, 1998），但维生素 D 也可能发挥作用。鸡蛋、黄油、蘑菇和欧芹含有少量的维生素 D。

维生素 D 的毒性。维生素 D 是一种脂溶性类固醇分子，如果含量过高，可能会有毒性。维生素 D 过高可能导致血液中的钙含量高、肾脏问题和骨质流失。目前，尚不清楚补充多少的量可能会有问题。这个数字很可能会因患者而异，这就是为什么最好进行实验室测试来检查补充前后的情况。对长期口服 14 000IU/ 天的患者进行的研究似乎没有毒性，并显示抑郁复发率显著降低（Burton, 2009）。

一项研究表明，维生素过多可能从常规的 20 000 IU/ 天剂量开始（Vieth，1999），其他研究表明血液水平不应超过 100 纳克 / 毫升（Hollis & Wagner，2004）。一项元分析表明，400~800 IU/ 天的长期普通剂量与不良反应无关（Autier & Gandini, 2007）。

维生素 D_2（麦角钙化醇）或维生素 D_3（胆钙化醇）哪种形式的补充剂更好呢？植物产生维生素 D_2，而维生素 D_3 是人体皮肤暴露在阳光紫外线 B 射线下合成的。在临床上，我使用了维生素 D_3，它显示了提高血液水平和改善情绪的功效。对于未发现维生素 D_3 益处的患者，可考虑使用维生素 D_2。

维生素 D 测试的一个注意事项。虽然身体中有几种形式的维生素 D 可以被测试，但表明真实维生素 D 状态的测试是 25– 羟基（OH）维生素 D 测试，它是做出有关剂量的临床决策的最佳测试。

血清汞

血液和身体组织中的高汞含量可能导致许多神经系统疾病、情绪障碍和心血管疾病。我建议进行这项测试，看看最近是否有人接触过这种致命的重金属。那些经常接触汞的人也可能会被硬性要求去进行血清汞含量监测。在我 10 多年的实践中，我见过 6 名患有抑郁症和神经功能障碍的患者，他们因摄入大量金枪鱼和寿司而血清汞含量高。请注意，该测试并不能告诉你是否长期暴露在汞中，以至于汞在人体组织中积累了很长一段时间。

对于可能接触汞的突发性抑郁症患者，有必要检查汞水平。我还在中年和老年患者中看到，骨质疏松症的发生可以将储存的汞和其他重金属从骨骼释放到体内。这些金属的突然释放会导致情绪挑战、神经系统变化和高血压。我们将在本章最后的"解毒和情绪障碍"部分讨论如何治疗急性和长期的汞和其他金属中毒。

唾液肾上腺功能测试

下丘脑 – 垂体 – 肾上腺轴的功能对焦虑和抑郁的出现和严重程度至关重要（见第 4 章）。唾液肾上腺测试（saliva adrenal test）要求患者在一天中的一系列时间点提供唾液，从中准确测量生物活性激素，如皮质醇、脱氢表雄酮和硫酸脱氢表雄酮。一般来说，皮质醇水平异常和脱氢表雄酮水平降低可能表明下丘脑 – 垂体 – 肾上腺轴失调。这使得补充和替代医学从业者能够将临床症状与一天中的激素水平相关联，从而允许更具体地使用生活方式建议和补充。虽然唾液检测在常规医疗中并不常见，但唾液激素检测是准确的，并遵循血浆检测的结果（Kumar et al., 2005）。

消化健康

这是一种直觉，

我心里七上八下。

要抓住男人的心，先要抓住他的胃，

把心放在肚子里。

我们是否经常听说人们的感觉和消化道之间的联系？我们在文学、艺术和大众传媒中看到的多得数不清。然而，现代精神病学仍然忽略了胃肠系统和情绪之间的密切联系。

自然疗法医生有一句老话："如果你不知道哪里出了问题，不知道该治疗什么，那么就治疗肠道。"对于难以治疗的病例，消化是人们默认关注的一个系统。几十年来，整体医生观察到，改善消化可以改善整体健康，包括情绪。现代科学正开始这样做以跟上这一理念。

　　传统的生物医学已经把情绪障碍仅仅局限在精神病学家的领域。前文涉及了血液学家、内分泌学家、神经学家、心脏病学家、毒理学家和营养学家的领域。本节讨论胃肠病学专家也应该参与其中的原因。

　　健康的消化对情绪至关重要。迈克尔·格申（Michael Gershon）的著作《第二大脑》（*The Second Brain*, 1999）对消化系统提出了一个新的观点：消化系统不仅是营养吸收和排泄的手段，而且还是神经内分泌器官。他首次向大众解释了，在这个器官系统中存在一个强大的神经和激素输出，其可以与中枢神经和激素系统本身的输出相媲美。胃肠道被称为肠道神经系统（肠是指消化道），是体内神经递质的主要来源。例如，神经递质血清素是一种胺类物质，它是由消化道中无处不在的肠嗜铬细胞和肠嗜铬样细胞中的色氨酸食物来源产生的。消化功能差（通常是由于压力、饮食不良、睡眠问题和毒素）会引起炎症，降低吸收色氨酸的能力。在患有腹腔疾病的患者中，慢性炎症导致营养吸收不良（Mäki & Collin, 1997）。此外，刺激性食物会刺激消化道向消化系统输送大量的血清素，作为一种保护机制，在消化系统中，血清素可以促进快速运动，以清空肠道。这可能是情绪紊乱、饮食不良和 / 或伴随高压力的人腹泻的一个原因。

　　有证据表明肠道疾病与情绪有关。事实上，20% 的功能性肠道疾病（如肠易激综合征）患者，有可诊断的精神疾病（Agazzi et al., 2003）。近三分之一的抑郁症患者被认为患有便秘，而肠易激综合征患者更容易同时患有焦虑症和抑郁症（Kabra & Nadkarni, 2013）。

　　你是否经常与自尊心受到挑战的女性共事？排便不仅与女性自尊密切相关，也与维持关系密切相关。A. V. 伊曼纽尔（A. V. Emmanuel）、H. J. 梅森（H. J. Mason）和 M. A. 卡姆（M. A. Kamm）进行了一项有趣的研究（2001），比较了 34 名 19~45 岁、患有严重便秘至少 5 年的女性与没有便秘的女性。

便秘组的健康评分较低，难以建立亲密关系，并称自己"不那么女性化"。便秘组的女性直肠血流量也减少，这与焦虑、抑郁以及负面的身体症状和社交障碍密切相关。作者得出结论，女性的心理特征会改变连接大脑和肠道的不自主神经的功能。这些神经活动减少会减慢肠道功能，导致便秘。众所周知，健康情绪所需的大多数神经递质都是在消化道中产生的，因此肠道功能的减缓可能在女性对自己的感觉以及她在一段关系中如何做出反应方面起到重要作用。

如何避免便秘

了解良好排便的重要性后，帮助排便是有意义的。我建议患者每天至少大便一次，虽然一些医学文献说正常情况下一周三次，但我认为最少一天一次。健康排便的步骤如下。

1. 充足的水分。水是一种液体，除了有助于吸收重要的氨基酸外，它能使我们的身体保持通畅。如果我们没有足够的水，身体会从结肠内容物中偷走它，使我们便秘。每天饮用 2 升的纯净水是大多数人的理想选择。

2. 摄入纤维。每天约 25 克对改善心情有很大帮助。在饮食中添加大量的水果和蔬菜。如果这还不够，吃一些亚麻粉、车前子壳或有机西梅干也可以。一项针对老年患者的研究显示，每天 2 次使用 7 克车前子壳效果更好，92 名患者中有 63 人（占 69%）戒掉了更容易上瘾、更昂贵的泻药处方（Khaja et al., 2005）。

3. 进行减压。我的许多患者会告诉我，他们在度假时每天都会排便。这表明压力是关闭肠道和限制直肠流量的主要因素，如上述研究所示。无论是进行针灸，冥想，瑜伽，还是度假，定期减压都很重要。

4. 使用天然泻药。如果上述步骤还不够，那么天然补充剂可以有所帮助。补充镁是温和的，可以帮助肠道更快地运动：泻药效果的典型剂量从 400 毫克开始，可能高达 1000 毫克。氧化镁是最便宜的镁形式，可能有最好的大便软化效果。此外，浓缩的泻盐浴（由硫酸镁制成）通过肛门区域的黏膜吸收，具有通便作用。高剂量（高于 3 克 / 天）的维生素 C 也能起到松便的作用。镁和维生素 C 可以一起使用。

如果以上还不够，那么可以将番泻叶等泻药作为茶服用，或者服用更强效的药丸也有帮助，但这些草药应谨慎使用，并且只能短期（几天）使用，因为结肠会开始依赖这些草药并产生抵抗力，从而造成便秘情况更佳严重（Kinnunen et al., 1993）。

创建健康消化道的步骤

因此，如果一个当事人想要开始创建一个健康的消化道，以适当平衡情绪，以下是需要考虑的步骤。

1. 治疗便秘。如果一个人没有规律的排便，上述步骤将是实现健康消化的第一步。

2. 饭前的仪式——呼吸和苦味物质。饭前深呼吸一两次有助于使身体平静，促进消化系统循环。此外，饭前喝点开胃酒可以放松和刺激消化道。开胃酒（也称为"消化物"）通常含有少量酒精和龙胆等苦味草药。它们作为消化剂（增加消化酶的产生）和胆汁（刺激肝脏的胆汁），为帮助蛋白质和脂肪的消化做准备。那些不喝酒的人可以在温水或苏打水中加入龙胆和黄芩提取物等苦味物质，这将对消化产生同样的健康效果（Olivier & Wyk, 2013）。

3. 咀嚼。有一句老话："大自然会惩罚那些不咀嚼的人。"嗯，牙齿是我们身体中最坚硬的物质，用于粉碎食物，以达到最好的消化效果。为了进行身体消化，鸟类有用于研磨的砂囊，奶牛有多个胃，但人类没有。我们得好好咀嚼食物。

如果我们不好好咀嚼，即使是健康的食物也更有可能在体内引发炎症反应，因为分解不好的食物颗粒会刺激肠道免疫系统，而肠道免疫系统约占我们整个免疫系统的 70%，从而在全身引发炎症。此外，缺乏咀嚼意味着碳水化合物的消化会减少——许多患有肠道疾病的患者，如克罗恩病、溃疡性结肠炎和小肠过度生长，如果碳水化合物按照自然规律在口腔中被正确分解，就会得到改善。

几十年前，美国人通常在吞咽之前咀嚼食物多达 25 次。目前的报告指出，美国人在吞咽前只咀嚼 10 次（Kessler, 2009）。大多数人甚至都不会咀嚼那么多。对于我个人而言，如果我不去想咀嚼的次数，我会倾向于只咀嚼一两次，然后几乎整个吞下。

我建议你吃一小口，然后嚼上 20 次，直到食物的口感完全无法辨认为止。在吃饭前做一个深呼吸也有助于确保我们的消化系统做好准备。

4. 选择健康食品。一般来说，吃地中海饮食规定的天然食物是一个很好的开始（关于这一点，请参阅第 2 章）。此外，如果消化能力不强，汤和慢煮食物可能更容易被消化道分解和吸收。

5. 放松和心理工作。健壮的消化道需要一些平静。当动物认为有熊要攻击时，原始大脑会将所有能量输送到战斗或奔跑所需的器官（肌肉、大脑、心脏等）。这就是所谓的交感反应。交感神经反应的一部分是关闭不需要的器官系统，如在躲避熊的时候就会关闭消化道和生殖系统，因为这个时候是不需要考虑吃东西或交配的。一旦应激源消失，动物就会恢复副交感神经反应，也称为"休息和消化"。这时候，消化可以恢复。

呼吸、冥想、针灸、瑜伽和太极都有助于降低压力激素，恢复副交感模式。正如你已经很清楚的那样，心理咨询可以帮助教授一些方法来降低人们对那些并不真正威胁生命的情况的反应。这项工作对创造健康的肠道是无价的。

炎症、肠漏症和情绪

人体免疫系统的大部分位于消化道，在那里它被称为黏膜相关淋巴组织和肠道相关淋巴组织。压力和消化不良导致免疫系统炎症成分的激活，从而导致炎症。摄入烧焦、油炸和过度煮熟的食物会产生更多的晚期糖基化终末产物（Uribarri et al., 2005），这也会增加体内的炎症。炎症可以传播到大脑，并导致焦虑和抑郁情绪。这就是为什么精神问题在肠道炎症和腹腔疾病患者中更为常见的原因（Jackson et al., 2012）。

焦虑症患者（Vogelzangs et al.,2013）和抑郁症患者（Dinan, 2009）的炎症程度明显更高。炎症标志物，如 C 反应蛋白、白介素 –6（IL-6）和肿瘤坏死因子 –α 升高，并与大脑变化以及其他身体组织损伤相关。这取决于一个人的特定易感性和个人基因，这一过程几乎会导致任何健康问题。在大脑和中枢神经系统中，炎症会导致情绪问题或可能导致多发性硬化症。血管中，炎症会引起冠状动脉疾病。皮肤炎症表现为湿疹、牛皮癣和痤疮。肾脏和肺部炎症会引起狼疮和其他器官问题，而各种组织炎症是已知的癌症传播因子。难以描述清楚的全身炎症可能表现为纤维肌痛和慢性疲劳。几乎每种疾病都有炎症成分，而且每一种炎症都有消化和应激的成分。

众所周知，消化道的免疫反应会导致疾病表现，包括疲劳、焦虑和抑郁等流感样症状（Anisman & Merali, 2003）。20 世纪 90 年代，我在美国国家精神卫生研究所（National institute of Mental Health）的部分工作是阐明当身体发炎时，大脑中哪些免疫因素可能会被激活。直到 20 世纪 90 年代，大脑的免疫系统还没有得到很好的描述，历史上许多医学工作者认为大脑没有免疫细胞。在我们的研究中，我们给健康的斯普拉格－杜勒（Sprague-Dawley）大鼠常规剂量的被称为脂多糖的细菌细胞壁化合物。大鼠免疫系统"看到"这种化合物，并引发强烈的炎症反应。发炎的动物表现出"疾病行为"，包括疲劳、焦虑、情绪低落、动机低下和其他明显与焦虑和抑郁相关的症状和体征（Wong et al., 1997）。

肠通透性／肠漏症到底是什么

在过去的几十年里，自然以及补充和替代医学的从业者把一个叫作"肠漏症"的概念作为消化不良和炎症衍生疾病过程之间的基本联系（如图 3–3 所示）。任何对某一特定人群敏感的食物都会在消化过程中引发免疫反应，引发全身的炎症级联反应。压力也会通过抑制适当的酶的产生来增加免疫反应的可能性，这使得大分子在没有被真正地分解的情况下到达肠道，并引起更大的炎症反应。

"肠漏症"的概念表明，长时间的过度炎症将显著损害消化道的结构和修复机制。在这种炎症反应下，将消化道细胞聚集在一起的紧密连接开始恶化。当这些结构被破坏时，胃肠道中的物质就有更多的途径进入血流。这被更专业的术语称为"肠通透性"或许多人简单地称之为"肠漏症"。

从消化道逸出的微粒会进入身体的其他地方，导致全身的炎症反应，并最终导致疾病。正如上一节所讨论的，如果某人有疾病的倾向，肠漏症及其伴随的炎症将增加这种疾病出现的可能性。

当肠道有泄漏时，肠道炎症和泄漏的颗粒通过肝门系统传播，刺激肝库普弗细胞（肝脏中的免疫细胞）的上调，触发脑小胶质细胞（大脑中的免疫细胞）的上调，而大脑中的炎症会导致大脑退化和情绪低落。与肠道完好的情况相比，肠道漏出时发生这种连锁反应的可能性要大得多（Maes et al., 2009）。

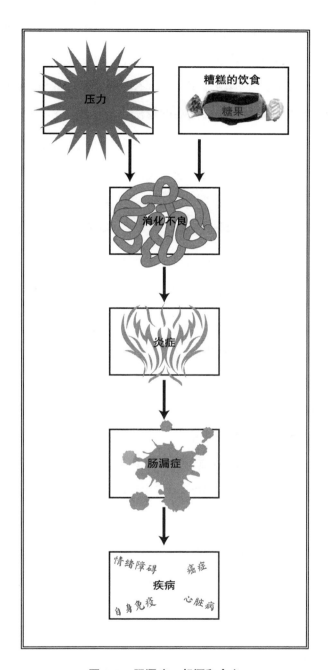

图 3-3　肠漏症：起源和含义

虽然肠通透性 / 肠漏症在自然医学以及补充和替代医学界得到了相当好的认可，但传统的生物医学却摒弃了这一概念，称其是可笑、未经证实和伪科学的工作。事实上，英国国家卫生局（National Health Service of England）呼应了（2013 年）主流医学对肠漏症的看法：

> 几乎没有证据支持这一理论。虽然某些因素确实可以使肠道更易渗透，但这可能只会导致肠道某一区域出现暂时性轻度炎症。一些科学家和怀疑论者认为，提倡"肠漏综合征"的人要么是被误导，要么是对理论解读过多，要么是故意误导公众从他们出售的"治疗"中赚钱。

它还指出："一般来说，以怀疑的态度看待'整体'和'自然健康'网站是明智的——不要假设他们提供的信息是正确的或基于科学事实或证据。"

尽管这一观点在传统医学界是标准的，但它似乎与医学研究背道而驰，因为新出现的信息表明，肠漏综合征确实是真实存在的，并且是疾病的重要因素，包括情绪障碍（Maes, Kubera, & Leunis, 2008）。迈克尔·梅斯等人（2008）研究慢性疲劳患者血清中抗麦胶蛋白抗体和抗胶质蛋白抗体的浓度。这些抗体的存在表明血液中存在革兰氏阴性肠杆菌——可有效地作为肠道渗漏情况的标志。其中 41 名患者接受了漏肠症饮食，并服用了天然抗炎和抗氧化补充剂，如谷氨酰胺、N– 乙酰半胱氨酸和锌。平均 10~14 个月后，24 例患者表现出明显的临床改善或缓解，免疫球蛋白 A 和蛋白抗体反应正常化。

肠漏症也被证实与其他疾病有关，如胆囊和肝脏疾病（Reyes et al., 2006; Hartmann et al., 2012）、心脏病（Rogler & Rosano, 2014）、肾脏疾病（Anders, Andersen, & Stecher, 2013）、血管问题（Hunt, 2012）、I 型糖尿病（Vaarala, Atkinson, & Neu, 2008）和自身免疫性疾病（Fasano, 2012），等等。

食物过敏和食物不耐受

第 2 章讨论了良好健康饮食对情绪影响的基本知识，本节将阐释一个不太直接的概念，即食物过敏和食物不耐受如何通过肠道渗漏和炎症机制影响心理健康。本书遵循"一个人的食物可能是另一个人的毒药"这一公理，下面来讨论如何处理这个困难的概念。

食物过敏是指一种显性的免疫系统反应，导致抗体的产生，并可能导致组织肿胀，甚至出现过敏反应。最常见的食物变应原是贝类、坚果、鱼、牛奶、花生和鸡蛋。乳糜泻是一种过敏症，涉对麸质（小麦、黑麦和大麦中的一种蛋白质）的自身免疫反应。食物敏感或食物不耐受是一种发生在消化道的微妙的反应，通常发生在食物消化不良时，并刺激不必要的炎症反应。

神经系统容易受到食物反应的破坏。自 1966 年以来，已确诊的乳糜泻患者的神经系统表现已被报道。然而，直到 30 年后，麸质敏感性才被证明不是消化问题，而是神经功能障碍，如不明原因的神经病变和共济失调（肌肉运动不协调）（Hadjivassiliou et al., 2010），并且情绪问题也可能涉及其中。

虽然乳糜泻是一种抗体介导的疾病，影响 1% 的人群，通常以胃肠道疾病为特征，但麸质敏感性反应更微妙，通常没有明显的胃肠道问题，更有可能表现为肠外神经和精神症状。过敏发生的概率是乳糜泻的 6 倍，并且在没有乳糜泻标志性抗体或绒毛破裂的情况下发生（Jackson et al., 2012）。更有趣的是，当停止食用麸质食物时，过敏患者的肠道症状改善程度甚至比乳糜泻患者高——分别为 75% 和 64%（Campanella et al., 2008）。

如何处理炎症

身体通过多种方式显示炎症程度的增加。这些症状可能是皮肤病（皮疹、湿疹、银屑病、酒渣鼻等）或更多的内部疾病（如自身免疫性疾病、癌症、心血管疾病、心理健康问题和炎症性肠道疾病）。此外，血液测试，如高水平的红细胞沉降率、高 C 反应蛋白、同型半胱氨酸和 / 或自身免疫标记物（包括自身核抗体、甲状腺自身抗体或腹腔抗体）也可能指向炎症。

下面是开始平衡焦虑和抑郁患者炎症的步骤。

1. 冥想 / 放松 / 身心工作（mind-body work）将有助于增加副交感神经反应并支持消化道循环（将在第 5 章中讨论）。

2. 睡眠工作。争取八小时睡眠，最迟在晚上 11：00 前上床睡觉，以帮助平衡免疫功能（见第 2 章）。

3. 每周至少三次运动，每次运动半小时，以帮助燃烧应激激素和镇静神经系统。同时，锻炼肌肉以支持胰岛素敏感性，从而降低促炎症胰岛素（见第 2 章）。

4. 食物。关注抗炎食物和地中海饮食，如鱼类、绿色蔬菜、生坚果、种子和大量纤维食物，避免乳制品、麸质和高温烹饪的食物（油炸和炭烤食物等）。

5. 使用补充剂来帮助减轻炎症和治疗肠道渗漏。

   ● 益生菌有利于愈合黏膜（Barbara et al., 2012），剂量将随制剂而变化。

   ● 锌。对克罗恩病患者的研究表明，补充锌可以解决克罗恩病患者的渗透性改变问题，并有助于防止患者复发（Sturniolo, 2001）。典型剂量为肌肽锌 15 毫克，一天两次。

   ● 姜黄素有助于减少肠道炎症和氧化应激（Rapin & Wiernsperger, 2010）。剂量将取决于制剂，最好是在两餐之间服用。更多关于姜黄素和姜黄的信息，请参见第 4 章的植物学部分。

   ● 谷氨酰胺是消化道细胞的首选燃料，有助于肠道修复（Hulsewe et al., 2004）。标准剂量是每天两次，每次一茶匙液体，不随餐服用。

   ● 罗伯特的配方（Robert's formula）是一种古老的自然疗法配方，具有治疗消化道的神奇功效，尽管还没有对这种草药组合进行正式的研究。虽然有变化，但标准配方通常包括木槿、紫锥菊、榆树、天竺葵、商陆、白毛茛和甘蓝粉，甘蓝富含谷氨酰胺。有些版本还包括烟酰胺和胰腺酶。该配方通常在两餐之间服用 1 粒或 2 粒胶囊，每天最多 3 次。

下丘脑 – 垂体 – 肾上腺轴

下丘脑 – 垂体 – 肾上腺轴由大脑中央部分（下丘脑和垂体）以及位于肾脏顶部的肾上腺组成，这些重要结构共同作为激素和神经系统（统称为神经内分泌系统）与免疫系统的纽带，主要是在这些结构中，应激反应是协调的。下丘脑 – 垂体 – 肾上腺轴功能受损与多种生理和精神疾病有关，如代谢综合征（Bjorntorp & Rosmond, 2000）、纤维肌痛、抑郁（Holsboer, 2000）和创伤后应激障碍（Yehuda, 1997）。

下丘脑位于原始大脑的中心深处，与心境障碍的发病机制有关。尸检研究表明，焦虑和抑郁患者神经肽促肾上腺皮质激素释放激素（corticotropin-releasing hormone，CRH）的水平发生了很大的变化（Meynen et al., 2007）。促肾上腺皮质激素释放激素调节神经内分泌、自主神经和行为反应，被认为是应激反应的主要介质。

下丘脑的变化影响杏仁核，杏仁核是一个与恐惧和情绪反应密切相关的大脑区域。在长期处于应激状态的个体中，杏仁核表达出高水平的促肾上腺皮质激素释放激素受体，使其在应激时更加活跃。应激引起的杏仁核变化可能是慢性焦虑状态发展的病理生理学中的关键步骤。进一步提出，边缘神经回路（由海马体、下丘脑和丘脑组成）的这种变化涉及从正常警觉反应到高警觉病理性焦虑的转变，表现为恐慌和创伤后应激障碍（Shekhar et al., 2005）。

边缘系统由许多大脑结构组成，包括海马体、下丘脑、丘脑、扣带回和杏仁核，它是大脑中涉及情绪、行为、动机和记忆的区域（如图 3-4 所示）。

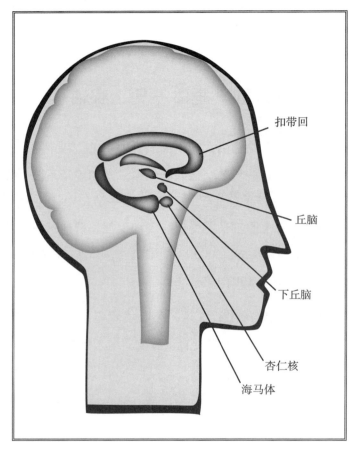

扣带回

丘脑

下丘脑

杏仁核

海马体

图 3-4　情绪的区域：边缘系统

本章已经回顾了肠道是如何引起炎症的，以及在发炎的消化状态下，氨基酸的吸收受到损害，导致血液中色氨酸水平降低（如图 3-5 所示）。色氨酸的降低会导致大脑血清素的降低，这与抑郁症中下丘脑 – 垂体 – 肾上腺轴活动的增加有关（Swaab, Bao, & Lucassen, 2005）。

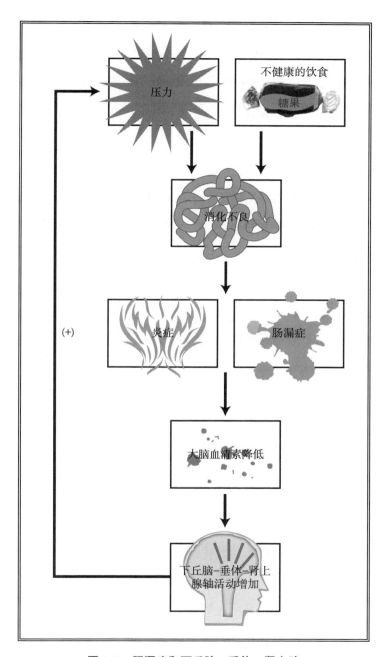

图 3–5　肠漏症和下丘脑 – 垂体 – 肾上腺

大量证据表明，对慢性应激的适应涉及神经内分泌和免疫系统的反应。感知到的情绪压力导致下丘脑－垂体－肾上腺轴的改变，随着皮质醇释放发生变化，同时改变先天（非特异性）和适应性（抗原特异性）免疫功能。

在应激反应中，下丘脑分泌促肾上腺皮质激素释放激素。这刺激垂体前叶分泌促肾上腺皮质激素（adrenocorticotropic hormone, ACTH）。促肾上腺皮质激素到达肾上腺皮质，启动皮质醇分泌进入血流。皮质醇是调节应激反应的主要糖皮质激素。肾上腺分泌的不平衡在难治性抑郁症中可见，皮质醇与脱氢表雄酮的比例较高就证明了这一点（Markopouloua et al., 2009）。

皮质醇通过阻断胰岛素和抑制葡萄糖摄取来保持高血糖。皮质醇会增加心脏活动和血液流动。皮质醇还会抑制胶原蛋白合成（年轻皮肤所需）、成骨细胞活性（强壮骨骼所需）、造血（红细胞的产生）、蛋白质合成、免疫反应和肾功能。因此，那些皮质醇水平高的患者可能会出现皮肤变薄、骨量减少和骨质疏松、血细胞计数低、肌肉生长不良、免疫反应低和／或肾功能受损等问题。作为压力系统的中介，长期释放的皮质醇会改变生理过程和遗传表达，最终导致恐惧和焦虑（Korte, 2001）以及抑郁状态（De Kloet, 2004）。因此，至少可以说，慢性压力对身体和心灵都不好。

糖皮质激素抵抗与下丘脑－垂体－肾上腺失调综合征

人类天生就能承受一定的压力，但并不是所有时间都能承受。一点点的压力可能是好的，但是应该伴随着长时间的平静。例如，一只猫被一只狗追赶，猫本能地产生了恐惧反应，然后爬上一棵树逃到安全的地方。狗在树下一阵狂吠之后，放弃了，离开了。然后猫回到它的家，放松下来。这是一个急性和暂时的反应，使猫免于伤害。当猫第一次感觉到危险时，下丘脑产生大量促肾上腺皮质激素释放激素，这是垂体释放促肾上腺皮质激素的信号，促使肾上腺释放儿茶酚胺（肾上腺素和去甲肾上腺素）。下丘脑－垂体－肾上腺轴受皮质醇的负反馈控制。这意味着肾上腺中较高水平的皮质醇将反馈到大脑，促使大脑降低促肾上腺皮质激素释放激素输出。皮质醇是下丘脑－垂体－肾上腺轴的主要调节因子，对促肾上腺皮质激素和促肾上腺皮质激素释放激素产生负反馈，对下丘脑和垂体发挥控制作用。在正常的短期压力下，比如猫爬上树时，下丘脑－垂体－肾上腺轴对皮质醇反应良好，而皮质醇水平较低则会产生负反馈。

现在让我们假设这只狗招募了它所有的朋友，它们日复一日轮流站在树下守夜，每次猫一动就吠叫并威胁它。在这种长期的压力下，猫的肾上腺不断地长期分泌皮质醇和应激激素。高水平的皮质醇会导致下丘脑－垂体－肾上腺轴停止对皮质醇的反应，这被称为"糖皮质激素抵抗综合征"。

这种综合征类似于 II 型糖尿病患者的胰岛素耐受性，高于正常水平的胰岛素导致机体不再"听"胰岛素，从而促使胰腺产生越来越多的胰岛素。但是在这种慢性压力的情况下，身体能识别胰岛素，而不是皮质醇，这会促使肾上腺分泌越来越多的皮质醇，以便"被听到"。长期的压力反应导致皮质醇的持续合成和皮质醇水平的长期升高。

在这种长期的压力状态下，皮质醇水平升高与代谢症候群（超重、血压问题、高血脂、肥胖）、慢性疲劳综合征、慢性炎症状态、神经系统问题、心血管疾病、焦虑、失眠、抑郁等有关（Tsigos & Chrousos, 2002），这被称为应激适应综合征的抵抗期。如果任其持续下去，所有这些疾病的患病率都会显著增加。

在慢性焦虑和抑郁症中，皮质醇水平过高会导致神经元和神经胶质（脑免疫）细胞的丧失，海马体和脑前额叶皮层的萎缩，以及脑源性神经营养因子等分子的丧失，而脑源性神经营养因子是大脑正常修复和维护所必需的。焦虑行为和慢性压力也会导致应激适应综合征的最后阶段，即疲劳。

下丘脑 - 垂体 - 肾上腺失调和"肾上腺疲劳"

在最极端的情况下，这种疲劳阶段可能表现为重要器官系统和功能更为急性且严重的衰竭。大多数人不会经历完全崩溃。更常见的是，你会在你的当事人身上看到一些症状，比如极度疲劳（通常是慢性疲劳综合征的一部分）、抑郁和面色苍白，有时会出现低血压。通常，在整体范围内，肾上腺无法持续分泌足够的皮质醇，这有时被称为"肾上腺疲劳"。在传统的生物医学领域，"肾上腺疲劳"只存在于像艾迪森病（Addison's disease）这样的情况，在这种情况下，肾上腺实际上没有输出。因此，我更喜欢使用术语"下丘脑 - 垂体 - 肾上腺失调综合征"去描述它。

在焦虑和抑郁的常见症状中发现了下丘脑 - 垂体 - 肾上腺改变的证据。早期下丘脑 - 垂体 - 肾上腺失调的标志包括疲劳和睡眠障碍，以及女性兴趣行为减弱和食欲改变（Hollinrake et al., 2007），并可能诱发饮食失调。这些症状是由下丘脑协调的疾病行为的典型表现。

除了代谢综合征、肥胖、慢性疲劳、慢性炎症状态、脂质氧化、动脉疾病、焦虑、失眠和抑郁的风险增加外，已有研究表明，下丘脑 - 垂体 - 甲状腺（hypothalamic-pituitary-thyroid, HPT）轴和下丘脑 - 垂体 - 卵巢 / 睾丸轴的功能也受到威胁。这一点很重要，因为慢性压力可能是甲状腺功能减退和不孕的主要因素。

下丘脑 - 垂体 - 肾上腺的三个阶段如图 3–6 所示。

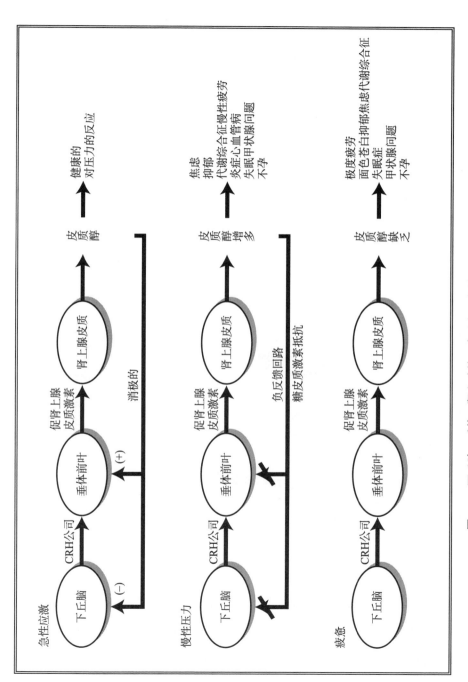

图 3-6　下丘脑-垂体-肾上腺的三个阶段：急性应激、慢性压力和疲惫

子宫内和儿童期对下丘脑－垂体－肾上腺轴的影响

虽然日常生活压力调节当前的下丘脑－垂体－肾上腺活动，但产前环境和童年经历可能对下丘脑－垂体－肾上腺轴的整体基调有更大的影响（如图3–7所示）。就像音响上的音量设置一样，子宫内发生的事件设置了下丘脑－垂体－肾上腺轴的基线水平，并决定它将如何"响亮"或"柔和"地"播放"。

当怀孕的母亲受到胁迫时，其后代将更有可能承受大脑生理和行为的改变，其后果伴随终生，包括易患焦虑和抑郁症。

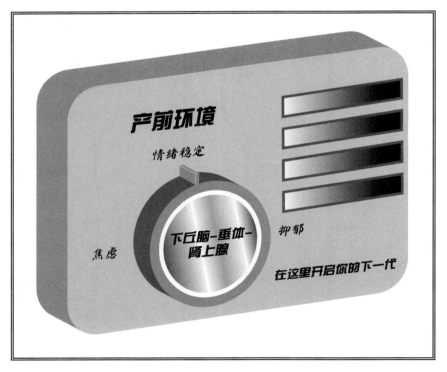

图 3–7　子宫内事件控制下丘脑－垂体－肾上腺的基线水平

几项动物研究报道了产前应激暴露与后代糖皮质激素抵抗之间的具体联

系（Weinstock, 2005）。孕期母亲焦虑或抑郁可预测婴儿和青春期前儿童下丘脑 – 垂体 – 肾上腺过度活跃以及皮质醇的变化（Field, Hernandez-Reif, & Diego, 2006; O'Connor, 2005）。母亲的压力也会以遗传的方式改变大脑中的基因表达（这意味着这些基因本身不会改变，但是它们是否表达可以改变）。压力基本上会激活使后代更容易患情绪障碍的基因（Zucchi et al., 2013）。控制下丘脑 – 垂体 – 肾上腺反应性的基因表达的开启和关闭被认为是"表观遗传学"。

在一项对 31 名年轻健康成年人的研究中，首次发现了产前心理社会应激暴露与随后下丘脑 – 垂体 – 肾上腺轴调节改变之间存在关联的证据。这些年轻人的母亲在怀孕期间经历了严重的压力。与对照组相比，这些成年人在经历压力源时具有更高的促肾上腺皮质激素释放激素和皮质醇水平（Entringer et al., 2009）。

从整体的角度还应该注意，情绪压力、饮食不平衡（如营养不良）、低出生体重、母亲暴饮暴食和高脂肪饮食也会导致下一代的下丘脑 – 垂体 – 肾上腺和情绪障碍。怀孕老鼠用高脂肪饮食所生的小鼠焦虑增加、学习能力下降。如果新生幼崽接受正常饮食，这些影响并没有很大的改变，这表明如果后代在出生后饮食更加均衡，出生前的饮食失调可能不会完全可逆（Bilbo & Tsang, 2010）。这是一个关于在向怀孕前和怀孕期间妇女传授饮食等健康基础知识的论点。

当然，出生后的因素将继续影响下丘脑 – 垂体 – 肾上腺的功能。儿童虐待的受害者、在"9·11"恐怖袭击中丧失父母的受害者（Pfeffer et al., 2007），以及 1995 年俄克拉何马城爆炸案的受害儿童都表现出明显的下丘脑 – 垂体 – 肾上腺失调和焦虑和抑郁倾向（Pfefferbaum et al., 2012）。对幼鼠的研究表明，对新生儿的过度喂养也会增加下丘脑 – 垂体 – 肾上腺的高反应性和情绪障碍的易感性（Spencer & Tilbrook, 2009）。

除了适当的营养，产前和儿童期的身心模式在平衡下一代下丘脑-垂体-肾上腺轴功能方面可能是最有希望的。如果将身心疗法与常规产前护理结合使用，孕妇将获得深远的健康益处。在一项元分析中，渐进式肌肉放松法是孕妇最常用的干预措施。其他积极的研究采用多模式心理教育方法或瑜伽和冥想干预，治疗组的结果包括更高的出生体重、更短的分娩时间、更少的仪器辅助分娩，以及减少感知到的母亲压力和焦虑（Beddoe & Lee, 2008）。

遗传学和行为表观遗传学

基因有一定的作用，但它们不代表命运。当然也有环境因素的影响。这是一种基因和环境相互作用的疾病。

焦虑和抑郁障碍都是基因和环境影响之间可变和多重复杂相互作用的结果。导致这些疾病的大约30%~40%的变异是可遗传的（Norrhom & Ressler, 2009）。如果一个人的一级亲属患有抑郁症，那么这个人患抑郁症的风险是二到三倍；如果这个人的姨妈或叔叔患有抑郁症，那么他患抑郁症的风险要小一些（Hyman & Greenberger, 2001）。

尽管一些专家推测，单个基因可能导致焦虑和抑郁，但迄今为止还没有哪个单个基因被证明会导致这些疾病。更大的可能性是多个基因与环境相结合所导致。

遗传学关注的主要领域是大脑中血清素转运蛋白（5-HTT）的遗传多态性（变异），这可能是由压力引起的。一些（但并非所有的）研究者报告了这些遗传多态性与精神障碍之间的关联。血清素转运蛋白基因的长等位基因（类型或变异）与大脑血清素转运蛋白的高表达相关，而短等位基因与血清素转运蛋白的表达和功能降低相关（Weizman & Weizman, 2000）。有儿童虐待史或其他主要生活压力源的人，如果携带这种转运蛋白的短等位基因，其患抑郁症的可能性是携带长等位基因的人的两倍（Beers & Berkow, 1999, 1526）。同样，在焦虑症中，与长等位基因纯合子个体相比，携带一个或两个短血清素转运蛋白等位基因的个体在恐惧刺激下的恐惧和焦虑相关行为增加，杏仁核神经元活动增强（Hariri et al., 2002），他们也有更强的惊跳反射（Brocke et al., 2006）。

阿夫沙洛姆·卡斯皮（Avshalom Caspi）等人（2003）的一项研究强烈暗示，一些人在经历压力性生活事件后恢复过来，而另一些人陷入持久绝望，这是由于血清素转运蛋白基因前运动区域的功能多态性所致。这项研究对 847 名从出生到 26 岁的人进行了跟踪调查，发现那些最有可能在压力事件（如失业、性虐待、破产）后陷入抑郁的人具有基因多态性。作者认为，与长等位基因纯合子的个体相比，携带一个或两个短的血清素转运蛋白等位基因的个体在应激性生活事件中表现出更多的抑郁症状、可诊断的抑郁症，以及自杀倾向。

尼尔·里施（Neil Risch）等人（2009）对所有与这种基因多态性相关的研究进行了元分析，研究了从 2003 年到 2009 年初发表的 14 项研究中超过 14 250 名的被试，发现压力性生活事件明显增加了患抑郁症的风险。然而，短的血清素等位基因没有显示出与重度抑郁症风险增加的关系，无论是单独还是与压力性生活事件相互作用。尼尔·里施等人的结论是，无论人们的生活经历如何，"没有证据表明血清素基因与抑郁风险之间存在关联"，这也证实了其他研究表明的血清素和抑郁症之间没有关系。更重要的是，血清素再摄取增强剂——噻奈普汀的作用与血清素再摄取抑制剂完全相反，它帮助血清素再摄取抑制剂以更快的速度分解血清素，已被证明在治疗抑郁症方面与血清素再摄取抑制剂一样有效，在降低焦虑方面比某些血清素再摄取抑制剂更有效（Wagstaff, ormrrod, & Spencer, 2001）。

其他被认为在焦虑和抑郁中起作用的候选基因包括多巴胺受体 D4（DRD4）和儿茶酚 –O– 甲基转移酶（catechol-O-methyltransferase, COMT）。多巴胺与焦虑、抑郁和注意力缺陷挑战密切相关。巴胺受体 D4 受体是治疗精神分裂症和帕金森病药物的靶点。巴胺受体 D4 基因的多态性与焦虑症有关，包括强迫症、回避性障碍和抑郁症（Tochigi et al., 2006）。儿茶酚 –O– 甲基转移酶基因主要被认为与焦虑有关，它与帮助分解多巴胺有关。有儿茶酚 –O– 甲基转移酶基因变异的人在进行人格测试时表现出更多的焦虑，在观看令人不舒服的场景时表现出更高的惊吓反应。一般来说，那些具有儿茶酚 –O– 甲基转移酶变异的人思维水平更高、焦虑程度更高。有这种基因变异的人可能会保留较高水平的多巴胺、肾上腺素和其他神经递质，并且不太容易将注意力从不愉快的图片和声音上移开（Montag et al., 2008）。

行为表观遗传学：整体医学有意义的证据

基因变异可能在情绪障碍中发挥作用，但基因本身似乎不是焦虑和抑郁的唯一决定因素，甚至可能不是主要决定因素。除了基因本身，还有一个更重要的影响因素。

表观遗传学是一门研究基因表达的学科，这种基因表达不是由固定的 DNA 序列引起的。表观遗传学领域清楚地支持并帮助解释了营养、饮食和环境在心理和情绪健康中所起的关键作用。几十年来，生物医学一直不相信生活方式、压力和食物对健康的重要作用，人们认为你在出生时就已经拥有了所有的基因卡片，该发生的事就会发生，没有办法改变你的基因。

　　然后，来自希伯来大学的霍华德·锡达（Howard Cedar）和阿哈龙·拉赞（Aharon Razin）的研究为理解甲基化分子在某些基因的表达或抑制中起作用奠定了基础。甲基子是与基因结合的分子，在一个称为甲基化的过程中锁定和解锁遗传密码。霍华德·锡达和阿哈龙·拉赞（1994）的研究发现，甲基化会因我们吃的食物和环境因素改变，例如我们小时候接受的人类接触和养育水平。

　　今天，我们知道大约 30% 的基因被认为是"持家基因"——自动开启和关闭的基因，不受环境控制。眼睛的颜色是持家基因的一个例子，因为不管你吃什么食物，或者你运动多少，眼睛的颜色都不会改变。然而，好消息是，大约 70% 的基因是"奢侈基因"，这意味着这些基因可能因我们所选择的食物、生活方式、睡眠、锻炼、毒素负荷甚至补充剂的摄取被激活或关闭（Bland, 2002）。

　　这些生活方式的选择会影响基因的"音量"，就像你可以通过收音机扬声器的音量来控制一样。霍华德·锡达和阿哈龙·拉赞的工作帮助我们理解了这种机制。现在我们知道健康的绿色蔬菜是甲基供体，这也是它们能够如此有效地预防癌症的原因。事实上，英国一项大规模的流行病学研究表明，大约 40% 或 45% 的癌症（分别为男性和女性）可以通过饮食和生活方式因素来预防（Parkin, 2011）。因此，如果给予正确的食物、锻炼等，我们可以将癌症基因的表达"降低"至 45%。没有一种药物能达到这样的效果，如果有的话，我们都会服用。

　　前文有关下丘脑–垂体–肾上腺的部分讨论了怀孕母亲过去的创伤经历如何使孩子易患焦虑和抑郁症，这是由于甲基化的改变。因此，表观遗传行为和心理特征也会在不改变遗传密码本身的情况下传递给下一代。

甚至我们的祖母怀孕时吃的食物也改变了我们 DNA 上的甲基化模式，形成了"疤痕"，这些"疤痕"可以漂浮在我们的遗传密码之上，改变其表达。食物和创伤事件中的甲基化模式甚至可以代代相传。例如，对老鼠的研究表明，第一代雌鼠怀孕期间的高脂肪饮食会显著增加其第三代老鼠的乳腺癌发病率。在一项研究中，在服用了导致乳腺癌的致癌物质后，有两个高脂饮食的第一代雌鼠中，80% 的第三代老鼠患了乳腺肿瘤，而第一代食用健康饮食的雌鼠中，只有 30% 的第三代老鼠换上乳腺癌（De Assis et al., 2010）。

在 20 世纪 90 年代初，迈克尔·米尼（Michael Meany）和摩西·谢夫（Moshe Szyf）引入了行为表观遗传学的概念。他们假设，不仅饮食和毒素可以改变基因表达，身体接触和压力事件也可以。到了 21 世纪初，他们的研究小组已经清楚地勾勒出触摸在早期生活中的表观遗传重要性。通过对幼鼠的观察，他们发现糖皮质激素受体的表观遗传变化与基因甲基化率的增加有关。由疏忽的母鼠抚养的幼鼠由于缺乏触摸和关爱，其受体水平较低，海马体等大脑区域的糖皮质激素受体表达水平较低，进而产生更高的焦虑水平和惊吓反应。被给予健康关注的幼鼠受体表达平衡、更平静，并表现出较少的恐惧（Weaver et al., 2004）。人类的尸检研究验证了这些发现（Malavaez et al., 2009）。

这种行为表观遗传学的知识无疑加强了我们对心理学工作同补充和替代医学的了解。它也启发我们认识到，这项工作不仅仅是缓解或安慰剂，而实际上可以改变基因使其更好地在当代和后代表达。

神经递质

神经递质是一种化学信号，从神经纤维的一端（通常称为突触前神经末梢）释放到突触间隙（神经元之间的空间），将冲动传递到下一个神经纤维。在过去的 60 年中，大脑神经递质作用理论一直是精神病治疗的基础。

三环抗抑郁药丙咪嗪自 1948 年以来一直用于治疗抑郁症，但其作用机制尚不清楚。1965 年，生物胺假说表明，神经递质去甲肾上腺素水平降低与抑郁症有关（Schildkraut, 1965）。这在一定程度上解释了丙咪嗪似乎能够帮助一些抑郁症患者的原因，并激发了人们对使用药物来操纵神经递质治疗抑郁症的持续兴趣。

20 世纪 50 年代，传统护理开始使用镇静剂治疗焦虑症，以作为安抚焦虑症患者的一种手段。1955 年，环氧氯丙烷成为第一种苯二氮卓类抗焦虑药物。苯二氮卓类药物通过与神经递质 γ- 氨基丁酸的受体结合来帮助镇静大脑。γ- 氨基丁酸是大脑中主要的抑制性神经递质，能够使整个大脑的活动平静下来。今天大多数的焦虑和安眠药物仍然依赖于苯二氮卓类药物的作用。

然而，我希望这本书已经让你明白，你的当事人的焦虑和抑郁并不像简单地调节神经递质水平那么简单。

当谈到焦虑治疗时，药物治疗在所有抗焦虑药物类别中明显优于安慰剂。苯二氮卓类药物（如阿普唑仑、劳拉西泮和地西泮）能够增强神经递质 γ- 氨基丁酸，而阿扎哌隆药物（如丁螺环酮）能够上调血清素和多巴胺，这两种药物的效果是一样的（Mitte et al., 2005）。当选择血清素再摄取抑制剂用于治疗焦虑症时，它们似乎比安慰剂的效果更好，尽管它们在症状管理方面不如苯二氮卓类药物有效。虽然抗焦虑药物是有效且广泛使用的药物，但它们最好在短期内使用。正如本书前言中所讨论的，长期使用苯二氮卓类药物治疗焦虑症并不能解决根本原因。长期使用最终导致依赖、抵抗、戒断综合征以及全因死亡率增加，这就是心理治疗和整体模式如此重要的原因。

抗抑郁药物有副作用且疗效不理想，它们与头痛、失眠、皮疹、肌肉疼痛、胃肠道症状、性问题、致畸作用甚至产生自杀念头有很大的关联（Hyman, 1996）。更重要的是，抗抑郁药物在大多数情况下可能并不起作用，因为有证据表明，抑郁症可能不仅仅是一种神经递质问题。这就解释了为什么抗抑郁药物在除严重病例外的所有病例中都不比安慰剂更有效（两者的有效率都在 30% 左右）（Fournier et al., 2010）。

精神药理学与补充和替代医学的关系

整体医生知道，即使这些药物能有效缓解症状，情绪问题的根本原因仍然没有得到解决。从心理学的角度来看（在我看来），这些药物通过给患者一种感觉，即需要从瓶子里拿出一些东西来让自己感到健康，从而使他们更容易受到长期的伤害。这使得患者失去了对生活的控制——缺乏对生活的控制是焦虑和抑郁的中心主题。我经常告诉我的患者，"抑郁或焦虑不是一种（这里插入药物名称）缺陷"。鼓励患者从瓶子里拿些东西（不管是药物还是天然补充剂），来保持平衡和健康，最终会耗尽控制感，加剧焦虑和抑郁。

更重要的是，在"困难时期"使用药物并不能让焦虑或抑郁的患者健康地度过困难时期，获得应对机制，最终获得智慧。我接待过一个又一个患者，他们抱怨说，当有一个新的创伤性生活事件（失去亲人或工作，或搬家）出现时，他们感到多么地虚弱，因为他们在最后一个事件中服用了药物，从来没有学会独立应对。我也见过一个又一个患者发现，即使在最初的事件发生多年之后，当他们最终停止服用药物时，最初的焦虑或抑郁感立即回来，需要更多的药物治疗。

这就是解决饮食、生活方式和营养的补充和替代医学方法是如此重要的原因。药物确实起到了一定的作用，在帮助患者度过严重的困难时期时可以起到奇迹般的作用——在某些情况下，药物可以挽救生命。然而，补充和替代医学实践者，以及心理治疗师，应帮助你的当事人了解如何支持身体最终康复，而不是简单地关注神经递质和症状方面。

心理治疗师加里·格林伯格（Gary Greenberg）在他所著的《制造业萧条》（*Manufacturing Depression*）一书中重述了一个老笑话，讲的是一个喝醉的男人一天晚上把车钥匙掉在了一个漆黑的停车场里，他一遍又一遍地在唯一亮着灯柱的地方寻找钥匙，一名警察走过来对他说："嘿，朋友，你的钥匙可能丢在这个停车场的任何地方，为什么你只看这里？"醉汉回答说："因为这里光线更好。"

当你阅读这一部分时请记住，在医学上我们经常倾向于目光短浅地寻找"哪里的光线更好"。事实是，如果神经递质是抑郁症的主要问题，那么改变神经递质的药物在大多数情况下是有效的。如果抗焦虑药物治愈了根本原因，人们就不会复发。

在这本书中，我经常提到神经递质。为自己辩护一下，我这么做是因为现有的研究集中在这些方面——这些研究主要是由药品销售推动的。即使是针对天然药物的研究也经常考虑到神经递质，并从这个角度将其与药物进行比较。然而，只要我们把它作为整体图景中较小的一部分来看待，我们就可以从这种方法中学到东西。

以下是关于焦虑和抑郁所考虑的主要神经递质的总结，我还会在第 4 章中讨论平衡这些因素的自然方法。

多巴胺

多巴胺被认为是一种单胺和儿茶酚胺，特别是肾上腺素的前体。多巴胺被认为是一种"感觉良好"的神经递质，它的释放会引起快感，让人们集中注意力去追求目标并获得一种奖励感。

临床研究的证据支持抑郁症患者脑脊液中高香草酸（homovanillic acid）水平会降低的发现，高香草酸是多巴胺的主要代谢产物（Robinson & Donald, 2007）。对无药物治疗的抑郁症患者进行的神经影像学研究发现，其突触多巴胺的功能有缺陷。表现出"习得性无助"行为的动物在尾状核和伏隔核的大脑区域表现出多巴胺耗竭，用多巴胺激动剂（激动剂是可以与受体对接并产生作用的分子）预处理可以防止这种耗竭。在另一种抑郁症动物模型"强迫游泳实验"中，通过给予多巴胺 – 去甲肾上腺素再摄取抑制剂诺米芬辛以及三环抗抑郁药物，可以逆转动物的静止状态。多巴胺拮抗剂（拮抗剂与受体结合并阻止任何效应的发生）已被证明可以阻断抗抑郁药在动物模型中的有益作用（Meyer et al., 2006）。

多巴胺还通过调节大脑杏仁核输出的内侧脑前额叶皮层的活动，在恐惧和焦虑中发挥重要作用。杏仁核的作用是帮助将生活情景与有益的情绪反应联系起来。多巴胺对杏仁核基底外侧核和中央核之间的脉冲运动有重要影响（de la Mora et al., 2010）。足够的多巴胺对杏仁核的影响，以及杏仁核储存多巴胺的能力增强，似乎有助于杏仁核与前额叶皮层的一部分——前扣带回皮层——进行最佳沟通，后者可以降低特质和基线焦虑（Kienast et al., 2008）。

增加多巴胺的一些基本生活方式和草药

- 制定一个新的目标，并计划一些小的步骤来实现这个目标。
- 冥想。针对 80 名经验丰富的冥想练习者进行的一项研究发现，冥想可以使多巴胺提高 65%（Kjaer et al., 2002）。

- 每日定期运动。

- 每天喝几杯绿茶。

- 吃含有酪氨酸和苯基丙氨酸的食物，它们是多巴胺的前体，如鸡肉、火鸡肉、鸡蛋、牛肉、鱼、酸奶、豆腐、毛豆、花生、芝麻和南瓜子。

- 黎豆属植物（关于这种草药的更多信息请参见第 4 章）。

肾上腺素和去甲肾上腺素

肾上腺素和去甲肾上腺素是人体肾上腺产生的应激激素。"肾上腺素"这个词翻译过来就是"在肾脏上"（epi- + nephros），指的是肾上腺的解剖位置。肾上腺素和去甲肾上腺素被称为儿茶酚胺，它们是在压力下肾上腺的外层皮质中产生的，负责保持清醒、警觉和积极性。肾上腺素的触发因素包括危险、意外、光线、温度和兴奋。肾上腺素刺激大脑释放去甲肾上腺素，从而产生心理效应。

肾上腺素和去甲肾上腺素是抑郁症发病机制中首先需要考虑的神经递质。根据关于情绪的儿茶酚胺理论（the catecholamine theory of mood），抑郁症的主要症状主要起源于大脑神经细胞之间儿茶酚胺神经递质的缺乏。增加儿茶酚胺的可用性可以改善情绪，并具有抗抑郁作用（Millan et al., 2006）。然而，对中年人的研究发现，较高水平的抑郁和焦虑症状与 24 小时尿中去甲肾上腺素排泄量增加有关，表明抑郁和焦虑与交感神经系统活动增加有关（Hughes et al., 2004）。根据我对患者的经验，那些多年来表现出抑郁症状的人通常儿茶酚胺水平较低，而那些伴有焦虑症状的抑郁症患者，或者近期发作的抑郁症患者，通常儿茶酚胺水平较高。

传统的抗抑郁药物，如三环抗抑郁药和很少使用的单胺氧化酶（monoamine oxidase, MAOI）抑制剂通过抑制神经递质的再摄取或分解，来增加大脑中儿茶酚胺类神经递质的浓度。儿茶酚胺理论似乎有一定的正确性，因为已有研究表明，这些药物对不能自行产生去甲肾上腺素的小鼠没有任何作用。

降低肾上腺素的建议

- 规律健康的睡眠时间表。
- 避免摄入咖啡因。
- 做冥想。
- 食用南非醉茄和必需脂肪酸（见第 4 章）。

γ - 氨基丁酸

γ - 氨基丁酸是中枢神经系统中最主要的镇静和抑制性递质，对于大脑来说就像一条温和的毯子。低 γ - 氨基丁酸水平和 γ - 氨基丁酸的病理生理学与焦虑、抑郁、易怒和失眠有关（Möhler, 2012）。有趣的是，酒精似乎可以稳定 γ - 氨基丁酸并增加 γ - 氨基丁酸的释放，这可能是酒精具有暂时镇静作用的原因。

自然提高 γ - 氨基丁酸的一些方法

- 喝乌龙茶可以增强 γ–氨基丁酸反应（Hossain et al., 2004）。
- 冥想和放松工作（见第 5 章）。
- 补充 γ–氨基丁酸（见第 4 章）和缬草（见第 2 章）。

谷氨酸

　　γ–氨基丁酸是主要的镇静性神经递质，而神经递质谷氨酸是主要的兴奋性神经递质之一，也是大脑中最常见的神经递质和主要的情绪调节者。谷氨酸也是炎症过程中的参与者，在炎症过程中，它的积累导致毒性和神经细胞死亡，从而产生焦虑和抑郁。大脑额叶皮层可以协调计划、决策和解决问题。尸检研究发现，与没有抑郁症的患者相比，抑郁患者的谷氨酸水平升高，额叶皮质炎症更多（Czyzewski, 2007）。压力会破坏谷氨酸的正常平衡和清除，高碳水化合物饮食也会导致谷氨酸信号受损和大脑氧化损伤增加。

　　谷氨酸可与 N– 甲基 –D– 天冬氨酸受体结合。阻断 N– 甲基 –D– 天冬氨酸受体的药物具有较强的抗抑郁作用。克他命是一种具有致幻剂性质的麻醉药，克他命俗称 "K 粉"，是一种 N– 甲基 –D– 天冬氨酸谷氨酸受体拮抗剂，能有效阻断 N– 甲基 –D– 天冬氨酸受体。除了娱乐作用，克他命还被证明在使用三天内具有惊人的抗抑郁效果（Berman et al., 2000）——已知的最快发挥作用的抗抑郁药。不幸的是，克他命具有非常高的副作用，并且受到精神模拟副作用（精神病、妄想和谵妄）和高滥用可能性的限制。

平衡谷氨酸的自然方法

- 避免进食含有味精的食物。

- 运用减压技巧，如针灸、冥想、瑜伽、正念减压。

- 减少简单碳水化合物的摄入量。

- 避免接触环境中有毒的金属。

后叶催产素

后叶催产素是一种神经递质，与爱的感觉、有意义的触摸、拥抱有关，它能对抗焦虑。后叶催产素有助于减少杏仁核（大脑的恐惧中心）的过度活动，并有助于阻止对威胁环境的感知。高水平的后叶催产素与亲密体验、定期的社区互动和持续的社会参与是一致的。后叶催产素甚至可以通过抚摸狗来释放。那些信任他人的人能够释放适量的后叶催产素，而患有社交焦虑症的人后叶催产素分泌失调。

后叶催产素可能在社会情境的影响中扮演双重角色，强化积极和消极的体验。童年时期受虐待的成年人显示后叶催产素水平降低（Heim et al., 2009）。在没有后叶催产素受体的应激环境中进行试验的小鼠在重复这些事件时似乎没有表现出恐惧，而那些具有后叶催产素受体的小鼠则记得与攻击性小鼠的互动，并保持恐惧（Guzmán et al., 2013）。

鼻内给药后叶催产素已被证明大大增加了人类之间的信任（Kosfeld et al., 2005）。后叶催产素制剂目前正在几个临床试验中作为抗焦虑药物进行测试（Hofman, 2013）。

增加后叶催产素的自然方法

- 接受按摩。

- 拥抱他人和身体亲密接触。

- 烹饪芳香的食物，然后吃掉它们。

- 进行体育活动和锻炼。

- 社区和社会参与。

- 摄入锂补充剂（见第 4 章）。

血清素

血清素是许多抗抑郁和焦虑药物的研究重点，在人体和大脑中有广泛的细胞分布。它被认为有镇静作用，对睡眠和食欲都很重要；获得自信和尊重也能激发血清素。高水平血清素可以促进情绪激动。

有趣的是，血清素最初是作为一种分子被发现的，它可以使蛤蜊的内收肌长期保持紧绷状态，在消耗最少能量的情况下保持外壳闭合。血清素存在于许多组织中，包括血小板、肠黏膜和中枢神经系统。一些生物学家称这种分子为肠胺，因为它在乌贼和章鱼的消化道中含量很高；其他在血液中发现这种分子的研究人员称之为血清素。我们体内约 90% 的血清素来自消化道，这可能是情绪障碍和消化功能障碍之间的联系。血清素具有多效性（影响全身），涉及许多生理作用，包括抑制胃分泌（停止消化所需的酶）、刺激平滑肌（可导致腹泻）、血管收缩（收紧血管以提高血压）、大脑交流以及情绪效应。

虽然身体中有许多血清素受体，但本节重点介绍焦虑的受体。对老鼠的研究表明，如果没有这种受体，成年后老鼠更容易焦虑（Donaldson et al., 2014）。如果血清素水平低，人们可能易于焦虑。血清素可能是后叶催产素水平的一个因素，因为有证据表明，后叶催产素通过血清素能让神经元中表达的后叶催产素受体发挥抗焦虑（减轻焦虑）作用（Yoshida et al., 2009）。选择性血清素再摄取抑制剂抗抑郁药物优先通过抑制其分解来提高血清素水平。

亚历克·科彭（Alec Coppen）等人（1965）在一项具有里程碑意义的研究中发现，血清素与抑郁症有关。血清素的参与可能是由于产量低、受体下调，血清素无法到达受体部位，或者缺乏色氨酸底物（色氨酸是人体用来制造血清素的氨基酸）。但是血清素并不是抑郁阶段的唯一参与者。一些研究表明，血清素的突触消耗可能会促进去甲肾上腺素水平的下降。A. 普兰奇（A. Prange）等人（1974）指出，情绪的改变可能是由于血清素的缺乏加上去甲肾上腺素的不足或过量引起的。这种双重神经递质的方法今天仍然存在争论，即实际上单一（血清素再摄取抑制剂）或双重（血清素－去甲肾上腺素再摄取抑制剂）摄取阻断剂是否更有效地治疗抑郁症。有趣的是，抑郁症的血清素假说假定抑郁症是由血清素缺乏引起的。人们并不知道，这种说法从来没有被证明是正确的。事实上，混淆这种情况的是，噻奈普汀作为一种血清素受体拮抗剂和降低血清素效应的药物，和血清素再摄取抑制剂一样有效（Maas et al., 1984; Wagstaff et al., 2001）。这告诉我们，关于血清素，我们还有很多需要了解。

如何自然增强血清素

- 关注那些爱你、尊重你的人，同时努力提高自尊。
- 有良好的睡眠。
- 沐浴在清晨明亮的阳光下。

- 补充色氨酸和 5- 羟基色氨酸（见第 4 章）。
- 夜间补充褪黑素（见第 2 章）。

解毒和情绪障碍

前一节我们讨论了大脑化学和情绪的主要神经递质。这一部分主要关注神经退行性疾病（如帕金森氏症）和认知能力下降的影响因素，并讨论常见的环境毒素（如重金属、塑料中的双酚 A 和杀虫剂）如何在大脑和神经系统中累积，并成为焦虑和抑郁的一个促成因素。作为一个有争议的话题，关于毒素在情绪障碍中的作用的信息相对较少。因此，对于治疗的好处存在广泛的不同意见。随着我们了解得越来越多，这个课题很可能成为帮助平衡情绪的先锋。

重金属中毒

传统医学通常不会考虑具有重金属毒性的神经学问题，除非有明显的因果关系。这种因果关系的一个例子是铅涂料在儿童身上的暴露。大量证据表明铅会导致失眠、易怒、紧张、攻击性行为以及不必要的焦虑和抑郁症状。

补充和替代医学医生和整体临床医生经常因治疗重金属中毒而受到主流护理的批评，因为除了在明确的大量暴露情况下，没有明确的证据支持这种方法。尽管如此，这仍然是一个值得讨论的话题。最新的信息表明，随着时间的推移，有毒物质会不知不觉地累积，导致大脑和神经系统组织的缓慢退化，从而在易感人群中导致更微妙的情绪失调。长期重金属暴露可能导致易感的大脑和神经系统组织中的凋亡事件（神经元死亡）。在一项流行病学研究中，莉莲·斯托克斯（Lillian Stokes）等人（1998）比较了 281 名在环境中铅含量明显超标的青少年与 287 名未接触铅的对照被试，暴露的被试在初次暴露 20 年后具有更多显著的神经精神症状。

最常见的与抑郁症关联的金属是镉、铅（Shih et al., 2006）和汞（Siblerud, 1989）。这些重金属在我们的环境中非常普遍。工业、牙科汞合金、焊接工作、香烟和镀锌水管是这些重金属常见的来源，甚至还涉及天然药物，如阿育吠陀（Saper et al., 2004）和中草药（Ko et al., 1998）因遭受污染所造成的记录在案的重金属暴露。

重金属在生理上引起明显的机械性变化。它们耗尽抗氧化剂储备，导致炎症反应和氧化应激（Flora，Mehta，& gupta，2008）。这些金属对在酶和蛋白质中发现的硫醇（硫）基团具有高亲和力，并通过抑制其正常的代谢工作来损害细胞功能。亲脂性金属（能够穿过脂肪膜）能够轻易地穿过血脑屏障，并附着在脂肪髓鞘以及细胞膜上（Nagamura et al., 2002）。例如，如果我们食用含有重金属的油类或鱼类，这些重金属很容易进入身体和大脑。一旦到了那里，大脑中的炎症水平就会急剧上升，从而导致情绪障碍。炎症进一步以一种循环的方式使脑细胞更容易受到许多毒素的伤害。

大脑用一个非常复杂的系统来清除谷氨酸，谷氨酸是一种对脑细胞有很大毒性的神经递质。汞、铝和其他毒素可以很容易地破坏大脑用来清除谷氨酸的再摄取蛋白质，从而使脑细胞更容易受损，使得较少量的毒素具有更大的作用。这就产生了一个毒性、氧化和炎症的循环，并且这个循环很难被打破。

重金属引起的焦虑和抑郁症状

接触汞会导致孤独症患者常见的症状和特征（Bernard et al., 2001）。重金属可能会导致焦虑，因为我们知道汞会抑制儿茶酚 –O– 甲基转移酶，而儿茶酚 –O– 甲基转移酶是分解肾上腺素所需的酶。有证据表明，汞也会使产生健康神经递质水平所需的蛋氨酸 /S– 腺苷甲硫途径失活（S– 腺苷甲硫途径将在第 4 章中进行讨论）。

汞不耐受患者的自我登记症状（self-registered symptoms）揭示了血清素失调的许多共同点（Mills, 1997），尽管对汞的试管（体外）研究并没有清楚地表明汞如何作用于血清素调节，从而与精神心理症状相关的（Marcusson, Cederbrant, & Gunnarsson, 2000）。与血清素相比，汞可能涉及更多的炎症和谷氨酸上调，这需要更多的了解。

翔实的临床病史和特定症状的表现可能会帮助医生怀疑中毒。在出现症状之前的临床暴露史将是一个简单的线索。下面是一个最常见症状的简短列表。某些化合物与其他共病特别相关，这可能为从业者提供了哪些金属可能起作用的线索（Bongiorno, 2010）。

与重金属中毒相关的症状

- 混乱。
- 头痛。
- 疲劳。
- 麻木。
- 刺痛。
- 震颤。

重金属对健康的不良影响

- 铅：帕金森综合征、认知能力下降、智商低下、儿童学习困难。
- 汞：认知能力下降、情绪问题、心脏病、高血压、不孕症、免疫功能障碍。
- 镉：骨质疏松症、肾损伤、癌症。
- 砷：糖尿病。

如何测试金属毒性

临床医生可以通过头发、尿液或血液检测对患者进行重金属筛查。头发测试可能是评估甲基汞暴露的有价值的工具，但不能显示元素汞在人体内的负担。重金属的血液检测最初是由工业界开发的——试图记录急性暴露。因此，检查血液中的重金属目前对于急性高度暴露是有用的，但不能显示过去的暴露，也不能说明身体的总体负担，即有多少已经从血液中沉淀到组织中（Crinnion, 2009 ）。

尿液检测可以通过简单地检查尿液中是否有金属，也可以通过刺激来完成，当事人首先服用螯合剂（一种帮助将金属从组织中提取出来并返回血液中的分子，金属在血液中过滤出来进入尿液）来完成。不带刺激性的尿液测试将显示当前的有毒物质暴露。使用重金属螯合剂，如口服二聚丙烷酸（dimercaptosuccinic acid, DMSA）或静脉注射 2，3- 二巯基 –1– 丙磺酸（2, 3-dimercapto-1-propanesulfonic acid, DMPS）进行的预防性测试将有助评估身体是否有金属负荷。重要的是要注意，这些测试是不受控制的，并且没有一个可靠的参考范围。因此，目前尚不清楚这项身体负荷测试的准确性。与已知标准和参考范围的血糖测试不同，这些螯合测试不一定能告诉我们一个人的负担是否具有超生理和病理水平，从而导致疾病（Hibbs, J., personal communication, 2013）。在这些测试可靠地评估金属体负担之前，需要进行更多的研究和校准，以便我们能够使用这个测试作为真正的诊断。然而，对于一个抑郁或焦虑的患者来说，没有得到其他饮食、生活方式和补充手段的帮助，金属测试和解毒可能是有价值的下一步。

如果决定从体内去除重金属，螯合选择包括具有螯合特性的食品和补充剂、口服螯合、静脉螯合和直肠栓剂螯合。

理想螯合剂的特性包括：

- 对有毒金属的亲和力；
- 本身毒性低；
- 穿透细胞膜的能力；
- 快速清除金属；
- 高水溶性。

值得注意的是，一些维生素在金属螯合过程中具有已知的保护作用。理论上，当一个人服用螯合剂时，重金属的释放可能会增加氧化剂的负荷。维生素 E（生育酚和生育三烯醇）是一种脂溶性维生素，被认为是最有效的内源性（体内产生的）抗氧化剂之一。维生素 E 中的生育酚和生育三烯醇是有效的脂溶性断链抗氧化剂，可以防止自由基反应的传播。维生素 C 是一种水溶性抗氧化剂，在体内以抗坏血酸的形式存在，作为自由基的清除剂，在生育酚的再生过程中起着重要的作用。补充抗坏血酸和 α–生育酚已知可改变砷中毒动物的 DNA 损伤程度（Ramanathan et al., 2005）。在动物模型中，抗氧化剂与另一种螯合剂的联合应用已经证明可以改善系统中有毒金属的去除，以及实现更好和更快的临床恢复。

不幸的是，目前很少有人类临床研究支持使用螯合物治疗任何疾病。有传闻称，使用螯合剂进行情绪护理的患者（包括我自己见过的一些患者）抑郁程度较低，警觉性更强，记忆力更好。截至本文撰写之时，还没有已知的关于螯合疗法治疗任何情绪障碍的研究。虽然杜格尔·西利（Dugald Seely）等人（2005）的一项系统性研究发现，对照科学研究不支持螯合疗法治疗心脏病，但美国国立卫生研究院于 2003 年开始六年后完成的螯合疗法评估试验（trial to assess chelation therapy, TACT）确实发现，该疗法对心脏病的疗效非常有限。这项试验使用了一种最初用于去除体内铅的治疗方法：基于办公室的静脉注射乙二胺四乙酸二钠，一种结合铅和其他重金属并通过尿液将其从体内去除的螯合物质。与安慰剂组相比，50 岁以上的心脏病发作患者在接受40 次螯合治疗后，五年内发生的心血管事件减少了 18%（这是一个不显著的值），而且螯合治疗被发现是安全的（Lamas et al., 2013）。这很有趣，因为抑郁、焦虑和心血管疾病有许多共同的潜在因素——特别是血液中的炎症。不幸的是，这些研究并没有追踪情绪变化。希望未来的研究能着眼于可能的情绪益处。

化学毒性

除了无处不在的金属，另一个环境问题是各种可能导致抑郁症的化学攻击，这些通常来源于塑料、杀虫剂、除草剂的使用，以及成千上万的其他工业和家用化学品。众所周知，这些化学物质会导致糖尿病、肥胖症、癌症和荷尔蒙紊乱。这些化学物质存在于食品包装、收据、水管和医用管道的塑料中，很容易进入人体并直接进入血液。

双酚

双酚通常被称为内分泌干扰物，存在于塑料中，充当合成雌激素，增加焦虑和抑郁，特别是在儿童中。产前接触高水平双酚 A 的女性其所生孩子在 3 岁时更容易焦虑、抑郁和过度活跃（Perera et al., 2012）。男孩 7 岁时的焦虑问题与其在子宫时或儿童早期暴露于双酚下相关。女孩和男孩 5 岁前接触双酚与 7 岁时的多动症、内在化挑战、焦虑、抑郁、注意力不集中和注意力缺陷多动障碍有关（Harley et al., 2013），且男孩的攻击性行为更严重。这些影响与其他研究中发现的高度暴露于毒素（如铅、汞和杀虫剂）的影响相当。

杀虫剂及溶剂

农药和溶剂的主要毒性作用是破坏健康的神经功能。除了具有神经毒性之外，这些化合物对免疫和内分泌（激素）系统特别有害（Crinnion, 2000）。正如我们将在第 4 章要讨论的，甲基供体 S– 腺苷甲硫的产生对神经递质的产生和情绪调节是不可或缺的。重金属和农药都会抑制 S– 腺苷甲硫路径的功能。维生素 B_{12} 是这一途径的必要组成部分，它自身的甲基化依赖于人体主要抗氧化剂谷胱甘肽。过量的氧化应激物（如杀虫剂和重金属等），会耗尽谷胱甘肽，从而危及 B_{12} 的生产（Watson, Munter, & gold, 2004）。B_{12} 生成不足最终导致神经递质生成不足。根据世界卫生组织的数据，一种被称为有机磷酸盐的杀虫剂的浓度越高，自杀率和严重焦虑症的发生率越高（Zhang et al., 2009）。

静脉注射谷胱甘肽可能是一种自然缓解情绪障碍的解决方案，尽管只是暂时性的。B. 戴维斯（B. Davies）引用了（2008）一些轶事证据——在一家私人自然疗法诊所中，有 100 多名抑郁症患者接受了谷胱甘肽静脉注射。谷胱甘肽通过帮助产生中间复合物谷胱甘肽 – 羟钴胺来支持 S– 腺苷甲硫路径，

这是保持 B_{12} 甲基化所必需的。B. 戴维斯（2008）报告说，这些治疗有暂时的结果，这表明谷胱甘肽可能实际上并没有帮助清除毒素，而是减少炎症和在有限的时间帮助推动叶酸 – 蛋氨酸循环。

表 3–1 总结了避免环境中可能导致抑郁和焦虑的毒素的来源和方法。

表 3–1　　　　　　　　　　　　毒素来源及避免方法

毒素	来源	如何避免
重金属	鞋	• 在家门口脱掉鞋子
	污染物质	• 在家中或至少在有床的房间使用空气净化器
	鱼	• 食用低汞含量的鱼类
	香烟	• 戒烟，避免吸二手烟
	补牙材料	• 避免使用汞或汞合金填充物
	水管	• 更换水管
	饮用水	• 饮用过滤良好的水
	大米	• 洗净大米，购买土地未被污染种植的大米
	盐	• 检查污染情况
	疫苗	• 将所接种的疫苗限制在绝对必要的范围内
杀虫剂	止汗剂	• 尝试天然除臭剂
	食物	• 尽可能多吃有机食品
	草坪	• 避免在草坪、家庭养殖的绿植和庭院种植的植物上喷洒农药
双酚 A	塑料	• 使用玻璃和不锈钢容器
	收据	• 避免接触收据并在接触收据后洗手
	包装	• 尽量减少食用由塑料包装的食品和内衬塑料的罐头食品，尤其要避免 7 号塑料

第 4 章

FOUR

治疗焦虑和抑郁的有效补充剂

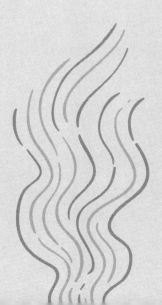

个案
研究
▼

迪安娜

迪安娜是一位 35 岁的女性，她找我看病之前已经花了八年的时间在解决交替发作的焦虑和抑郁以及不断增加的体重，甚至是最近出现的失眠。她已经找过许多传统医学和自然医学的从业者。她来找我时，每天晚上服用西普兰和曲唑酮，还服用 S–腺苷甲硫、茶氨酸、鱼油、缬草、复合维生素 B、维生素 C，以及采用英国医生爱德华·巴赫（Edward Bach）创立的绿色花精疗法（Bach flower remedies）。她告诉我，她觉得西普兰确实帮助她在白天减少了焦虑，曲唑酮也确实使她昏昏欲睡以致她晚上足以得到四到五个小时的不间断睡眠。

在她第一次来访时，我们讨论了日常饮食、睡觉习惯、生活方式、运动和她的补充剂。关于她的饮食，迪安娜和我一起重新安排了她的食物摄入量，与正常的饮食相比她吃了太多的碳水化合物（即使它们是更健康的，如香蕉、酸奶、格兰诺拉麦片）——它们可能使她的血糖和情绪起伏不定。我们在早上增加了优良蛋白质奶昔，并确保她在下午吃一些种类的蛋白质（如鱼、豆类或家禽），与她每天的午餐沙拉相辅。她承诺重新实施那个她喜欢但是因为"我太忙了"而没有执行的健身计划。我们大部分时间都在讨论她服用的所有补充剂。当我问她哪些对她帮助最大时，她茫然地盯着我。所以，我建议每四天减除一个她的补充剂（除了鱼油）。起初她告诉我她很惊讶于"一个自然疗者会告诉我不要服用补充剂"，然后吐露，她有点害怕减去它们。我告诉她："我清楚地认识到，如果这些补充剂有任何一个发挥了作用，你就不会来找我看病了。"所以，她同意了尝试我的方法。

一个月后，迪安娜感觉"好转了30%"，焦虑感大大减轻，但情绪低落仍然存在。我们讨论了冥想的必要性，添加了多种维生素，增加了鱼油量，并开始使用益生菌。两周后她回来了，并向我说明她的焦虑可能增加了一点，但抑郁症正在缓解。事实上，在这次来访中，她更担心她在过去八年里因吃得太多而体重增加。虽然她一再责备自己，但我提醒她，高压力水平、皮质醇以及西普兰可能是导致体重问题的罪魁祸首。我也提醒她，经常责备和打击自己还不如和自己进行一场友好的谈话——这是她的治疗师已经开始和她一起做的事情。这时，我拿出一瓶50毫克的5-羟基色氨酸，因为适度有益的西普兰可以人为地提高血清素的含量，我想用一些5-羟基色氨酸来帮助她的身体自然产生更多的血清素。我告诉她，这可能对她来说是完美选择，因为5-羟基色氨酸是对减肥很有帮助的食欲抑制剂，而且可以很好地帮助她保持睡眠（西普兰没有完成这两项任务），对抑郁症和焦虑症有很好的治疗效果——她完全适合这种特殊的自然疗法。我们在第一周的两餐之间以每天50毫克、每天3次开始，然后增加到每次100毫克，还是每天3次。到了第三周，她的情况好转了90%，并声称会达到100%，虽然她当时的工作压力很大。不到两个月，她的工作压力过去了，她就保持了100%的状态，两个月后迪安娜开始停止服药。不到六个月的时间，她不再服用5-羟基色氨酸，并通过饮食、生活方式、良好睡眠和冥想保持良好的感觉。

正如迪安娜所知道的，有大量有效和有希望的针对焦虑和抑郁患者的补充剂，他们比普通患者有更多可尝试或接受的选择。在决定选用哪一种可能是最好的治疗方法时，医生和患者都会感到困惑。本章旨在总结现有的基于研究的证据和这些天然药物的传统用途这两种方法，还将以自然疗法的方式，强调每种疗法所对应的特定临床特征，以帮助匹配最佳的焦虑和抑郁症的治疗方法。

当考虑为患有焦虑或抑郁的患者提供补充剂时，必须记住，补充剂不应该成为任何整体治疗方案的重点。本书已经概述了健康的总体决定因素：睡眠、饮食、运动、生活方式和毒素因素。在处理迪安娜的问题时，我们不得不重新调整她的饮食和生活方式。尽管 5– 羟基色氨酸起了关键作用，但饮食和生活方式的调整可能是帮助 5– 羟基色氨酸发挥最佳效果的关键。健康的决定因素有助于平衡和治疗焦虑和抑郁的无数潜在原因。与药物一样，补充剂本身也不可能触达根本原因。话虽如此，但为合适的患者选择正确的补充剂，可能对平衡情绪、创造理想的健康效果有用，并且产生的副作用比与它们有同样效果的药物少得多。

"补充剂"一词被定义为"补充的东西，特别是为了弥补不足或缺乏而添加的东西"，这是一个简洁而有效的定义，因为它强调在怀疑缺乏某些东西时合理使用补充剂。相比之下，"药物"一词被定义为"一种用于治疗或愈合或缓解疼痛的物质"。因此，比较两者，补充剂有助于弥补缺乏的东西，而药物可以用来治疗。根据补充剂的使用情况，它可能满足其中一个或两个标准。补充剂通常被用于纠正营养不良或优化营养水平。然而，适当剂量的某些补充剂也可能更像药物，通常是以较大的药理学剂量（而不是生理学剂量）给药。

请注意，本章中描述的大多数补充剂也列出了食物来源。如果怀疑患者需要使用特定量的补充剂，我鼓励整体疗法治疗师给患者列一个健康的、全面的食品列表，如果可行，该清单也应该关注营养元素。当患者学会享受这些食物时，他将需要越来越少地依赖补充剂。需要注意的是，补充剂和药物一样，不应被视为"治疗"，而应被视为许多有益健康的步骤中的一个步骤，一步一步使身体和心灵恢复平衡。

附录 IV 中的表格总结了可考虑用于焦虑或抑郁症患者的各种补充剂，下面将进一步详细介绍这些补充剂。特别是，表 IV–1 列出了所有焦虑或抑郁患者应考虑的一般补充剂。

油和脂肪

大脑主要由脂肪构成。鱼类摄入量高的群体的焦虑和抑郁水平较低。在营养学中"必需"这个词意味着身体需要吸收的一些东西，因为它不能自己制造。摄入"必需的"脂肪酸可减少应激激素和压力（Barbadoro et al., 2013）。我们中很少有人摄入足够的必需脂肪来对抗这个充满压力的世界。

鱼油

鱼油是必需脂肪酸的重要来源，可用于帮助形成健康的大脑和神经组织，从而形成健康的情绪。许多研究已经承认，使用鱼油作为焦虑和／或抑郁的一线治疗或辅助治疗可能有好处。鱼油有助于脑组织膜的正常化，同时在焦虑和紧张时期支持和镇静肾上腺系统（Delarue et al., 2003），并促进心血管系统的健康。鱼油通过增加神经生长因子来支持神经系统，神经生长因子是大脑和神经组织生长和修复所需的一种蛋白质（Thuret et al., 2007）。鱼油含有 ω-3 脂肪酸，它被称作二十碳五烯酸和二十二碳六烯酸。二十碳五烯酸和二十二碳六烯酸有一长串支持情绪和神经系统的属性（Song, Zhang, & Manku, 2009）。

　　鱼油最有效的作用之一是作为全面的（整个身体）消炎物质。所有的细胞膜（包括免疫系统的细胞膜）都是由脂肪构成的，摄入太多的饱和脂肪（来自谷物喂养的红肉和油炸食品，有时被称为 ω-6 脂肪），使这些细胞膜过于僵硬和不灵活。当它们太硬时，就会脱落，导致体内更严重的炎症。鱼油含有不饱和脂肪，并且能为免疫系统创造一个不易发炎的环境。

　　图 4–1 描述了我们所摄入的不同食物对细胞膜结构和功能的影响。

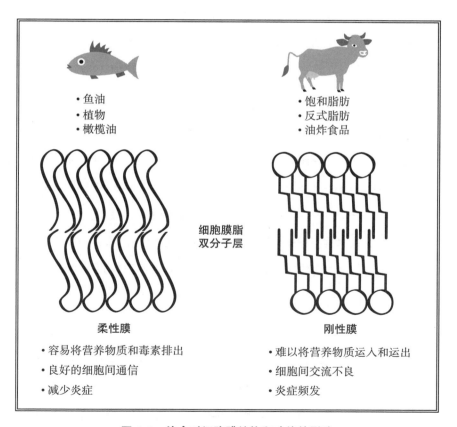

图 4–1　饮食对细胞膜结构和功能的影响

鱼油的一些好处

- 神经生长因子增强剂。

- 炎症平衡。

- 肾上腺支持。

- 心血管支持。

焦虑和抑郁患者报告，他们的 ω-3 脂肪酸失衡会损害情绪，包括红细胞细胞膜和血浆等细胞组织中的二十碳五烯酸和二十二碳六烯酸显著降低，以及饮食摄入不足。二十碳五烯酸和二十二碳六烯酸的最低水平可以预测抑郁症患者焦虑症状的存在和严重程度（Liu et al., 2013）。

抑郁症患者除了 ω-3 脂肪含量低外，还被证明其体内花生四烯酸（一种 ω-6 脂肪酸）与 ω-3 脂肪相比含量过高（Adams, Lawson, & Sanigorski, 1996）。花生四烯酸来源于摄入过多的饱和脂肪。减少饱和脂肪的摄入量，同时摄入更多的鱼油，有助于创造更平衡的 ω-6 与 ω-3 的比例。更均衡的比例不仅可以减少炎症的发生，还可以降低血小板的过度凝血能力，从而可能降低心脏病发作和卒中的发生率。鉴于抑郁症和心血管疾病之间的关系，ω-3 脂肪酸缺乏和同型半胱氨酸水平升高（在第 3 章讨论过）可能与这两种使人衰弱的疾病有关系（Severus, Littman, & Stoll, 2001）。

抑郁患者的正电子发射断层扫描成像（positron emission tomography, PET）显示，葡萄糖代谢不足的特定脑区的脂肪酸含量较低。M. 伊丽莎白·萨布里特（M. Elizabeth Sublette）等人（2009）对 29 名未治疗的抑郁症患者被试进行了一项的非对照研究，那些二十碳五烯酸和二十二碳六烯酸水平较低的患者被试大脑颞顶叶的葡萄糖利用率相对较低。M. 伊丽莎白·萨布里特等人认为，低脂肪酸阻碍了颞顶区正常的葡萄糖代谢，并可能对抑郁症相关的认知问题产生影响，如决策和冲突解决。研究还表明，低水平的二十二碳六烯酸促进了前扣带回和前额叶皮质的功能亢进，而这两个区域在抑郁症和焦虑症患者中都是过度活跃的，二十二碳六烯酸可以使这些区域平静下来。

对人体内鱼油的研究

没有被诊断为焦虑症的人在压力大时可以从鱼油的抗焦虑（消除焦虑）特性中获益，这也是我们都应该服用一些鱼油的原因之一。众所周知，医科学生是一个压力过高的群体。在一项安慰剂对照、双盲、随机对照实验中，68 名长期紧张的医科学生每天补充 2.5 克鱼油（2000 毫克二十碳五烯酸和约 350 毫克二十二碳六烯酸）或安慰剂，结果显示，与那些在 12 周期间服用安慰剂的被试相比，实验组的炎症细胞因子（如白介素 –6）水平降低 14%，焦虑症状减少 20%。目前，还不清楚长期补充是否会增加有益的结果。我在全美各地的医学院做了许多讲座并介绍了这一信息，并向持怀疑态度的学生提出了挑战，让他们尝试服用鱼油。许多学生后来报告说，他们服用鱼油后，确实感受到了这种差异。

许多临床研究支持使用鱼油治疗抑郁症（Freeman, 2000）。苏冠宾（Kuan-Pin Su）等人（2003）对 28 名抑郁症患者进行为期八周的双盲安慰剂对照实验，除了典型的药物和 / 或心理治疗外，还给 28 名抑郁症患者每天服用 6.6 克鱼油或安慰剂。与安慰剂组相比，鱼油组的患者的汉密尔顿抑郁量表的评分显著提高。苏冠宾等人认为，鱼油具有进入到神经元膜中并支持健康电信号移动的能力，这是其有益的一个原因。

在对 22 名重度抑郁症患者进行随机双盲对照实验时，鲍里斯·内梅茨（Boris Nemets）等人（2002）发现，与安慰剂相比，添加 ω-3 脂肪酸具有显著益处。这些好处在治疗的第 3 周就显现出来了。在一项双盲安慰剂对照实验（da Silva et al., 2008）中，31 名帕金森抑郁症患者在接受抗抑郁药物治疗的同时，服用了 ω-3 脂肪酸三个月。服用鱼油的患者在红细胞膜中表现出的 ω-3 脂肪酸明显增加，并且这些患者的抑郁症状有明显好转。亚赛·塔贾里扎德克胡博（Yaser Tajalizadekhoob）等人（2011）在另一项双盲、随机、安慰剂对照研究中，对 66 名老年患者进行了低剂量鱼油治疗（总计 1000 毫克，二十碳五烯酸和二十二碳六烯酸各约 300 毫克），这些患者显示出比安慰剂更大的临床益处和效果，在消除了诸如体重、甲状腺功能紊乱和胆固醇等混杂因素后，老年抑郁量表之间存在明显差异。虽然 ω-3 脂肪酸对焦虑有明显影响，尽管影响不大，但一项使用 1050 毫克 / 天二十碳五烯酸和 150 毫克 / 天二十二碳六烯酸的为期八周的实验表明，那些没有共病焦虑症状的抑郁症患者比同样表现出焦虑的患者具有更好的积极反应（Lespérance et al., 2011）。双盲安慰剂对照研究也表明，服用 ω-3 与抑郁症患者较长的缓解期有关（Parker et al., 2006）。

对于其他情绪相关疾病，马尔科姆·皮特（Malcolm Peet）等人（2002年）发现，2 克 / 天的乙基－二十碳五烯酸是治疗精神分裂症的最佳剂量，精神分裂症是另一种难以治疗的情绪障碍。鱼油还展现出了大大减少戒酒者的痛苦症状和基础皮质醇分泌的能力（Barbadoro et al., 2013），同时 2000 毫克的二十碳五烯酸降低了药物滥用者的焦虑和愤怒评分（Buydens-Branchey et al., 2008）。一项为期 12 周的双相抑郁症研究表明，根据汉密尔顿抑郁量表和临床总体印象量表（Clinical Global Impression Scale, Frangou, Lewis, & McCrone, 2006），每天服用 1 或 2 克的乙基－二十碳五烯酸明显优于安慰剂。

研究通常以可申请专利形式的天然物质来完成，如乙基－二十碳五烯酸，这种化合物可以作为一种药物处理，并被称为"二十二碳六烯酸批准"。因此，它们可以获得更高的价格以及处方地位。截至本书撰写时，还不清楚乙基－二十碳五烯酸是否比高质量、更天然的鱼油具有更大的优势。

还有证据表明，鱼油可能有益于对标准抗抑郁药物无效的人（将在第 6 章予以讨论）。

鱼油剂量

虽然不同研究的剂量不同，但鱼油的典型剂量是二十碳五烯酸 1000 毫克 / 天和约二十二碳六烯酸 800 毫克 / 天。仔细阅读鱼油标签——如果它没有细分剂量，那就换一款购买。

此外，你应该鼓励你的当事人寻找高品质的、医药级的鱼油，因为质量较低的产品可能会增加掺杂毒素和杂质以及酸中毒的概率。由于我们对海洋环境管理不善，鱼类面临高污染水平（汞和其他金属、二噁英、多氯联苯等）的风险，所以鼓励你的当事人从优质公司购买鱼油非常重要。这些公司使用分子蒸馏技术进行净化，并确保其油是认证无污染物。通过分子蒸馏来清除鱼油中的污染物是一家诚信的公司很容易做到的。

一小部分患者可能会出现鱼油反流的情况，在这种情况下，他们可以尝试在饭后服用或不服用鱼油，其中任何一种都可以缓解症状。此外，一些患者报告说，对胶囊具有更好的耐受性，而另一些人认为液体油更适合他们。有趣的是，一些患者报告说，保存在冰箱或冰柜中的胶囊往往可以尽量减少回流或腥味。如果上述方法都不起作用，为了有效消除反流，可以尝试肠溶胶囊。如果可能的话，我推荐用勺子来服用液体鱼油，可能的原因有三：（1）胶囊要大得多，而且更贵；（2）落在舌头上的油直接向消化道发出信号，使其能准备好并最充分地让脂肪消化；（3）最重要的是，你的祖母可能建议这样做。

鱼油的安全

食用鱼油非常安全（Kroes et al., 2003）。由于担心其抗凝作用（通常称为"血液稀释"），如果考虑在服用抗凝血药物的同时补充鱼油，则应密切监测凝血因子（使用血液测试凝血酶时间、前凝血酶时间和国际化标准比值）。如果有需要的话，我建议与处方医生讨论缓慢添加鱼油并定期检查凝血因子，直至达到全剂量，以便有时间调整药物，当两者同时使用时，让每天的鱼油和药物摄入量保持一致是非常重要的。在我们进行更多研究之前，人们对安全是非常看重的，因此对鱼油的担心可能会夸大，事实上，最近的一项研究表明，鱼油对手术期间的出血时间没有负面影响（Kepler et al., 2012）。

我的许多男性患者与我联系，因为一份广为人知的报告说鱼油增加了前列腺癌的发病率（Brasky et al., 2013）。这是一项设计极其糟糕的研究，它推测血液中鱼油含量升高会导致低级别前列腺癌增加43%，高级别前列腺癌增加71%。这项研究的问题在于，它的设计只是看维生素 E 和硒的摄入量，从来没有问过任何志愿者关于鱼的事情，并且它的结论也仅仅基于另一个六年研究的单一时间点。此外，80% 的前列腺癌患者患有肥胖，这是前列腺癌风险增加的一个已知因素。以前许多研究只显示这是安全的。事实上，以前的报告表明使用鱼油能使前列腺癌的风险降低（Terry et al., 2001; Augustsson et al., 2003）。另一项未公开的对 21 项研究的元分析报告，鱼油和 ω-3 脂肪酸的摄入可显著减少乳腺癌的发生（Zheng et al., 2013），该研究共有近 100 万参与者。

天然鱼油的食物来源

到目前为止，鱼是鱼油的头号来源（这是个大惊喜）。一项小型研究支持这样一种观点，即每个星期吃两次鲑鱼或金枪鱼的效果，可能和鱼油补充剂提升脂肪酸水平的效果一样好。其他研究表明，通过食物摄入也可能让 ω-3 更好的吸收（Harris et al.，2007；Elvevoll et al.，2006）。小鱼（如凤尾鱼、青鱼和沙丁鱼）也是有效的 ω-3 来源，金枪鱼、鲨鱼、箭鱼、鲭鱼和鲑鱼等大型鱼类可能受到汞和有害杀虫剂的污染，因此在选择捕获的鱼类时，必须注意来源（请参阅第 2 章的低汞鱼类清单）。如果动物吃绿色植物，而不仅仅是谷物，那么鸡肉、鸡蛋和牛肉也可以成为 ω-3 脂肪酸的来源。所以，我建议食用散养的草食动物。

γ－亚麻酸

与脂肪酸有关的另一个已知的情绪影响因素是一些抑郁症患者的基因无法制造足够的前列腺素 E_1，它是一种免疫系统分子，对保持良好情绪很重要。前列腺素 E_1 源自二十碳五烯酸，有助于维持大脑中的神经递质水平，以支持积极的情绪和平静。制造这种分子的第一步是使用一种叫作 δ-6-去饱和酶的酶，它有助于亚油酸转化为 ω-6 脂肪酸和 γ－亚麻酸（gamma-linolenic acid, GLA）。如果 δ-6-去饱和酶由于任何原因受损，情绪通常会更倾向于抑郁。

除了促进情绪健康，前列腺素 E_1 还通过减少凝血和降低血管炎症来促进心血管系统健康。当前列腺素 E_1 水平较低时，也可能会增加心脏病发作和卒中的风险，导致高血压，并导致神经组织退化。

糖尿病或肥胖症患者、老年人、血液中胰岛素过多以及咖啡、反式脂肪酸（氢化油）或酒精摄入过多时，也会导致 δ-6-去饱和酶缺乏或受到抑制。

在大鼠身上的实验表明，长期压力也抑制了这种酶的活性（Hibbeln & Salen, 1995）。在这些情况下，服用和补充 γ–亚麻酸是很有帮助的（Horrobin, 1993）。而维生素 B_6、锌和镁是这种反应的辅助因子。

δ-6–去饱和酶缺乏症在有 25% 或更高的凯尔特爱尔兰人、苏格兰人、威尔士人、斯堪的纳维亚人或印第安原住民的人群中尤其常见，众所周知，这些人群的酗酒率是比较高的。有没有想过为什么酗酒的人喜欢喝酒？这可能是因为它帮助他们暂时感觉更好——酒精中毒和这种酶缺之间有联系。在易感人群中，酒精可以暂时刺激前列腺素 E_1 的产生，有助于改善情绪。但随着酒精的停止，前列腺素 E_1 水平再次下降，抑郁症再次出现。对于一些人来说，这会使寻找酒精成为一种暂时摆脱抑郁的方式，从而造成一个不健康的循环。

即使是那些没有 δ-6–去饱和酶缺乏症的个体，也可以通过阻止亚油酸的及时补充，通过反复饮酒来消耗双高 γ–亚麻酸。这些人还会发现自己需要越来越多的酒精来暂时增加前列腺素 E_1 以提升情绪（Greeley, 2000, chap. 11）。

以月见草油或琉璃苣油的形式补充 γ–亚麻酸，很容易转换为前列腺素 E_1。对于酗酒者来说，这可以帮助其保持更好的情绪，不需要通过喝酒来缓解情绪。经前症状（如乳房压痛伴抑郁感），以及易怒、肿胀和液体滞留引起的腹胀，也可能是补充 γ–亚麻酸的适应证（Horrobin, 1983）。

图 4–2 是 γ–亚麻酸前列腺素 E_1 通路。

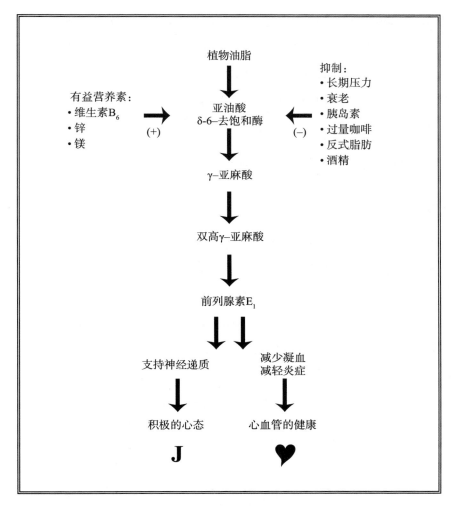

图 4-2　γ - 亚麻酸前列腺素 E₁ 通路

γ - 亚麻酸的剂量和毒性

γ - 亚麻酸的最佳适用者是患有酗酒倾向的抑郁症患者，以及凯尔特爱尔兰人、苏格兰人、威尔士人、斯堪的纳维亚人或美洲原住民。γ - 亚麻酸比较好的来源包括月见草油、黑加仑子油和琉璃苣油。γ - 亚麻酸的摄入剂量为 1000~2500 毫克 / 天，而月见草油的剂量通常为 4000~8000 毫克 / 天。由于花生四烯酸水平可能过高，从而会加剧炎症反应，因此应避免 γ－亚麻酸的摄入剂量高于 3000 mg/ 天（Yam, Eliraz, & Berry, 1996）。同时，γ－亚麻酸补充剂不适用于癫痫病患者、前列腺癌患者或怀孕的患者（Hawkins & Ehrlich, 2011）。

γ－亚麻酸唯一已知的食物来源是黑醋栗。

纯素油

鱼油的好处是多方面的。但问题是，素食主义者可以通过服用纯素油（vegan oil）获得同样的好处吗？素食脂肪酸在情绪障碍中的作用并没有得到很好的研究。植物性食物中 α－亚麻酸（alpha-linolenic acid, ALA）含量相对较低，而亚油酸（一种 ω-6- 脂肪）含量较高。这些需要在体内转换成二十碳五烯酸和二十二碳六烯酸才能对情绪有好处。由于鱼油已经含有二十碳五烯酸和二十二碳六烯酸，所以鱼油可能比植物油更有益。此外，有些人的身体在转化方面并不能做得很好，这可能会导致情绪问题。

对于纯素油的剂量，α－亚麻酸摄入量约 4 克 / 天为最佳。这一水平就应该足够确保人体形成大量的二十碳五烯酸和二十二碳六烯酸（众所周知，二十碳五烯酸的转化率约为 5%~10%，二十二碳六烯酸的转化率约为 2%~5%）。然而，对于素食主义者来说，确保亚油酸的摄入量与 α－亚麻酸相比不会太高也很重要，因为亚油酸摄入量过高，会干扰人体将 α－亚麻酸转化为更有益的二十碳五烯酸和二十二碳六烯酸的过程。亚麻酸与 α－亚麻酸的比率约为 4:1 或略低被认为是最佳值（Vegetarian Society, 2009）。

纯素油的食物来源

亚麻籽、油菜籽油、核桃和豆腐是纯素 ω-3 脂肪的最佳来源。附录 IV 中的表 IV–5 回顾了有助于改善情绪的植物油。

益生菌

第 3 章确定了消化功能对情绪平衡的重要性。最佳消化健康的一个方面依赖于它的主要参与者：胃肠道微生物群。这个微生物群包括所有居住在我们消化道的微生物——约 100 万亿细菌。健康的微生物群从阴道分娩开始：当婴儿穿过产道时，母亲阴道液体中的益生菌进入婴儿的口腔，并开始在消化道中形成健康的菌群。美国的高剖宫产率可能是因为缺乏益生菌转移而引起的焦虑和抑郁所致。

肠道细菌（包括健康的菌群和致病菌）可以激活神经通路和中枢神经系统信号传导系统（Foster & McVey Neufield, 2013），微生物群有助于消化道和大脑之间的双向交流。自主神经系统、肠道神经系统、神经内分泌系统和免疫系统在消化道中相遇，协调健康的生理和心理反应。健康的微生物群通过产生健康的脑源性神经营养因子（Bercik et al., 2010）和 γ–氨基丁酸以及增强大脑对 γ–氨基丁酸的受体来改善情绪。研究还表明，通过使用乳酸杆菌和双歧杆菌属，可以逆转下丘脑–垂体–肾上腺轴失调（Gareau et al., 2007; O'Mahony et al., 2005）。本研究验证了消化道和大脑之间的双向交流，并展示了肠道微生物群如何调节下丘脑–垂体–肾上腺轴。

到目前为止，动物研究清楚地显示了益生菌补充剂好的效果。在一项小鼠研究中，接受益生菌的小鼠一般比对照组小鼠更放松。在应对压力的反应实验中，益生菌小鼠皮质类固醇释放水平较低，并且与只喂肉汤的小鼠相比，益生菌小鼠的焦虑和抑郁相关行为也较低。在这项研究中，研究人员还对一些小鼠进行了迷走神经切断术，即切断从消化道到大脑变化的迷走神经（Bravo et al., 2011）。同时其他研究发现，将肠道细菌从有压力的小鼠肠道中转移到无压力小鼠的肠道中，会使无压力小鼠更有压力，而当无压力动物肠道细菌被放置在焦虑的动物的肠道中时，情况正好相反（Ridaura et al., 2013; Bravo et al., 2011）。

益生菌补充剂最近被称作为"精神药物"，因为它们可以产生和提供神经递质，如 γ-氨基丁酸和血清素。一些专家甚至主张，益生菌由于其抗抑郁和抗焦虑活性，可能成为药物的有效替代品（Dinan, Stanton & Cryan, 2013）。虽然支持这些说法的证据仍然相对较少，但新兴的临床研究证实以及动物研究表明，补充剂可以补充健康的微生物群，以获得心理上的好处。与安慰剂组相比，在未被诊断患有精神障碍的健康人群中，仅仅 30 天给予益生菌乳酸杆菌和双歧杆菌属可降低心理困扰和抑郁，减少愤怒、敌意和焦虑，并改善解决问题的能力（Messaoudi et al., 2011）。在另一项双盲、安慰剂对照实验中，戴维·本顿（David Benton）等人（2007）让健康被试服用了益生菌牛奶饮料或安慰剂三周，并在治疗前和食用 10 天、20 天后对情绪和认知能力进行评估。最初因抑郁情绪而得分最低的被试在益生菌治疗后症状明显改善。在一项初步研究中，A. 文凯特·拉奥（A. Venket Rao）等人（2009）给慢性疲劳患者每天服用乳酸杆菌，持续 60 天。根据贝克抑郁量表和贝克焦虑量表的得分显示，这些患者表现出的焦虑症状远远少于安慰剂组。

益生菌的剂量和最佳应用

19 世纪，伊利亚·伊里奇·梅奇尼科夫（Ilya Ilyich Mechnikov）在其开创性的研究中发现了益生菌，直到最近，益生菌实际上一直被忽视，因此它代表了一个相对较新的研究领域。人类研究已经使用了各种定量配给益生菌和菌株，因此在给药程序标准化之前，比较研究是不可能的。一项研究每天使用 65 亿至 240 亿菌落的干酪乳杆菌，而另一项研究每天只补充 30 亿菌落的螺旋乳杆菌和长双歧杆菌。在我们的临床使用中，我们使用嗜酸乳杆菌和乳酸双歧杆菌的剂量为一次 40 亿至 80 亿，每天 1~3 次。鉴于已知抗生素会破坏微生物群并产生焦虑和抑郁情绪（Denou et al., 2011），建议在任何抗生素治疗期间服用益生菌。当由于担心细菌大量进入血液而出现活动性出血（如活动性溃疡性结肠炎或活动性克罗恩病）时，益生菌可能在消化道问题上是禁忌品。

益生菌的毒性

虽然益生菌研究尚未证明其毒性，但对在食品或食品补充剂中使用活菌的监督也是相对较新的和不断发展的。已经有许多关于益生菌使用的对照临床试验证明其使用安全（Snydman, 2008）。我建议从优质公司购买，因为这些公司能够提供证据证明他们的产品中不存在任何致病细菌，但在劣质产品中检测到了这些细菌（Wassenaar & Klein, 2008）。

益生菌的食物来源

酸奶是最常见的益生菌来源，但对于乳糖不耐受或对乳制品敏感或过敏的人，还有其他选择：纳豆（传统的日本发酵大豆食品）、韩式泡菜（传统的韩国发酵蔬菜）、味噌和酸菜。

维生素和矿物质的选择

维生素和矿物质对服用或不服用药物的患者都有帮助。本节首先回顾多种维生素，然后回顾一些与焦虑和抑郁最相关的特定维生素和矿物质。请记住，一些维生素和矿物质可能已经在复合维生素中含有足够的剂量，而另一些可能需要增加以获得最佳剂量。此外，虽然大多数维生素可以安全地摄入高于推荐的每日剂量，但还是最好不要过量摄入某些维生素，特别是脂溶性维生素（维生素 A、维生素 D、维生素 E 和维生素 K），它们含量过高时可能会变得有毒。

附录 IV 中的表 IV–2 回顾了最常用的治疗焦虑和抑郁的维生素，下面将详细予以阐述。

复合维生素

我们有充分的理由考虑使用高质量的复合维生素。有证据表明，情绪低落和几种微量营养素缺乏之间有显著联系。在美国标准饮食（the standard American diet, SAD）中，蔬菜和天然食品的含量较低，代谢过程所需的许多营养素（如叶酸、B 族维生素）严重缺乏，达不到细胞所需的抗氧化保护（如维生素 E 和 C）以及来制造化学神经递质的蛋白质和氨基酸前体（如色氨酸）水平。

饮食研究也告诉我们，即使是试图健康饮食的人也有麻烦。比尔·米什内尔（Bill Misner）对 20 种不同饮食进行了 70 次饮食分析（2006），从精英运动员（他们有原始的饮食摄入）到不锻炼或不好好照顾自己的久坐的人。所有饮食都低于推荐的膳食摄入量微量营养素水平的 100%。更重要的是，一个人越是运动和活跃，就越容易倾向于缺乏。

在澳大利亚的一次随机、双盲、安慰剂对照实验中，伊丽莎白·哈里斯（Elizabeth Harris）等人向（2011）50 名年龄在 50~69 岁的健康男性提供了复合维生素和矿物质制剂或安慰剂。与安慰剂相比，复合维生素可显著降低抑郁和压力水平，同时提高了清醒度和日常功能。对八项关于复合维生素对轻度精神症状影响的研究进行元分析后发现，复合维生素降低了轻度精神症状、感知的压力和焦虑、疲劳和混乱的水平，但对抑郁症并没有好处（Long & Benton, 2013）。

复合维生素的剂量

质量较好的维生素通常被制作成含有粉末的胶囊（而不是硬片剂），而优质维生素通常是每天服用 4~6 粒。一旦患者身体状况良好，并且服用了几个月的全剂量，我通常会建议其使用半剂量的高效力复方维生素予以维持。由于维生素的功效不同，建议遵循药瓶上的剂量，并随食物一起服用，除非另有说明。

复合维生素的安全性

美国预防服务工作组（the U.S. Preventive Services Task Force）的研究（Fortmann et al., 2013）表明，复合维生素没有可报告的毒性。这项研究确实发现，有超过 27 000 名男性参与的两项大型实验表明，服用复合维生素 10 年以上的男性癌症发病率较低，但对心血管疾病没有益处，对女性的这两种疾病也没有额外的益处。复合维生素有良好的安全记录，尽管它是否对任何特定的疾病有明显的益处还存在争议。

复合维生素的食物来源

一般来说，各种健康维生素的最佳来源是绿色蔬菜和水果。

维生素 B、叶酸和纤维醇

正如第 3 章血液检测部分所讨论的，B 族维生素在神经递质生成、前列腺素形成和同型半胱氨酸调节中起着重要作用，所有这些都与情绪相关。在一些流行病学研究中，已报告了血液中低水平的维生素 B（尤其是叶酸、维生素 B_6 和维生素 B_{12}）与较高的焦虑和抑郁症状患病率之间的关联（Sanchez-Villegas et al., 2009b）。本节将讨论维生素 B 族（维生素 B_3、维生素 B_6、维生素 B_{12}）以及纤维醇和叶酸与焦虑和抑郁最相关的一些好处。

维生素 B_3

维生素 B_3（烟酰胺）因其对焦虑的治疗效果而广为人知，它在两个方面有助于情绪。一个方面是它抑制色氨酸吡咯酶的能力（Badawy & Evans, 1976）。这种酶分解色氨酸，使其更少地用于产生血清素。另一个方面是维生素 B_3 也负责激活将色氨酸转化为 5– 羟基色氨酸的酶。与安慰剂组相比，以烟酰胺形式补充维生素 B_3 可防止出生时暴露在低氧环境中的的幼鼠出现焦虑症（Morales et al., 2010）。

维生素 B_6

维生素 B_6（吡哆醇）是将 L– 色氨酸转化为血清素的酶的主要辅助因子，因此情绪低落可能是因为维生素 B_6 缺乏。在已知口服避孕药导致血清维生素 B_6 缺乏的女性中，每天补充 40 毫克维生素 B_6 可改善焦虑和抑郁（Bermond, 1982）。研究发现，与单独服用或安慰剂相比，服用 200 毫克镁和 50 毫克维生素 B_6 对患有经前障碍的焦虑女性有适度的改善。另一项研究发现，抑郁症患者单独补充维生素 B_6 与安慰剂相比几乎没有改善（Villegas-Salas et al., 1997）。这表明，维生素 B_6 缺乏本身可能并不是一个原因，将维生素 B_6 与其他营养物质，特别是镁（见下文）结合使用可能是最佳的，因为存在协同效应（De Souza et al., 2000）。

维生素 B$_{12}$

维生素 B$_{12}$（甲基钴胺素）是合成血清素的关键因素。有一些证据表明，如果抑郁症患者的维生素 B$_{12}$ 水平较高，他们对治疗的反应就会更好。轶事报告显示，每周肌肉注射维生素 B$_{12}$（以羟钴胺的形式）可以改善血清维生素 B$_{12}$ 正常的不明原因焦虑患者（Gaby, 2011）。一项研究表明，当 B$_{12}$ 水平较高时，抗抑郁药物完全有效（在第 6 章维生素 B$_{12}$ 一节中会进一步讨论）。

叶酸

在过去的 30 年里，人们一直在研究叶酸对情绪的益处。叶酸这个词来自拉丁语单词 folium，意思是"叶子"，象征着这种维生素在绿叶蔬菜中含量很高。饮食中富含叶酸的人群血清叶酸浓度很高，且一生中抑郁症发生率很低（Coppen & Bolander-Gouaille, 2005）。饮食不健康、肠道吸收不良、某些药物（如抗癫痫药物或避孕药）和慢性酒精摄入都会导致叶酸的消耗。

低叶酸水平似乎更多地与情绪低落和抑郁相关，而与焦虑相关较小（Bjelland et al., 2003）。叶酸的水平对于希望从锂中获益的双相情感障碍患者也很重要（Coppen, Chaudhry, & Swade, 1986）。在研究叶酸与阿片类系统之间的相互作用时，帕特里夏·索萨·布罗卡尔多（Patricia Souza Brocardo）等人（2009）为我们回顾了叶酸与抑郁症之间的关系，并且在抑郁症患者中发现叶酸缺乏，一些估计表明，高达 33% 的抑郁症患者缺乏叶酸。他注意到，几项关于叶酸在抑郁症病理生理学中的作用的研究表明，抑郁症患者往往有功能性叶酸缺乏症，这种缺乏的严重程度与抑郁症的严重程度相关。低叶酸水平使得药物治疗不太可能奏效，因为叶酸是合成血清素所必需的。

除了作为血清素合成的一个重要因素外，叶酸还需要支持多巴胺、去甲肾上腺素和肾上腺素（Stahl, 2008）。叶酸还有助于降低同型半胱氨酸水平（Slot, 2001），这是一种在抑郁时升高的心血管危险因素（同型半胱氨酸在第3章中进行了讨论）。

纤维醇

纤维醇是一种丰富的碳水化合物分子，其甜度只有蔗糖的一半，来源于已知有益于癌症治疗的植物种子成分（Vucenik & Shamsuddin, 2003）。实际上，纤维醇虽然与B族维生素无关，但它在治疗情绪障碍时通常与B族维生素结合。纤维醇的早期动物研究报告了其有通过血清素受体调节（Einat et al., 1999）和神经递质再摄取（Brink et al., 2004）缓解抑郁症状的功效（Einat et al., 2001）。

虽然两项研究观察6~12克/天补充纤维醇对抑郁症治疗改进产生了积极的作用，其疗效类似于普通抗抑郁药物（Levine et al., 1993, 1995），但科克伦（Cochrane）循证医学数据库对总共141名被试参与的四项实验的回顾，确实显示了治疗效果好坏参半的证据（Taylor et al., 2004）。

纤维醇可能最适合焦虑症患者，尤其是那些表现出强迫症和恐慌症状的患者。研究发现18克/天的剂量对小型强迫症患者组有效（Fux et al., 1996）。一项追踪的双盲、对照、随机交叉研究调查了20名患者，他们服用18克/天的纤维醇，之后服用1个月的氟伏沙明（150毫克/天）。在第一个月，纤维醇每周减少4次惊恐发作，而氟伏沙明减少2.4次。

复合维生素B的研究

一项针对60名无焦虑、无抑郁的被试进行的工作现场研究，对复合维生素B进行了三个月的双盲、随机、安慰剂对照实验，发现服用复合维生素B组报告的个人压力显著降低，抑郁和沮丧/情绪低落明显减少（Stough et al.,

2011），表明工作生产率可能会随着复合维生素 B 的服用而提高，因为它可以帮助许多员工对抗他们所经历的压力。

金佰利·A. 什考鲁平斯基（Kimberly A. Skarupski）等人（2010）对 3500多名成年人进行的一项大型研究表明，在长达 12 年的追踪研究期间，无论是通过食物还是补充剂摄入更多的 B_6、叶酸和 B_{12}，都会降低抑郁症发生的可能性。每增加 10 毫克维生素 B_6 和 10 微克维生素 B_{12}，每年抑郁症状的风险降低2%。在一项随机、双盲、安慰剂对照实验中，约翰·E. 刘易斯（John E. Lewis）等人（2013）评估了复合维生素 B 营养补充剂对 60 名抑郁成人的焦虑和抑郁症状的改善作用，持续 60 天，包括维生素 B_1（1.7 毫克）、维生素 B_2（如核黄素 –5– 磷酸盐 1.6 毫克）、维生素 B_5（3.3 毫克）、维生素 B_6（如 5– 磷酸吡哆醇3 毫克）、维生素 B_{12}（263 微克）、叶酸（1000 微克）和纤维醇六烟酸盐（30毫克）。贝克抑郁量表和贝克焦虑量表的结果显示，与安慰剂相比，复合维生素 B 营养补充剂组的抑郁和焦虑症状均有显著、中度的改善。有趣的是，复合维生素 B 营养补充剂组在焦虑量表上表现出更大的改善，而安慰剂组在抑郁量表上表现出更大的改善（分别为 25% 对 22%、34% 对 39%），这表明B 族维生素在缓解焦虑症状方面可能比缓解抑郁更有效。维生素组的症状在整个实验过程中持续下降，而安慰剂组在 30~60 天内改善较少或没有改善，这表明了一种微妙但持久的效果。此外，与安慰剂相比，36 题健康状况调查问卷的心理健康量表得分有显著改善。值得注意的是，这项研究得到了维生素生产公司的支持，其中一位主要作者也受到了该公司的支持。

B 族维生素、叶酸和纤维醇的剂量

对于焦虑和抑郁的治疗，一般我建议使用复合维生素 B 营养补充剂，其中包括维生素 B_2、维生素 B_3、维生素 B_5、维生素 B_6 和维生素 B_{12}。通常还包括叶酸（400~1000 微克）。根据具体情况，我经常多加维生素 B_{12}（高达

5000 微克 / 天）和叶酸（最高 15 毫克 / 天），如果存在强烈的焦虑、痴迷或恐慌，我也可以考虑添加粉状纤维醇（高达 18 克 / 天）。

某些形式的维生素最容易被身体利用。对于维生素 B_6，建议使用维生素的活性形式，即 6–磷酸吡哆醇。对于维生素 B_{12}，甲基钴胺是最好的；而对于叶酸，甲基四氢叶酸形式是最好的，最像天然蔬菜中出现的形式。事实上，现在一些研究表明，使用常见形式的叶酸补充剂（叶酸用于大多数维生素、妊娠配方食品和强化食品中）可能会使生物利用度更高的 L–甲基叶酸形式更少用于预防癌症。那些有甲基四氢叶酸还原酶基因突变的人（参见第 3 章关于甲基四氢叶酸还原酶基因测试的部分）将从使用这种维生素的甲基四水合物形式中进一步受益。

对于难治性抑郁症患者，应尝试口服剂量的叶酸（800 微克 / 天）和维生素 B_{12}（1 毫克 / 天）（Coppen & Bailey, 2000）。治疗难治性抑郁症的叶酸摄入量可高达 15 毫克 / 天（见第 6 章）。每天几次随餐服用 100 毫克维生素 B_3，也可以增强补充色氨酸剂量的有效性，这对焦虑和抑郁都很有用。

维生素 B、叶酸和纤维醇的毒性

长期高剂量的维生素 B_6（200 毫克 / 天或更多），可能导致手和脚的可逆刺痛或神经病变以及疲劳（Beers & Berkow, 1999, 1526）。为安全起见，维生素 B_6（或 6–磷酸吡哆醇）的使用量不得超过 100 毫克 / 天。

由于药物氨甲蝶呤的抗癌作用通过干扰叶酸代谢起作用，因此在用氨甲蝶呤治疗癌症时最好不要服用任何叶酸（Fugh-Berman & Cott, 1999）。然而，叶酸可用于支持使用氨甲蝶呤治疗类风湿性关节炎（rheumatoid arthritis, RA）的患者，而不阻断其总体疗效，因为氨甲蝶呤通过另一种非叶酸介导的机制来治疗类风湿性关节炎。一项为期 48 周的随机、双盲、安慰剂对照实验，补充 1 毫克 / 天叶酸的患者需要稍微高一点的药物水平才能完全有效地治疗类风湿性关节炎，但这些患者的肝酶水平低于仅给予该药物的组（van Ede et al., 2001）。据报道，叶酸还会降低几种抗惊厥药物的有效性，可能导致癫痫发作，因此，如果患者正在服用任何癫痫药物，则不应服用叶酸（Fugh-Berman & Cott, 1999）。2004 年科克伦的研究（Taylor, et. al, 2004）发现对每天 18 克纤维醇的耐受性良好。在我的办公室里，我有两个患有强迫症的患者抱怨说，服用了克剂量的纤维醇后出现明显的轻微胃部不适，一旦停止服用，症状就完全消失了。

维生素 B、叶酸和纤维醇的食物来源

维生素 B_3 的来源包括鸡肉、火鸡、牛肉、肝脏、花生、葵花籽、蘑菇、鳄梨和青豆。最好的维生素 B_6 来源包括青椒、菠菜和芜菁菜。鲷鱼和牛肝是维生素 B_{12} 的重要来源，鹿肉、虾、扇贝、鲑鱼和牛肉也是维生素 B_{12} 的重要来源。素食食物中的 B_{12} 含量明显较低。最好的素食来源是海草（如海带）、海藻（如蓝绿藻）、啤酒酵母、豆豉、味噌和豆腐。高水平的甲基叶酸存在于菠菜、芦笋、长叶莴苣、芜菁菜、芥菜、牛肝、芥蓝菜、羽衣甘蓝、花椰菜、西兰花、欧芹、扁豆和甜菜。纤维醇的来源包括大多数蔬菜、坚果、小麦胚芽、啤酒酵母、香蕉、肝脏、糙米、燕麦片、未经精炼的糖蜜和葡萄干。

维生素 D 和铁

请参阅第 3 章，其中讨论了这些重要营养素的测试和补充剂。

矿物质

像维生素 B 一样，矿物质对健康情绪也很有帮助。像锌、镁、硒等矿物质对神经递质的产生、血糖平衡、携氧能力、激素平衡和抗氧化状态都很重

要。钙、镁、锌、硒和锰等矿物质可能会竞争性地抑制有毒金属如铅、汞和铝的吸收和利用（Baumel, 2003, p.50）。因此，饮食中缺乏矿物质可能会增加人体吸收有害有毒金属的能力。

附录 IV 中的表 IV-5 回顾了最常用于支持焦虑和抑郁的矿物质，下面将详细予以阐述。

镁

镁一直是我最喜欢的营养物质之一。它有益于心脏和心血管系统，放松肌肉，镇静头脑，它可能并不总是焦虑和抑郁的第一营养素。尽管如此，我还是依赖镁来达到我自己的最佳情绪状态，并认为它是我的许多患者的坚强盟友。

镁是一种必需的微量矿物质，在大多数美国人的饮食中含量很低，因为许多营养素在加工过程中会被去除。例如，在全麦中发现的镁中只有 16% 残留在精制面粉中，并且镁已经被从大多数饮用水中过滤，这为人类缺乏镁的证据奠定了基础（Eby & Eby, 2006）。正如第 3 章"避免食用的食物"一节所解释的，低镁也可能由高碳水化合物消耗引起，因为矿物质会随着碳水化合物排出我们的身体系统（Pennington, 2000）。这就使得面包、蛋糕和饼干等简单的碳水化合物问题倍增，因为它们不仅不能提供任何高质量的营养，而且还会导致血糖失调，消耗体内的矿物质。镁摄入量降低也会导致另一个情绪因素：炎症。缺镁时，神经组织更容易受损，从而增加全身炎症。这会增加炎症标志物 C 反应蛋白的水平（Pakfetrat et al., 2008），这是情绪障碍的另一个因素。（更多关于 C 反应蛋白的内容见第 4 章。）

有情绪问题的人更容易患上缺乏症。80% 的抑郁症患者存在镁缺乏症（Shealy et al., 1992），镁缺乏症可能通过引起下丘脑 - 垂体 - 肾上腺轴的失调而在焦虑中发挥重要作用（Sartori et al., 2012）。有自杀倾向的患者脑脊液中镁含量较低（Banki et al., 1985）。一项包括 23 名患有 II 型糖尿病和低镁血症（血液中镁含量低）的老年患者的研究表明，氯化镁治疗在改善抑郁症状方面与丙咪嗪治疗一样有效（Barragán-Rodríguez, Rodríguez-Morán, & Guerrero-Romero, 2008）。似乎体内的镁元素越少，焦虑和抑郁就越严重。挪威一项针对在社区居住的 5708 名 46~74 岁的男性和女性的研究，记录了镁元素的摄入量（Jacka et al., 2009），镁摄入量与焦虑和抑郁症状呈明显的负相关。这项研究控制了年龄、性别、体型、血压、收入水平和生活方式等变量，另外 4 例患者在每餐和睡前摄入 125~300 毫克镁（以甘氨酸盐或牛磺酸盐的形式），可迅速从重度抑郁症中恢复（少于 7 天）（Eby & Eby, 2006）。这是一个相当快的动作，但并不罕见，因为身体会对需要的治疗做出反应。

镁的用量及最佳应用。镁的典型剂量为每天 300~800 毫克（Jee et al., 2002; Magnesium, 2002）。对于有情绪问题的患者，我通常推荐甘氨酸镁或牛磺酸镁，而不是其他类型（甘氨酸和牛磺酸在下面的"氨基酸"中讨论）。以泻盐形式存在的镁可以用于沐浴，在标准尺寸的浴缸中使用一到两杯泻盐，可以让人在沐浴后感到很轻松。

镁的毒性。镁的毒性极其罕见，即使在高于正常剂量的情况下也是如此。对于肾功能受损或正在接受透析的患者不建议补充。补充剂有时会导致大便不成形，尤其是在高剂量的情况下。非螯合的形式，如硫酸镁（见于泻盐）、氧化物、氢氧化物或氯化物，通常比苹果酸、柠檬酸、甘氨酸和牛磺酸形式更容易造成腹泻。

镁的食物来源。镁存在于矿化的硬水中。事实上，许多专家认为，尽管法国人倾向于吃更丰富的食物，但矿泉水才是保持法国人心脏健康的关键。此外，瑞士甜菜、西葫芦、黑糖浆、菠菜、芥菜、比目鱼、芜菁菜和种子（南瓜、向日葵和亚麻）都含有较高含量的镁。

铬

如第 3 章所述，血糖控制不佳（低血糖、血糖波动或高血糖和糖尿病）会导致情绪问题。人体必需的微量元素铬是葡萄糖耐量因子的组成成分，葡萄糖耐量因子是人体平衡胰岛素水平和血糖的一种复杂分子。铬的作用方式可能还包括激活大脑血清素（Attenburrow et al., 2002），以及提高胰岛素的敏感性（Anderson, 1998）。像其他矿物质一样，碳水化合物摄入量的增加会增加铬的流失。

非典型性重度抑郁症占所有抑郁症病例的 20% 以上。非典型抑郁症患者可能会经历对事情的极端反应，以及对排斥反应的敏感性大大增加，从而导致抑郁过度反应。非典型性抑郁症患者也会有更强烈的身体感觉，比如身体极度沉重（腿像灌了铅一样）、体重增加或食欲增加，这些患者可能会睡得太多。这些症状总结如下。

非典型抑郁症状

- 成年人：表现为躯体（身体）症状，如腿像灌了铅一样、头痛、疲劳、消化障碍。

- 老年人：思维混乱、认知能力下降、整体功能低下。

- 孩子们：易怒、学业成绩下降、社会兴趣降低。

对 15 例非典型性重度抑郁症患者进行了一项关于吡啶甲酸铬的安慰剂对照、双盲、探索性研究。10 例非典型抑郁症患者开始服用 400 微克 / 天的低剂量铬，随后增加到 600 微克 / 天，共 8 周；另外 5 名患者服用安慰剂。令人印象深刻的是，70% 的患者（7/10）对铬治疗有积极反应；安慰剂组患者均无积极的反应。吡啶甲酸铬耐受性良好，没有明显的副作用（Davidson et al., 2003）。尽管考虑到铬的安全性和潜在的益处，这只是一项小规模的研究，但作为整体自然疗法方案的一部分，尤其是在血糖不平衡的情况下，它确实值得一试。

铬的用量和最佳应用。铬的标准剂量为 200 微克 / 天，没有已知的副作用，对于任何表现出非典型抑郁症状或血糖问题（反应性低血糖或糖尿病）的焦虑或抑郁患者，铬是一种合理的选择。在保健医生的监督下，铬的摄入量可高达 600 微克 / 天，甚至更高。在我的患者中，当铬被用来帮助调节血糖时，我个人看到了对焦虑和抑郁症状的良好效果。

铬的食物来源。洋葱、长叶莴苣和西红柿是铬的主要来源，啤酒酵母、鸡蛋、肝脏、麸皮谷物和牡蛎也是很好的来源。对于那些有足够的勇气尝试的人来说，肝脏应该从自然饲养的动物身上获取，这样可以减少毒素负担。

硒

硒是一种矿物质，它能补充人体内主要的抗氧化剂谷胱甘肽，它是谷胱甘肽过氧化物酶（一种帮助生成谷胱甘肽的酶）的辅助因子。硒支持神经功能，帮助身体产生提升情绪的神经递质，在四碘甲状腺原氨酸转化为活性更强的三碘甲状腺原氨酸的过程中尤为重要。其中一项研究回顾了五项研究，所有这些研究都表明了低硒摄入量与不良情绪有关（Benton, 2002）。服用硒的研究表明，硒能改善情绪，减少焦虑（Shor-Posner et al., 2003; Duntas, Mantzou, & Koutras, 2003）。

硒的用量及最佳应用。硒的典型剂量为 100 微克 / 天 ~200 微克 / 天。硒最适合用于焦虑、抑郁、甲状腺功能低下和 / 或三碘甲状腺原氨酸水平低的患者。

硒的毒性。大剂量的硒是有毒的。超过 400 微克的剂量可能导致皮炎、脱发和指甲脆裂等症状。

硒的食物来源。肉类、鱼类、坚果（尤其是巴西坚果）和大蒜是硒的最佳来源。

乳清锂酸

锂是一种情绪稳定剂，具有抗抑郁和抗狂躁的特性。然而，其作用机制尚不清楚。虽然现在有新的药物可以使用，但其碳酸盐形式是双相情感障碍患者的处方药。饮用水中天然锂浓度较高的地理区域与较低的自杀死亡率相关（Kapusta et al., 1987）。服用碳酸锂的双相情感障碍患者患阿尔茨海默病的概率更低，认知损害也更小，这表明锂可能具有神经保护的作用（Lowry, 2011）。

锂的补充形式是乳清酸锂，这是一种锂和乳清酸的盐。乳清酸锂可能是首选的形式，因为乳清锂酸离子比使用碳酸锂离子的药物更容易穿越血脑屏障。因此，其乳清酸形式可以以低得多的剂量使用，且效果合理，没有副作用（Lakhan & Vieira, 2008）。典型的口服乳清锂酸的剂量可以低至每天 5 毫克，而碳酸锂的剂量则高达每天 180 毫克。

虽然被认为是更天然的，但对乳清酸锂的研究却很少。在一项评估中，H. E. 萨尔托里（H. E. Sartori）等人（1986）研究了酗酒患者每周 4~5 次服用 150 毫克的乳清酸锂（大约 5~7 毫克 / 天的元素锂），以及保证适量蛋白质和脂肪的低碳水化合物饮食。在 42 例患者中，10 名患者 3 年以上 10 年以内无复发，13 名患者 1~3 年无复发。其余 12 名患者在 6~12 个月期间复发。

有人认为，锂对情绪的有益影响可能是由于其提高后叶催产素的特性。在亚当·温斯托克（Adam Winstock）等人进行的一项小型研究中，20 名长期吸食大麻的人连续 7 天、每天 2 次服用 500 毫克碳酸锂。三个月后，大多数人的兴奋程度降低，有些人甚至完全戒掉了。亚当·温斯托克等人还指出，那些完全戒烟的人比那些吸烟较少的人幸福感更高。这证实了之前在大鼠身上进行的研究，在补充锂后，大鼠的后叶催产素水平更高了（Cui et al., 2001）。

乳清酸锂的用量和最佳用法。乳清酸锂的剂量通常为 5 毫克 / 天 ~20 毫克 / 天的元素锂。锂可能最适合那些焦虑或抑郁的人，他们在后叶催产素生成活动（比如接受按摩）方面表现良好。显然，这需要更多的研究来了解补充锂对谁最有利。

乳清酸锂的毒性。虽然普通的补充剂量没有毒性，但高剂量可引起肌肉无力、食欲不振、轻度麻木、震颤、恶心和呕吐。高剂量的锂还可能导致性格迟钝、情绪低落、记忆丧失、震颤或体重增加（Waring, 2006），以及肾功能受损（Smith & Schou, 1979）。1 例 18 岁的患者服用了 18 片（共 2160 毫克）含锂的非处方补充剂，其生命体征正常，但有恶心、呕吐和震颤症状，经静脉输液 3 小时和观察后症状消失（Pauzé & Brooks, 2007）。

锂的食物来源。主要的食物来源是谷物和蔬菜。

锌

锌作为一种矿物质辅助因子，对健康的许多方面都有影响，包括伤口愈合，以及免疫和神经系统的平衡。缺乏锌会导致情绪不稳定和抑郁。低锌状态可能导致 γ- 氨基丁酸水平降低，增加焦虑症状。已发现缺锌与 γ- 氨基丁酸受体损伤有关（Takeda et al., 2006）。我们有理由认为，锌可能通过阻断谷氨酸的毒性作用来保护大脑（Nowak et al., 2003）。

焦虑症患者的锌水平比较低，尤其是与铜水平相关。在这些患者中，每日补充微量吡啶甲酸锌，持续八周，患者恢复了平衡并改善了症状（Russo,

2011）。对于抑郁症来说，低锌与严重程度增加相关，与叶酸的情况一样，低血清锌会增加抗抑郁药物不起作用的可能性（Maes et al., 1997a）（第 6 章将进一步讨论）。

锌的剂量和毒性。锌的最佳剂量为每天 15~30 毫克。因为它可能会引起胃不适，所以应该与食物一起服用。锌可能最适用于伴有痤疮或免疫力低下的情绪问题患者。如果连续服用锌超过两个月，且不担心铜含量过高，最好每天服用 1~2 毫克铜，因为额外补充锌会导致身体失去铜。

锌的食物来源。众所周知，锌与动物蛋白一起存在，在牛肉、羊肉、火鸡、鸡肉、猪肉、蟹肉、龙虾、蛤蜊和鲑鱼中含量最高。最好的蔬菜来源是南瓜子。

氨基酸

氨基酸是神经递质的前体。补充氨基酸可以使人心情愉悦，并有助于避免药物治疗。虽然大多数维生素和矿物质在产生神经递质的过程中充当辅助因子，但氨基酸是神经递质的基本组成部分，在改善情绪方面发挥着核心作用。

附录 IV 中的表 IV–6 回顾了用于治疗焦虑和抑郁的顶级氨基酸补充剂，下面将详细予以阐述。

γ–氨基丁酸和苯丁醚

γ–氨基丁酸是一种天然的镇静性脑神经递质，所起作用类似于天然的苯二氮卓（benzodiazepine）。患有焦虑、失眠、癫痫和其他脑部疾病的人通常无法产生足够水平的 γ–氨基丁酸。补充 γ–氨基丁酸有助于打开神经元中的氯离子通道，使神经元超极化，使正电荷留在细胞膜的一侧，从而使神经细胞失活。这就减缓了大脑放电并使其平静下来（如图 4–3 所示）。

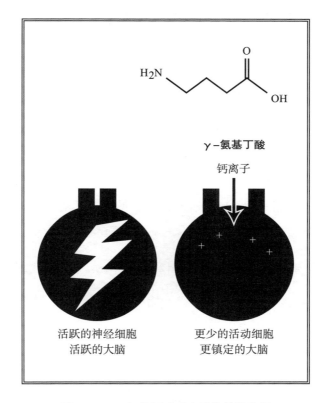

γ–氨基丁酸

钙离子

活跃的神经细胞
活跃的大脑

更少的活动细胞
更镇定的大脑

图 4–3　γ– 氨基丁酸对大脑的镇静作用

　　虽然补充 γ– 氨基丁酸在补充和替代医学社区中被广泛接受，但对这种氨基酸进行的研究相对较少，但它们确实表明是有益的。一项为期两天的随机、单盲、安慰剂对照、交叉研究观察了 63 名服用 100 毫克 γ– 氨基丁酸或安慰剂的健康成年人。脑电图活动显示，在给予精神应激源时，与安慰剂组相比，γ– 氨基丁酸组的 α 波（α 波在平静状态下产生，例如在冥想和睡觉前）和 β 波活动（在清醒状态下产生）更加平衡（Yoto et al., 2012b）。阿扎姆·M. 阿卜杜（Adham M. Abdou）等人（2006）使用补充 γ– 氨基丁酸进行了两次单独的实验，第一项研究显示，13 名正常志愿者中，γ - 氨基丁酸增强了 α 波活性，而不是 β 波。第二项研究，是要求八名恐高症参与者穿越高悬架桥，发现 γ - 氨基丁酸组能够保持分泌和免疫功能正常，而安慰剂组则无法保持正常的生理功能。

你可能会发现你的一些当事人在使用一种叫苯丁醚的补充剂，因为它在整个社会中使用，并且被许多营养食品公司作为镇静剂出售。苯丁醚是 γ - 氨基丁酸的一种形式，被称为 β - 苯基 - γ - 氨基丁酸，是一种 γ - 氨基丁酸受体激动剂（结合并刺激 γ - 氨基丁酸受体引起镇静反应）。它在俄罗斯是处方药，在西方其他国家则是一种补充剂。就像 γ - 氨基丁酸一样，这种补充剂几乎没有基于实证的研究。

γ - 氨基丁酸的剂量、最佳应用和毒性。 γ - 氨基丁酸的典型剂量为100~200 毫克，每日三次，不要随餐服用。尽管一些从业者为了更好的效果而增加剂量，且没有副作用的报道，但作为一个一般的指导方针，建议在 4小时内服用不超过 1000 毫克，在 24 小时内服用不超过 3000 毫克。γ - 氨基丁酸的最佳应用要么是当患者需要一种相对快速的镇静剂时，作为一种"天然的阿普唑仑"使用，要么是在他或她无法放松和进入 α 波状态时用于增强入睡过程。

γ - 氨基丁酸的毒性。 当使用推荐剂量时，γ - 氨基丁酸没有已知毒性。但关于苯丁醚的研究有限，只有一例报告表明存在依赖性、耐受性和戒断症状（Samokhvalov et al., 2013）。

γ - 氨基丁酸的食物来源。 最高水平的 γ - 氨基丁酸存在于绿茶、红茶和乌龙茶中，这可能就是为什么喝这些茶可以让人放松的原因。发酵食品（如酸奶、韩式泡菜和酸菜），以及燕麦、全谷物和糙米也都含有 γ - 氨基丁酸。

甘氨酸

甘氨酸是最简单的氨基酸，是一种具有镇静作用的氨基酸，可以降低神经元兴奋性，优化 γ–氨基丁酸，并与蓝斑结合以减少去甲肾上腺素的释放。甘氨酸和 γ–氨基丁酸一样，也被认为有助于打开氯离子通道，使电活动平静下来。

针对 14 名和 16 名健康人群进行的两项双盲安慰剂对照研究发现，高剂量的甘氨酸（0.8 克 / 千克体重，对于一个 54.4 千克的人来说大约是 44克）能使大脑皮层平静下来，并通过减少听觉诱发电位来降低对声音的反应（O'Neill et al., 2007; Leung et al., 2008）。几项对精神分裂症患者进行的双盲实验，服用 0.4~0.8 克 / 千克体重 / 天的甘氨酸，持续 6~12 周，同时服用抗精神病药物，与单独用药相比，阴性症状改善了 15% ~30%。（Heresco-Levy et al., 1999）。一项服用 0.8 克 / 千克甘氨酸的实验发现，对健康的年轻人的认知能力没有益处（Palmer et al., 2008），表明它的最佳用途可能是在可以使用镇静剂的人们身上。

剂量和最佳应用。甘氨酸通常是粉末状的，可以在少量水中服用。上述研究使用了非常高的剂量（0.8 毫克 / 千克相当于高达 44 克 / 天的粉末）来达到效果。根据我的经验，开低剂量的处方（每天 2~3 茶匙，总量约 10~15克），再加上其他生活方式和饮食习惯的改变，以及补充剂，可以帮助缓解焦虑。正在经历或即将经历恐慌发作的患者，可以在引起焦虑的情况发生前，一次服用 5~10 克。甘氨酸往往在摄入 30 分钟内起作用。我经常让患者将一茶匙甘氨酸粉和西番莲酊混合服用，每天 3 次，以缓解焦虑。

甘氨酸的毒性。虽然甘氨酸没有已知的毒性，但没有对非常高剂量（0.8

克／千克）进行过长期研究。肾病或肝病患者在使用高剂量的氨基酸之前，应咨询医生。

赖氨酸和精氨酸

赖氨酸缺乏症与焦虑有关，因为赖氨酸有助于降低杏仁核的激活。L-赖氨酸也被证明是部分血清素受体 4（5-HT4）拮抗剂，降低脑–肠对应激的反应（Smriga & Torii, 2003）。精氨酸有助于平衡下丘脑释放促肾上腺皮质激素，以及降低皮质醇水平。精氨酸也有助于降低血压。

两项人类研究观察了这两种氨基酸的补充。达尼埃拉·耶若娃（Daniela Jezova）等人（2005）对 29 名高特质焦虑男性进行了随机、双盲、安慰剂对照实验。高特质焦虑被定义为一种预设的焦虑水平或焦虑的倾向。这些人通常有长期的慢性压力，这种压力会导致下丘脑–垂体–肾上腺失调，进而导致皮质醇水平低下，这种影响在一些长期抑郁症中可以看到。连续 10 天每天服用每种氨基酸 3 克，被试通过提高皮质醇、肾上腺素和去甲肾上腺素水平，提高了他们处理应激（公开演讲）的能力，而安慰剂没有此效果。

在第二个实验中，米罗·斯姆里噶（Miro Smriga）等人（2007）对 108 名健康的非特质焦虑志愿者进行了研究。服用 2.64 克 L-赖氨酸和 L-精氨酸补充剂一周后，男性的唾液皮质醇基础水平下降，但女性没有。补充剂还显著降低了男性和女性的状态焦虑（这是一种特定情况下的忧虑、紧张和恐惧的急性体验）和特质焦虑。综上所述，这两项临床试验表明赖氨酸和精氨酸可能具有适应性，这意味着：如果皮质醇过低，它们可以帮助升高皮质醇；如果皮质醇过高，它们可以降低皮质醇。

赖氨酸、精氨酸的剂量及最佳应用。这两种药物的典型剂量都是每天 2 次，每次 2~3 克，不随餐服用。这些氨基酸被认为与焦虑有关，但没有关于对抑郁有益的信息存在。

赖氨酸、精氨酸的毒性。从长期来看，赖氨酸和精氨酸是安全的，一些研究表明精氨酸可能会增加 1 型疱疹爆发的可能性，如果患疱疹的频率增加，可能需要避免使用精氨酸。治疗疱疹时，天然药物治疗方案通常建议避免精氨酸来源（如坚果和巧克力），并补充赖氨酸来抑制病毒。

茶氨酸

茶氨酸是茶树（山茶）中发现的一种独特的氨基酸。这种氨基酸具有保护神经、平衡情绪和放松的特性。茶氨酸被认为可以增加脑源性神经营养因子，并通过降低皮质醇，使皮质醇与脱氢表雄酮的比例更为有利（Miodownik et al., 2011）。

矛盾的是，茶氨酸既有兴奋作用又有放松作用。动物研究表明，低剂量的茶氨酸具有更大的刺激作用，而高剂量的茶氨酸会使人更放松。这可以解释茶氨酸所产生的"放松警惕"的效果。茶氨酸能够帮助支持多巴胺、γ-氨基丁酸和血清素的活性，并被认为在睡前产生 α 波活动（尽管不像补充γ-氨基丁酸那么有力）。

在 40 名精神分裂症和分裂情感障碍患者中，同时服用抗精神病药物和茶氨酸（400 毫克 / 天）有助于抑制阳性症状、激活和焦虑症状，而不会与药物产生负面作用（Ritsner et al., 2011）。

L– 茶氨酸的剂量及最佳应用。每天摄入 200~400 毫克的茶氨酸，可能最适合那些持续焦虑的人，以及对强迫性思维 / 胡思乱想十分敏感的人，因为他们无法停止思考。由于茶氨酸已被证明能降低焦虑成人的血压，因此最好用于焦虑时血压也较高的焦虑患者，如"白大褂综合征"（Yoto et al., 2012a）。因为研究表明它对慢性焦虑和预期焦虑的效果最好（Lu et al., 2004），所以应该每天服用，以达到预期的放松效果。

对 98 名 8~12 岁的注意缺陷与多动障碍（ADHD）男孩进行了为期 6 周、每天 2 次服用 200 毫克药物的研究，发现该药物对帮助男孩入睡和保持睡眠有明显效果（Lyon, Kapur & Luneja., 2011）。

L-色氨酸和 5-羟基色氨酸

色氨酸是血清素的前体氨基酸，可能是情绪和睡眠中最常用的氨基酸之一。已经证实，循环血浆色氨酸也是一种有效的抗氧化剂（Maes et al., 1994b）。研究表明，重度抑郁症患者的色氨酸水平明显低于正常对照组。低水平可能会增加抑郁患者自杀意图的风险（Maes et al., 1997c），并会增加恐慌反应（Miller, Deakin, & Anderson, 2000）。

被称为血清素再摄取抑制剂的抗抑郁药物的理想的治疗效果是通过减缓大脑对神经递质的分解，来增加大脑中的血清素水平（如图 4-4 所示）。补充色氨酸或 5-羟基色氨酸的目的是为身体提供更多的基础物质来制造更多的血清素。许多像我一样的天然医学从业者相信，色氨酸或 5-羟基色氨酸可能是实现相同目标的更好方法，因为它允许身体更多地控制这一过程，并可能减轻与血清素再摄取抑制剂相关的副作用。

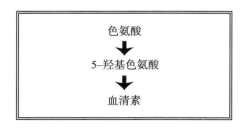

图 4-4　色氨酸向血清素的转化

另外，当考虑到焦虑或抑郁患者的血清素异常时，从自然疗法的角度看，考虑消化道的作用和健康是很重要的。"治疗肠道"这一自然疗法概念，可能对通过提高整体血清素水平来治疗焦虑和抑郁的主要机制很重要。如第 2 章所述，研究者们正在寻找有关消化功能障碍、血清素水平异常和精神疾病的证据。有效治疗消化功能障碍，结合食物来优化色氨酸的摄取，可以重新平衡色氨酸和 5– 羟基色氨酸的水平，从而缓解情绪。

尽管有广泛的应用和逸闻报道，但是使用色氨酸和 5– 羟基色氨酸治疗情绪障碍的研究相对很少。由于选择性血清素再吸收抑制剂类药物的出现使更多的研究无法进行，因此对这些药物的使用研究很少。在一项小型的双盲、安慰剂对照、交叉试点研究中，本·J. 哈里森（Ben J. Harrison）等人（2009）让 7 名社交恐惧症患者在两周内吃一种被称为去油葫芦籽的种子，这种种子富含色氨酸。这是指在处方中是否加入高血糖指数的碳水化合物以提高胰岛素水平，这有助于增加大脑对色氨酸的吸收。与碳水化合物一起服用的色氨酸明显改善了焦虑。

在一项双盲安慰剂对照研究中，对 45 例焦虑患者进行 5– 羟基色氨酸和三环抗抑郁药氯丙咪嗪的对照研究（Khan et al., 1987），氯丙咪嗪在所有评分量表上均优于安慰剂。但 5– 羟基色氨酸仍有其自身的优势，患者症状有一定的减轻，其对广场恐怖症和惊恐障碍的疗效更好。然而，5– 羟基色氨酸对抑郁症状没有帮助。科恩·施鲁尔（Koen Schruers）等人（2002）的一项研究使用二氧化碳吸入诱导 24 名惊恐障碍患者和 24 名对照组产生恐慌。在刺激前 90 分钟服用 200 毫克 5– 羟基色氨酸，显著降低了惊恐障碍患者对恐慌刺激的反应，影响了主观焦虑、惊恐症状评分和惊恐发作次数，而安慰剂则没有效果。

凯利·肖（Kelly Shaw）、简·特纳（Jane Turner）和克里斯托弗·德·马尔（Christopher Del Mar）的元分析研究了（2002）所有色氨酸和 5– 羟基色氨酸的抑郁研究，发现很少有研究做得很好：在 108 项研究中，只有两项（共 64 名患者）符合足够的质量标准，可纳入研究。然而，这些研究确实表明了 5– 羟基色氨酸和 L– 色氨酸在缓解抑郁方面比安慰剂更好。虽然这很有希望，但还是希望对更多个体进行更高质量的研究。

色氨酸和 5– 羟基色氨酸的用量及最佳应用。当考虑用色氨酸或 5– 羟基色氨酸补充剂来改善整体情绪时，我建议从 5– 羟基色氨酸开始，它在穿越血脑屏障方面更有效。与色氨酸相比，5– 羟基色氨酸对血清素的转化效果也比色氨酸更好（70% 的 5– 羟基色氨酸被吸收，而约 3% 的色氨酸被吸收），因此获得同样的情绪效果所需的时间明显更少。

对于焦虑状态和惊恐障碍，以及带有社交焦虑或惊恐成分的抑郁症，我强烈建议考虑使用高质量的色氨酸或 5– 羟基色氨酸。因为需要更多的研究来优化给药计划和剂量，最好从每天空腹服用 500 毫克色氨酸和一种简单的碳水化合物（切片苹果或一块饼干）开始，如果需要，可以增加到每天 2 克。5– 羟基色氨酸的剂量也可以从每天 3 次 100 毫克开始，增加到每天 3 次 200 毫克，也可以空腹服用。如果患者晚上难以入睡，我通常建议在睡前 30 分钟服用 500 毫克或 1000 毫克色氨酸和一些简单的碳水化合物。由于将 5– 羟基色氨酸转化为血清素可增加肠道蠕动，因此不建议已经有腹泻症状的焦虑或抑郁患者服用 5– 羟基色氨酸，因为补充 5– 羟基色氨酸可能会加剧肠道蠕动。

色氨酸和 5– 羟基色氨酸的安全性。色氨酸按此剂量服用似乎是相当安全有效的。最常见和可逆的副作用是胃肠道反应：恶心、呕吐和腹泻。不太常见的是，患者会抱怨头痛、失眠和心悸。

大约 20 年前，有很多关于色氨酸安全性的的错误信息。1989 年，超过 1000 人在服用该补充剂后生病，引起了美国对嗜酸性 – 肌痛综合征

（eosinophilia-myalgia syndrome, EMS）的关注。这种综合征包括严重的肌肉和关节疼痛、高烧、四肢肿胀、虚弱和呼吸短促。可悲的是，超过 30 例死亡归因于色氨酸补充剂引起的嗜酸性 – 肌痛综合征（Belongia et al., 1990）。尽管该补充剂本身最初受到指责，后来在美国被禁止，但实际是由于补充剂中的污染物导致的质量控制不佳——与色氨酸本身无关。自那以后，没有新的嗜酸性 – 肌痛综合征病例报道（Das et al., 2004）。

我们的对话中更突出的是关于"血清素综合征"的讨论。理论上联合使用选择性血清素再吸收抑制剂药物，或单一的选择性血清素再吸收抑制剂药物加上促进血清素的自然疗法（如色氨酸、5– 羟基色氨酸或圣约翰草）可能提高血清素水平。这些症状包括幻觉、心跳加快、血压变化、感觉发热、协调问题、反射亢进和胃肠道症状（如恶心、呕吐和腹泻）。严重的病例会导致体温和血压的快速波动、精神状态的变化甚至昏迷。

尽管多种药物（同时服用几种药物）导致了这种综合征（Gnanadesigan et al., 2005），但迄今为止，还没有关于天然物质是病因的报道。本章和第 6 章介绍了大量研究，显示了色氨酸或 5– 羟基色氨酸与血清素再摄取抑制剂和三环抗抑郁药物一起使用的好处。例如，870 名服用 5– 羟基色氨酸药物的患者中，没有一例出现血清素综合征（Turner, Loftis, & Blackwell, 2006）。然而，为了安全起见，任何综合性护理医生都应该观察血清素综合征的迹象，直到更多的研究完成。和谨慎剂量的选择性血清素再吸收抑制剂药物与色氨酸或 5– 羟基色氨酸一起，补充剂可能被证明是一种无副作用的综合方法。5– 羟基色氨酸也已在临床上与色氨酸联合使用，没有血清素综合征的迹象（Quadbeck, Lehmann, & Tegeler, 1984）。

色氨酸和 5– 羟基色氨酸的食物来源。 色氨酸在所有蛋白质食物中都有少量存在。在南瓜籽、香蕉、火鸡肉（有些人认为火鸡会导致感恩节后的困倦，但研究表明这确实是过量食物摄入的结果）、红肉、乳制品、坚果、种子、大豆、金枪鱼和贝类中的含量相对较高。5-羟基色氨酸没有食物来源。

苯基丙氨酸和酪氨酸

因为色氨酸和 5-羟基色氨酸是血清素的组成部分，所以 L-苯基丙氨酸和酪氨酸是转换成多巴胺和去甲肾上腺素两种神经递质的前体（Gelenberg & Gibson, 1984）。因此，多巴胺或去甲肾上腺素水平较低的轻度至中度抑郁症患者可能会发现，"预装"这些前体是有帮助的。

苯基丙氨酸是大脑苯乙胺的前体，是一种氨基酸衍生物，可以促进整体能量和情绪的改善（Sabelli et al., 1986）。苯乙胺转化为酪氨酸，酪氨酸又转化为多巴胺，继而转化为去甲肾上腺素和肾上腺素。口服苯基丙氨酸会轻度刺激神经系统（如图 4–5 所示）。

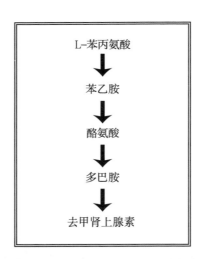

L–苯丙氨酸

↓

苯乙胺

↓

酪氨酸

↓

多巴胺

↓

去甲肾上腺素

图 4–5　苯基丙氨酸 – 去甲肾上腺素路径

酪氨酸具有温和的抗氧化作用，它能结合对细胞和组织造成损伤的自由基。通过添加葡萄糖耐受因子（McCarty & Mark, 1982），酪氨酸可以通过提高大脑中的酪氨酸和儿茶酚胺水平（更多关于铬和葡萄糖耐受因子的内容在本章前面）来减轻烟草的戒断症状。

酪氨酸可以帮助身体应对压力和困难的挑战。在一项双盲、安慰剂对照的交叉研究中，路易斯·E. 邦德雷（Louis E. Banderet）和哈里斯·R. 利伯曼（Harris R. Lieberman）研究了（1989）使用酪氨酸来减少志愿者暴露于寒冷和缺氧 4.5 小时的不良后果的可能性。在约每 0.1 千克体重 100 毫克的剂量下，酪氨酸对暴露在这些恶劣条件下的被试的症状、不良情绪和表现问题有显著的帮助。酪氨酸也被证明可以显著改善睡眠不足的人的精神表现（Neri et al., 1995）。

对同时缺乏苯基丙氨酸和酪氨酸的人群的研究，描绘了一幅内容更少、更抽象的画面（McLean et al., 2003）。不幸的是，很少有临床研究检测这两种氨基酸对抑郁症的影响。在一项研究中，注射酪氨酸羟化酶（一种大脑中的酶，帮助产生更多酪氨酸）导致动物抑郁模型中行为绝望的显著改善，这进一步推动了补充剂背后的理论基础（Fu et al., 2006）。

E. 费希尔（E. Fischer）等人（1975）对之前使用普通抗抑郁药物治疗失败的 23 名抑郁患者进行了一项小型研究。每日口服剂量 50 毫克或 100 毫克的 D- 苯基丙氨酸，持续 15 天，17 名患者被试在治疗 1~13 天期间情绪正常，未观察到重要的不良反应。另一项研究表明，服用 L- 苯基丙氨酸可使 40 名抑郁症患者中的 31 名情绪提高，剂量为每天 14 克（Sabelli et al., 1986）。

阿兰·J. 盖伦伯格（Alan J. Gelenberg）等人（1990）对 65 名口服 L- 酪氨酸或丙咪嗪的门诊重度抑郁症患者进行了随机、前瞻性、双盲对照研究。尽管两种治疗都有一定的改善趋势，但丙咪嗪的改善更大，安慰剂和酪氨酸之间的差别很小。唯一有统计学意义的效果是服用丙咪嗪后口干加重。阿兰·J. 盖伦伯格等人总结道："一种副作用可以忽略不计的天然产物会成为治疗抑郁症的有效方法，这一想法似乎好得令人难以置信——而我们的数据表明它是正确的。"因此，虽然对苯基丙氨酸和酪氨酸抱有一定的希望，但显然还需要更多的研究。我仍然发现酪氨酸＋苯基丙氨酸作为辅助方法对患者的其他支持是有帮助的，特别是在低动机和疼痛的情况下。

苯基丙氨酸和酪氨酸的剂量和最佳应用。L 型苯基丙氨酸可分次给药，最多 14 克 / 天。D 型苯基丙氨酸的研究剂量为每天 350 毫克。作为抗抑郁药物，L– 酪氨酸的剂量可为 500~1000 毫克，每日 2~3 次，有些研究的总剂量可达 6000 毫克 / 天。由于酪氨酸具有刺激性，可能影响睡眠，因此合理的临床治疗策略是让轻度至中度抑郁症患者白天服用酪氨酸，夜间补充 1000~1500 毫克 L– 色氨酸或 50~100 毫克 5– 羟基色氨酸。目前还没有研究同时使用苯基丙氨酸和酪氨酸。

这些氨基酸对抑郁症患者有效，但不建议用于治疗焦虑症。最好的选择是一个体重超标、食欲旺盛、经常经历疼痛（可能是偏头痛或关节炎）、身体压力大和 / 或缺乏动力和冷漠的当事人。如果你的当事人吸烟，那么使用酪氨酸和葡萄糖耐量因子（一种在啤酒酵母中发现的营养物质）或铬可以减轻戒烟症状，并可能增加戒烟成功的机会。

苯基丙氨酸和酪氨酸的毒性。摄入过多的这类氨基酸可能会导致血压升高、情绪紧张、睡眠障碍或头痛。苯丙酮尿症是一种机体无法将苯基丙氨酸正常转化为酪氨酸的疾病。苯丙酮尿症患者不应补充苯基丙氨酸。酪氨酸似乎总体上是安全的，但当患者服用的剂量高于 9 克时，曾报道有出现恶心、腹泻、头痛、呕吐或过度紧张的症状。患者可以通过避免晚上补充来预防失眠。任何正在服用单胺氧化酶抑制剂的抑郁症患者或高血压患者都不应该服用酪氨酸。帕金森药物左旋多巴可能会干扰酪氨酸的吸收，从而降低血液中的酪氨酸水平。酪氨酸也可能是多发性骨髓瘤（骨髓细胞癌）的禁忌。格雷夫氏病和甲状腺过度活跃的患者在补充酪氨酸时应该谨慎，因为它可以提高甲状腺激素水平。

苯基丙氨酸和酪氨酸的食物来源。苯基丙氨酸的一些最集中的来源是酵母、大豆分离蛋白和浓缩蛋白、花生面粉、干螺旋藻、海藻、脱脂和低脂大豆粉、干鳕鱼和盐鳕鱼、豆腐、帕尔马干酪、杏仁粉、干烤大豆坚果、干西瓜籽和葫芦巴籽，酪氨酸存在于鱼、豆制品、鸡肉、杏仁、鳄梨、香蕉、乳制品、利马豆和芝麻籽中。

磷脂酰丝氨酸

和脂肪酸一样，磷脂酰丝氨酸也是神经细胞膜的主要成分，它在许多活动中起到至关重要的作用，如酶的激活、细胞间的连接、细胞内外的运输、细胞内环境的维持、细胞生长的调节。

众所周知，磷脂酰丝氨酸主要用于增强记忆，补充磷脂酰丝氨酸也可能对调节应激激素皮质醇有强大的影响，当应激激素皮质醇维持在较高水平时，它会破坏大脑的某些区域。磷脂酰丝氨酸有助于减少皮质醇，保护大脑。

在同一研究人员进行的两项临床试验中，健康男性每天服用 800 毫克的磷脂酰丝氨酸，然后进行锻炼。两项实验都导致了皮质醇和促肾上腺皮质激素的降低（Monteleone, Maj, & Beinat, 1992; Monteleon et al., 1990）。另一项针对 30 名患者被试（10 名患有重度抑郁症的老年女性，10 名年龄和性别相匹配的健康对照组，10 名年轻健康对照组）的研究发现，每天摄入 200 毫克的磷脂酰丝氨酸可以显著改善抑郁症状和记忆力（Hellhammer et al., 2012）。研究人员将磷脂酰丝氨酸和 ω-3 脂肪酸的抗焦虑能力结合起来，让 60 名处于高压力下的健康男性每天服用含有 300 毫克磷脂酰丝氨酸的 ω-3 脂肪酸补充剂或安慰剂，为期三个月。磷脂酰丝氨酸和 ω 脂肪对那些长期承受高压力的人具有减压作用，并有助于恢复该人群的皮质醇平衡反应，但对其他被试无此作用，表明该疗法以一种适应方式起作用（适应素水平过低时升高，过高时降低）。这是令人印象深刻的，因为这是相当低剂量的磷脂酰丝氨酸和 ω 脂肪。

磷脂酰丝氨酸的剂量。磷脂酰丝氨酸的剂量为 200~800 毫克 / 天，分次空腹服用，在急性应激发作之前可能特别有用。我通常会推荐磷脂酰丝氨酸给那些承受着巨大生理压力，皮质醇水平高，记忆力差的高压力或抑郁患者。此外，磷脂酰丝氨酸与必需脂肪酸结合服用效果最好。

磷脂酰丝氨酸的毒性。在一项对 130 名老年患者进行的耐受性和毒性研究中，他们每天分次服用 300 毫克或 600 毫克，持续 12 周。对血液安全参数、血压、心率和不良事件进行了评估，除了肝酶的有利变化外，血液测试中未发现显著变化（Jorissen et al., 2002）。尽管有更多的研究很受欢迎，但我们没有证据表明磷脂酰丝氨酸有毒性。

磷脂酰丝氨酸的食物来源。磷脂酰丝氨酸含量最高的是食物有鲭鱼、鲱鱼、鸡肝、金枪鱼、软壳蛤蜊和白豆。

N- 乙酰半胱氨酸

多年来，N- 乙酰半胱氨酸在传统护理中是作为抑制急性肝毒性影响（如误食了毒蘑菇）的紧急静脉治疗，N- 乙酰半胱氨酸凭借其谷胱甘肽再生能力以及平衡大脑中谷氨酸水平的能力，在天然药物中占有重要地位。谷胱甘肽是人体的主要抗氧化剂，产生于肝脏。

N- 乙酰半胱氨酸对焦虑的影响已被证明对强迫症、赌博问题和拔毛癖（拉扯头发）有帮助（Grant, Odlaug, & Kim, 2009）。N– 乙酰半胱氨酸也被用于孤独症儿童和青少年，通过帮助利培酮更有效地治疗易怒症状（Ghanizadeh, & Moghimi Sarani. 2013）。

N– 乙酰半胱氨酸也被用于研究抑郁症状。一项针对 17 名双向情感障碍患者的研究发现，10 名患者中有 8 人在服用 N– 乙酰半胱氨酸超过 24 周后情绪产生了非常有益的影响（Magalhães et al., 2011）。然而，一项对 149 名患者进行的更大的开放标签实验并没有证实这些结果（Berk et al., 2012）。

N– 乙酰半胱氨酸的用量及最佳应用。N– 乙酰半胱氨酸的典型剂量是每天 2~3 次，每次 500~600 毫克。

N– 乙酰半胱氨酸的毒性。偶尔会出现头痛或胃部不适，但它是无毒的。一项研究确实报告了一些被研究的有病态咬指甲习惯的年轻患者存在严重头痛、焦虑、社交退缩和攻击性（Ghanizadeh, Derakhshan, & Berk, 2013）。N– 乙酰半胱氨酸可能会干扰某些癌症治疗，这可以通过化疗避免。

N– 乙酰半胱氨酸的食物来源。虽然 N– 乙酰半胱氨酸没有直接的食物来源，但半胱氨酸是 N– 乙酰半胱氨酸的前体，在任何高蛋白食物（肉类、豆腐、鸡蛋、奶制品等）中都可以找到。

牛磺酸

牛磺酸由半胱氨酸和辅助因子维生素 B_6 组成，它被认为通过支持甘氨酸和 γ– 氨基丁酸的水平来帮助放松大脑和神经系统，同时保持有毒谷氨酸的低水平（Mori, Gähwiler, & Gerber, 2002）。它也被称为心血管支持物，防止血小板聚集，以帮助减少过度凝血。虽然动物研究确实表明其具有抗焦虑作用（El Idrissi et al., 2009），但迄今为止没有任何临床研究评估在焦虑或抑郁中直接使用牛磺酸。总的来说，目前还没有研究完全支持这种营养素的使用。

牛磺酸的用量及最佳使用方法。牛磺酸的剂量通常是 500 毫克，每天三次，这可能对心情愉快、精力不足、有心血管问题的人来说是最好的放松方式。牛磺酸也可以通过镁的牛磺酸镁形式获得。

牛磺酸毒性。一项使用 1500 毫克 / 天剂量的研究没有发现对癫痫患者有明显的毒性。25 名患者中有 4 名报告头痛、恶心、鼻出血或暂时性平衡失调（Takahashi & Nakane, 1978）。因为牛磺酸可能会降低血压或引起轻微嗜睡，所以睡前可能是服用牛磺酸的好时机，而服用抗高血压药物的人应该监测自己的血压。

牛磺酸的食物来源。牛磺酸只存在于动物性食品中，所以肉类和蛋类是牛磺酸的主要来源。

S- 腺苷甲硫

S- 腺苷甲硫是由氨基酸、蛋氨酸和三磷酸腺苷（人体内的主要能量分子）衍生而来的天然分子。S- 腺苷甲硫参与了大脑中各种神经递质的合成，并不是一种新发现的物质——它的化学结构早在 1952 年就被描述过。它在欧洲已经使用了几十年。虽然在大多数其他国家它是处方药，但在美国它是非处方药。甚至美国精神病学协会（2010）也承认，它"可能会被认为"是药物治疗的替代品，就天然物质而言，这是它得到好评的原因。

S- 腺苷甲硫作为一种广为人知的抗抑郁药物，通过将甲基分子转移到 DNA、蛋白质、脂肪和氨基酸化合物中，在许多生物反应中发挥作用。由 S- 腺苷甲硫支持的甲基化（碳分子供体）反应已被证明可以形成单胺类神经递质，如多巴胺、血清素和去甲肾上腺素（Miller, 2008; Bottiglieri, 2002）——所有这些都是良好情绪所必需的。

本章已经讨论了维生素 B 和叶酸的重要性。在抑郁症患者中，叶酸、维

生素 B_6 和维生素 B_{12} 以及不饱和 ω-3 脂肪酸缺乏都会影响中枢神经系统的生化过程，因为叶酸和维生素 B_{12} 参与了相同的代谢。这些维生素的缺乏会导致高同型半胱氨酸水平。研究表明，大约 45%~55% 的抑郁症患者血清同型半胱氨酸明显升高，这种同型半胱氨酸血症导致 S- 腺苷甲硫下降，这就阻止了所需的甲基化，这是一个为神经细胞制造神经递质和脂肪髓鞘所需的过程。当髓鞘发育不良或受损时，沿神经细胞的电传导就不能正常工作。高同型半胱氨酸血症也会导致谷氨酸的增加，谷氨酸是一种与情绪障碍有关的脑毒素，它还影响心血管系统，导致血管壁破裂，从而导致炎症和心脏病（如图 4–6 所示）。所有这些都促进了各种疾病的发展，包括抑郁症（Karakula et al., 2009）。

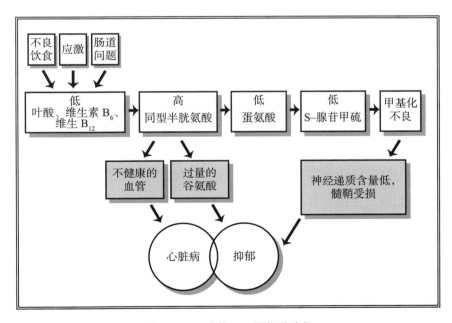

图 4–6　S– 腺苷 –L– 蛋氨酸路径

叶酸和维生素 B_{12} 通过使同型半胱氨酸甲基化生成蛋氨酸，帮助事情回到正轨。S– 腺苷甲硫是蛋氨酸的下游代谢产物，它需要叶酸和维生素 B_{12} 保持在足够高的水平以产生神经递质，并使神经系统处于良好的工作状态。

在治疗轻度和中度抑郁症方面，S–腺苷甲硫被发现是安全和有效的，据一些报道，其起效比传统的抗抑郁药更快（Mischoulon & Fava, 2002; Nguyen & Gregan, 2002）。在对 47 项轻度至中度抑郁患者的研究进行的元分析中，S–腺苷甲硫使情绪得到了显著的改善。S–腺苷甲硫测试结果明显优于安慰剂，至少和常规药物治疗一样有效（U.S. Department of Health and Human Services, 2002）。

对 13 名患有帕金森病的抑郁症患者进行了为期 10 周、剂量为 800~3600 毫克 / 天的非对照实验。11 名患者完成了这项研究，10 名患者的抑郁情绪问卷至少改善了 50%。只有一名患者没有好转。在可能的副作用方面，13 名患者中有 2 名由于焦虑增加而提前终止参与研究，1 名患者出现轻度恶心，另有 2 名患者出现轻度腹泻，并自行缓解。

在患有被称为 22q11.2DS 缺失综合征的儿茶酚 –O– 甲基转移酶基因变异的患者中，也对 S–腺苷甲硫进行了同样的检测。由于这些患者只有一个负责儿茶酚 –O– 甲基转移酶的基因复本（更多内容见第 3 章），他们有更高的精神病发病率和认知缺陷的可能性。在一项随机双盲交叉安慰剂对照实验中，与服用安慰剂的患者相比，每天 2 次服用 800 毫克 S–腺苷甲硫的患者在相关临床量表上的数值改善更大，并且在 S–腺苷甲硫治疗期间，他们没有表现出躁狂或精神病症状（Green et al., 2012）。

由于目前还没有研究使用 S–腺苷甲硫来治疗重度抑郁，因此尚不清楚 S–腺苷甲硫对其是否会与治疗轻度至中度抑郁症的效果相同。S–腺苷甲硫被认为是昂贵的，如果其他自然疗法无效，它可能是一个不错的次要选择，或者对于患有心血管疾病、帕金森病或痴呆等其他健康挑战的老年患者来说，是一个首要选择。

许多研究直接将 S– 腺苷甲硫和三环抗抑郁药物进行了比较，大约有八项研究显示出同等的益处和较低的副作用。P. 潘凯里（P. Pancheri）、P. 斯卡皮基奥（P. Scapicchio）和罗伯托·德勒·希埃（Roberto Delle Chiaie）进行了一项多中心研究（2002），抑郁症患者的用药量为通过肌肉注射 400 毫克 / 天，或通过口服 150 毫克 / 天。共 146 例患者接受 S– 腺苷甲硫治疗，147 例患者接受每天 150 毫克的丙咪嗪治疗，为期 4 周。药物或 S– 腺苷甲硫在两组中的作用相同，但 S– 腺苷甲硫的耐受性明显更好。同一组的另一项研究将口服 S– 腺苷甲硫 1600 毫克 / 天，或肌肉注射的 400 毫克 / 天，与三环抗抑郁药盐酸丙咪嗪（丙咪嗪；150 毫克 / 天）进行了比较，并发现了相同的阳性结果（Delle Chiaie et al., 2002）。从这些研究得出的结论是，S– 腺苷甲硫口服 1600 毫克 / 天或肌肉注射 400 毫克 / 天的抗抑郁效果，与口服 150 毫克 / 天的丙咪嗪相当，S– 腺苷甲硫的耐受性比其他对应药物要好得多。

S– 腺苷甲硫剂量、毒性和最佳应用。由于口服 S– 腺苷甲硫可能会引起一些人的恶心，建议开始每天 2 次服用 200 毫克，然后在第 3 天增加到每天 2 次 400 毫克，然后在第 10 天增加到每天 3 次 400 毫克，最后在第 14 天增加到每天 4 次 400 毫克的全剂量。当然，如果有任何明显的副作用，那么 S– 腺苷甲硫可能需要缓慢增加。 S– 腺苷甲硫在儿童中也可以安全地使用，有研究显示，青少年（平均 14 岁）在 2 个月内服用 200~1400 毫克的剂量，以帮助缓解功能性腹痛，且无副作用或肝功能改变（Choi & Huang, 2013）。为了最大限度地吸收，S– 腺苷甲硫最好是从食物中吸收。

对于 S– 腺苷甲硫最好的应用是在一个精力不足、缺乏动力的抑郁症患者身上。S– 腺苷甲硫可能会增加已经焦虑的患者的焦虑，所以在双相情感障碍中被禁用。

S– 腺苷甲硫的食物来源。身体会制造 S– 腺苷甲硫，但没有已知的食物来源。

植物药物

自古以来，植物一直是人类营养和药物的来源。植物药物（也称为草药）可以作为补充剂，即利用植物材料作为某些维生素或矿物质的来源。草药还也可以用于在人体内产生更多的生理或生物效应，类似于药物的作用方式。

草药通常是安全的，因为草药作为天然植物，含有许多成分，可以在毒性发生之前与身体沟通并发出警告信息。例如，我们可以看看草药植物洋地黄和药物地高辛。印第安人使用洋地黄来治疗明显的心血管疾病，因为他们注意到食用这种植物对精力和血液循环有积极的影响。现代医学从洋地黄中提取了地高辛成分，它是一种正性肌力药（增加心肌收缩力）。地高辛的问题是它的治疗窗口很窄：你服用太少，它不起作用；但服用太多，它会导致心动过缓，并迅速导致死亡。相对应地，在地高辛水平变得过高之前，整株洋地黄往往会使人呕吐，并造成严重的消化不良。虽然药物和植物都可能有毒，但植物中的多种分子通常会首先产生非致命的毒性症状，而加工的地高辛则消除了药物的这种能力。这个例子说明，一般来说，天然草药物质往往更安全，而且最好使用完整的草药，而不是只提取和研究某些分子和"活性成分"。

附录 IV 中的表 IV–7 回顾了治疗焦虑和抑郁的顶级植物药，下文将详细描述这些药物。

姜黄

姜黄的药用具有悠久而丰富的历史，贾耶赫·桑穆卡哈尼（Jayesh Sanmukhani）针对中医和阿育吠陀医学就姜黄抗癌特性、神经支持和抗炎作用的研究发现，它被认为是降低溃疡性结肠炎复发率、治愈直肠炎和减少息肉形成的有力盟友（tfanai et al., 2006）。姜黄对大脑和神经系统可能带来的好处包括其抗炎和神经再生能力，以及在大脑情感中心创造新神经元的能力（Kulkarni et al., 2009）。

姜黄含有高达 5% 的姜黄素，姜黄素被认为是这种香料中最有可能的活性成分。研究表明，姜黄素在应激小鼠中具有显著的抗焦虑效果（Gilhotra & Dhingra, 2010），可能是通过改变大脑中的血清素产生的（Benammi et al., 2014）。姜黄素已被证明能使神经病变的小鼠（模拟疼痛综合征的小鼠）的抑郁样行为正常化（Zhao et al., 2014）。有动物研究实验使用了一种名为 BCM-95 的的姜黄素与氟西汀（百忧解）或丙咪嗪（托夫拉尼）作为药物添加后发现，将姜黄添加到药物中对人体有益（Sanmukhani et al., 2011）。联合研究表明，姜黄素的积极作用可能是由于其抗炎能力以及直接支持神经递质，特别是增加了去甲肾上腺素、多巴胺和血清素。

贾耶赫·桑穆卡哈尼等人（2014）的一项临床研究对 45 名服用氟西汀（百忧解）、姜黄素（BCM-95）或两者同时服用的抑郁症患者进行了研究，结果发现，服用两种药物的组中有反应的人数最多（约 78%），而单一治疗组的结果几乎相同（分别为 65% 和 63%）。更重要的是，这三组在那些积极反应的人中发现了相似的受益水平，这表明姜黄素可能可以被用于治疗重度抑郁症。

姜黄的剂量和安全性

贾耶赫·桑穆卡哈尼等人（2013）的研究使用了 1000 毫克 / 天的 BCM-95 型姜黄素，已知其生物利用度是普通姜黄素的七倍（Antony et al., 2008）。虽然副作用不常见，但补充姜黄素可能会引起轻度胃炎和轻度恶心，因此最好不要在用餐时服用。

西番莲

西番莲因其抗焦虑的特性，在民间传说中作为镇静剂有着悠久而丰富的使用历史，在许多国家被认为是一种官方的植物药物。虽然西番莲中有许多可能的活性成分，但它们很可能是生物碱和生物类黄酮（Mitchell, 2003, p.126）。

与药物阿普唑仑一样，西番莲通过与大脑中的苯二氮卓受体结合来部分减轻焦虑。它含有大黄素和其他类黄酮化合物，经证实具有抗焦虑、抗炎活性（Zhou Tan & Deng, 2008）。

2007 年的一项科克伦元分析研究了两项共 198 名患者的研究，结果表明西番莲与苯二氮卓药物具有相同的效果（Miyasaka, Atallah, & Soares, 2007）。一项双盲、安慰剂对照研究，对 36 名患有广泛性焦虑症的患者进行了西番莲与苯二氮卓－奥沙西泮的比较。虽然该药物起效更快，但西番莲和药物的疗效相同，而草药药物的副作用表现（如工作损伤）比该药物少（Akhondzadeh et al., 2001）。另一项研究观察了 60 名患者，他们在手术前 90 分钟服用了西番莲或安慰剂来缓解焦虑，结果发现，使用植物性西番莲可以大大降低焦虑，且不会引起镇静或术后不良反应（Akhondzadeh et al., 2001）。在一项多中心、双盲、安慰剂对照的全科研究中，182 名焦虑和适应障碍患者服用西番莲和其他几种草药（包括锐刺山楂和缬草），也发现了积极作用。

西番莲剂量及最佳应用

和许多草药一样，西番莲既可以制成胶囊或片剂，也可以制成茶或液体酊剂。我通常会给患者开西番莲酊剂（约 30~60 滴），每天 3 次，每次 1～2 滴。它可以放在少许水中，也可以泡在茶里。

西番莲花被草药专家认为有助于抑制会加剧大脑中焦虑的过度思考和思绪纷乱。通常那些提到他们的思想是如何"旋转"和"失控"的患者在使用西番莲后效果很好。西番莲的拉丁名字是 passiflora incarnata，或可译为"激情的化身"，可以推荐给那些不确定生活将走向何方的人。

西番莲的毒性

西番莲在服用典型剂量时没有已知的毒性。上述一项研究（Akhondzade et al., 2001）发现一名患者出现轻微的头晕、嗜睡和意识模糊。因为西番莲有镇静作用，所以如果没有经验丰富的医生，应该清楚地记住它不应该与酒精饮料或处方镇静剂一起使用。当单胺氧化酶抑制剂与西番莲一起使用时，理论上会出现其与西番莲生物碱相互作用的问题。由此，孕妇、哺乳期妇女或六个月以下的婴儿不宜使用西番莲（Fisher, Purcell, & Le Couteur, 2004）。

卡瓦胡椒

卡瓦胡椒被翻译成"令人陶醉的胡椒"，它来自西太平洋，因为它能够使人平静和放松，而不充当镇静剂。动物研究表明，其可能的机制是通过 γ-氨基丁酸受体，以及其卡瓦内酯成分对多巴胺再摄取的抑制。卡瓦胡椒还可能抑制去甲肾上腺素的摄取和钠钾通道（Weeks, 2009），它的作用是抗焦虑、使骨骼肌张力降低。

自 20 世纪 90 年代末以来，已经进行了一些对照实验，以研究卡瓦胡椒在焦虑中的有效性。对六项非精神病性焦虑症患者实验的元分析显示了良好的总体结果，尤其对女性和年轻患者有利（Witte, Loew, & Gaus, 2005）。一项单独的早期科克伦元分析（Pittler & Ernst, 2003）研究了 11 项实验，共有 645 名患者，并发现它与安慰剂相比是有效的。大多数研究得出的结论是，当卡瓦胡椒被用作苯并二氮卓类或三环抗抑郁药物的抗焦虑替代品时，个体通常会遭受较少的副作用。虽然在少数人群中，一些研究并没有发现其在减少焦虑症状方面的益处。其中两项研究表明，卡瓦胡椒治疗和安慰剂之间没有显著差异（Sarris et al., 2009; Jacobs et al., 2005），一个非常小的实验表明，安慰剂实际上对基线焦虑评分较高的患者的症状更有效（Connor & Davidson, 2002）。然而，总的来说，大多数研究都显示出了其实质性的好处。

乌尔班·马尔施（Urban Malsch）和迈因哈德·基泽（Meinhard Kieser）在一项为期五周的随机、安慰剂对照、双盲研究中（2001），使用卡瓦胡椒提取物，对 49 名希望戒掉焦虑药物的患者进行了研究。在第一个治疗周内，卡瓦胡椒从 50 毫克 / 天增加到 300 毫克 / 天，患者的苯二氮卓类药物在两周内逐渐减少。之后三周只服用卡瓦胡椒或安慰剂。这项研究采用了汉密尔顿焦虑量表和主观幸福感量表，并对苯二氮卓戒断症状进行监测。通过定期的患者访谈检查治疗安全性。基于量表测量和二级测量，卡瓦胡椒明显优于安慰剂。此外，在研究的几周内，卡瓦胡椒的耐受性与安慰剂相当。

卡瓦胡椒剂量及最佳应用

在我的诊所里，我经常使用卡瓦胡椒 30 滴酊剂（每天 2~3 次）作为精神放松剂，可以放在少量水中，也可以放入热水中作为镇静茶饮用。上述实验表明，胶囊形式的提取物剂量为 400 毫克 / 天是有用的，并且不会引起任何副作用。它可能最适合年轻患者和女性，我在临床上用它治疗患有间质性膀胱炎的女性患者，在上述实验中也发现了对男性的有效性。卡瓦胡椒在表现为肌肉紧张的焦虑中特别有用。卡瓦胡椒还可用于帮助戒断苯二氮卓类药物，从 50 毫克 / 天开始，逐渐增加到 300 毫克 / 天，同时逐渐减少苯二氮卓类药物的计量，在两周内逐渐减少苯二氮卓类药物，然后在三周内逐渐减少 300 毫克 / 天的卡瓦胡椒。

卡瓦胡椒的毒性

虽然上述实验表明卡瓦胡椒无毒，但美国食品和药物管理局在 2002 年发布了一份消费者顾问警告，由于一些报告显示卡瓦胡椒补充剂有肝毒性，卡瓦胡椒补充剂可能会导致严重的肝损伤（U.S. Food & Drug Administra tion，2002）。此后，研究表明，绝大多数研究和传统用途并不能确定卡瓦胡椒的毒性，这些病例报告可能是多种药物合用、过量或草药质量差和掺假所致。从 1992 年到 2002 年，仅在德国和瑞士就销售了超过 4.5 亿剂量的卡瓦胡椒提取物，相当于每月销售 1500 万剂量，且没有发生重大事故（Teschke，Schwarzenboeck，& Akinci，2008）。一些轶事报道表明，焦虑的增加是矛盾的。

薰衣草

几个世纪以来，人们一直依赖不同种类的薰衣草来缓解焦虑。今天，各种各样的薰衣草制剂都被认为对缓解焦虑有好处，对消除抑郁也有帮助。

越来越多的研究开始支持用薰衣草来改善情绪。一项针对 221 名焦虑症患者的多中心研究表明，薰衣草速释胶囊制剂明显优于安慰剂（Kasper et al.，2010b）。由胡贝特·韦尔克（Hubert Woelk）和 S. 施莱费克（S. Schläfke）进行的一项双盲研究（2010）比较了一种商用薰衣草油制剂和劳拉西泮对广泛性焦虑症的治疗效果，结果发现 40% 接受薰衣草治疗的患者病情缓解，而使用劳拉西泮的患者中只有 27% 达到缓解。薰衣草油制剂在没有任何镇静副作用的情况下做到了这一点。虽然这项研究的设计相当强大，但应该指出的是，这项研究报告的作者是研究赞助商的雇员。

薰衣草剂量及毒性

薰衣草可以在上面提到的速释胶囊中服用，每天服用 1 粒，其中含有 80 毫克薰衣草油。如果当事人有明显的焦虑，那么我建议在温水浴中放几滴薰衣草精油和一些泻盐。一项随机对照实验中，80 名女性每天用薰衣草油沐浴，她们的情绪得到改善，攻击性减少，对前景更加乐观（Morris, 2002）。我也可以推荐一种单独的薰衣草酊剂，每天 3 次，每次 30 滴。薰衣草也可以作为一种茶来饮用，每 1 杯或 2 杯水中加入 1~2 茶匙的香草，它对由紧张引起的胃病特别好用。记住，精油是用于沐浴或芳香疗法的外用精油，精油不能口服。当薰衣草以适当的形式使用时，没有毒性问题。

南非醉茄

在本书中讨论的所有补充剂中，使用南非醉茄的历史可能是久远的，可以追溯到 3000 年前，即阿育吠陀从业者开始享受其好处的时候。ashwagandha 一词被翻译成"马的气味"有两个原因：其一，草药本身确实有这种有趣的气味；其二，传统的信仰是，食用它可以帮助使用者获得马一样的力量和活力（Shastry, 2001）。

虽然古代医学认为它是对身体的全面补充，但现代研究重点在于它对炎症条件、帕金森病、神经系统疾病的优势，以及作为一种辅助治疗支持白细胞计数的下降（Mishra, Singh, & Dagenais, 2000）。虽然这种草本植物含有许多有助于平衡生理的化合物，但这种植物的生物碱和内酯（称为 withanolides）作为激素前体，一直是关于南非醉茄的许多研究的核心（Withaniasomnifera, 2004）。

在整体护理中，南非醉茄被视为具有适应性，当可用配体（受体刺激物）较低时，它可以与受体结合以增加效果，但当配体可用性较高时，它可以阻断过度刺激（Bhattacharya et al., 2000）。虽然对南非醉茄的大多数理解都是基于其悠久的历史和动物研究，但也有少数研究表明它确实对焦虑有好处。

科塔坤德拉·钱德拉塞卡尔（Kothagundla Chandrasekhar）、乔蒂·卡普尔（Jyoti Kapoor）和斯里达尔·阿尼舍蒂（Sridhar Anishetty）的一项研究（2012）将 64 人随机分为安慰剂组和 300 毫克高浓度的南非醉茄根提取物组，每天 2 次、每次 1 粒、为期 60 天。在治疗期间（第 15 天、第 30 天、第 45 天和第 60 天），对所有被试进行电话随访，以检查治疗依从性并记录任何不良反应。与安慰剂组相比，治疗组在第 60 天的所有压力评估量表上的分数显著降低。与安慰剂组相比，血清皮质醇水平显著降低。这两组的副作用均较轻，也很相似。一项案例研究（Kalani, Bahtiyar, & Sacerdote, 2012）显示，肾上腺增生（肾上腺因慢性压力而肿胀的情况）的女性受益。这些妇女被发现皮质醇、黄体酮和孕烯醇酮水平有所改善，脱发也明显改善。在另一个案例研究中，患有压力相关生育问题的男性表现出更高的抗氧化状态和具有更健康的精子（Mahdi et al., 2009）。

南非醉茄的剂量和最佳用法

南非醉茄的典型剂量是每天 1~2 次、每次 300 毫克。标准化的睡茄交酯含量（被认为是南非醉茄的活性成分）至少为 1%~5%。南非醉茄的最佳用途是用于那些焦虑、生活紧张、伴有神经衰弱和失眠的人。我自己也服用过南非醉茄，并能证明它的价值，它可以通过减少身体的反应来帮助应对压力。

南非醉茄的毒性

使用这种植物药物的任何研究都没有发现毒性，除了一份病例报告，该报告记录了一名患有多毛症（体毛生长）的女性，她在服用南非醉茄时体内硫酸脱氢表雄酮水平升高、睾酮水平降低。虽然不清楚是否是南非醉茄的原因，但一旦她停止草药，这一问题就解决了（Nguyen et al., 2013）。我的一位老年患者说吃了这种草药后呕吐。

红景天

红景天最初是在俄罗斯文献中观察到的一种植物药，用于对抗物理、生物和化学应激源（Kelly, 2001）。就像南非醉茄一样，红景天具有适应能力，它可以增加较低水平的激素和神经递质，并降低其过高的水平。研究表明，作为一种适应性草本植物，红景天具有神经保护、心脏保护、抗疲劳、抗抑郁、抗焦虑和益智（认知增强）的作用，具有延长寿命和刺激中枢神经系统的效果（Panossian et al., 2010）。

通过观察红景天中一种叫作罗沙文的独特分子，小鼠研究显示了抗抑郁和减轻焦虑的效果（Perfumi & Mattioli, 2007）。动物研究表明，红景天对 γ-氨基丁酸的影响最小，这表明整个神经系统和身体的其他机制（除了像苯二氮卓类药物一样）参与了其镇静和保护作用（Cayer et al., 2013）。

一项小型试点研究对 10 例被诊断为广泛性焦虑障碍的患者进行了研究。他们每天服用 340 毫克红景天提取物，持续 10 周，汉密尔顿焦虑量表显示焦虑显著下降（Bystritsky, Kerwin, & Feusner, 2008）。一项临床试验评估了标准化的红景天提取物与安慰剂对轻度至中度抑郁症患者的疗效（Darbinyan et al., 2007）。在六周内，A 组 31 例患者服用 340 毫克 / 天的标准化红景天提取物，B 组 29 例患者服用 680 毫克 / 天，C 组 29 例患者服用安慰剂。A 组和 B

组的总体抑郁程度在统计学上显著降低；C 组无改善。在所有测试的情绪参数中，只有"自尊"（这是一个很重要的因素）在低剂量下没有改善。然而，在 680 毫克 / 天的剂量下，自尊显著提高，没有发现任何副作用。

红景天剂量及最佳应用

研究中的剂量范围从每天 340 毫克到每天 680 毫克不等。红景天可标准化为 1% 的分子红景天。需要对这种适应剂进行长期研究，但到目前为止，就我们所知道的，如果患者在这个过程中感到抑郁和 / 或焦虑、疲倦，并在这个过程中感到悲伤，红景天似乎成为一个很好的选择。

红景天的毒性

在给定的剂量内，没有关于红景天有毒的报告。其他研究使用红景天长达四个月，未见副作用报道。一项研究（Bystritsky et al., 2008）发现轻微到中度的眩晕和口干的副作用，这可能是由于患者的焦虑所致。

圣约翰草

虽然在本书中讨论的所有补充剂中，南非醉茄的使用历史最长，但圣约翰草（贯叶连翘）是有史以来研究最多的草药。其拉丁名 hypericum perforatum 的意思是"在鬼魂之上"，这种植物被收集起来是为了抵御邪恶的灵魂。圣约翰草是一种开有五瓣黄花的植物，以其对焦虑和轻度至中度抑郁的有效性而闻名。所以，圣约翰草现在成为世界上治疗情绪低落的标准方案之一。 就像 S– 腺苷甲硫一样，甚至美国精神病学协会（2010）也承认了，它"可能被考虑"作为药物治疗的替代品——就天然物质而言，这再一次几乎是它们的另一种狂欢。

圣约翰草是最著名的抗抑郁药，而大多数传统的圈子认为，粗略地看一下，它只是另一种具有选择性血清素再摄取抑制剂功能的抗抑郁药。虽然圣约翰草可能表现出一些选择性血清素再摄取抑制剂机制，但它在大脑和中枢神经系统中都有许多其他作用。事实上，尽管进行了所有的研究，圣约翰草的确切抗抑郁作用机制仍未被完全了解——可能是因为它和其他植物药物一样，有许多化学成分，可以在全身产生多种温和的作用。最初，人们认为它的作用与第一批用于治疗抑郁症的药物——单胺氧化酶抑制剂类似，后者通过减缓神经递质的分解而发挥作用（Müller et al., 1997）。然后，其他研究表明，它能阻止乙酰胆碱的分解（Re et al., 2003），并具有类似血清素的活性（tfelgason, 2007）。在这种情况下，它可以像弱选择性血清素再摄取抑制剂一样发挥作用，副作用更少（Morelli & Zoorob, 2000）。它还温和地平衡其他神经递质水平，包括去甲肾上腺素和多巴胺，以及支持 γ-氨基丁酸（Nierenberg Lund & Mischoulon, 2008; tfammerness, 2003）。其他研究表明，这种神奇的草药具有抗炎和神经保护作用（Wong et al., 2004）。我们可以从中得到的结论是，圣约翰草对身体和大脑都有多效性影响，总的来说，它们似乎能降低抑郁和焦虑症状。

有数百项研究对圣约翰草治疗抑郁症进行了评估，截至本书撰写之时，最新的元分析是 2008 年慕尼黑的一项研究（Linde, Berner, & Kriston, 2008），该研究仅对抑郁症患者的随机和双盲研究进行了评估。与之前的综述相比，这项元分析包括 1995 年至 2006 年发表的设计良好的研究。在 1997 年至 2006 年间发表的 17 项研究中，将圣约翰草与安慰剂进行了 4~12 周的比较，并与标准的抗抑郁药物进行了比较，包括氟西汀（百忧解）、舍曲林、丙咪嗪，西酞普兰、帕西汀和阿密曲替林。总之，它包括 29 项研究、共有 5489名患者。这些研究来自许多国家，测试了几种不同的圣约翰草提取物，主要包括患有轻度至中度严重症状的患者。总的来说，在这些研究中，圣约翰草提取物优于安慰剂，并且至少与标准抗抑郁药物一样有效。此外，服用圣约翰草提取物的患者因不良反应而退出实验的频率低于服用较老的抗抑郁药物的患者。进一步的研究表明，抗抑郁药物的副作用是圣约翰草的 10 到 38 倍（Kasper et al., 2010a），考虑到与药物相同的疗效，而且副作用更少，没有理由不首先将其用于对轻度至中度抑郁症的尝试。

虽然圣约翰草在抑郁症方面得到了很好的研究成果，但新的研究开始发掘其抗焦虑的功效。对给予圣约翰草的糖尿病大鼠进行的动物研究表明，它对降低血糖水平有明显的好处，并能尽量减少焦虑和抑郁行为（tfusain et al., 2011）。另一项研究发现，其对绝经后妇女的情绪和焦虑有好处（Geller & Studee, 2007）。然而，对 60 名患者的研究并未发现其对强迫症的好处（Kobak et al., 2005）。

圣约翰草的剂量和最佳应用

圣约翰草的剂量通常在 900 毫克至 1800 毫克标准提取物 / 天，通常一天分为三次剂量，尽管一些文献报道每天 1~2 次更大的剂量可以同样有效（这使得依从性更容易）。普通酊剂的剂量范围为 20 滴 ~60 滴，每天 3 次。新鲜药草提取物一般剂量 5 毫升，每天 2~3 次。最好检查标签上的药品类型和浓度。对于我的患者，我通常使用胶囊或片剂形式的、标准的 0.3% 的复合金丝桃素（hypericin）。

总的来说，文献支持使用圣约翰草治疗轻度至中度抑郁。我要补充的是，对于糖尿病相关的焦虑和绝经后抑郁引起的焦虑可能有好处。目前，研究结果尚不清楚它是否对焦虑本身有任何好处，也不应将其作为治疗重度抑郁症的单一疗法，特别是如果使用替代药物已知有更快和更有效的反应。

对于已经存在传导性心脏功能障碍的患者或老年患者，高剂量金丝桃提取物在心脏功能方面比三环抗抑郁药物更安全（Czekalla et al., 1997），可能是治疗患有抑郁症的心脏病患者的更好的选择。此外，两项研究表明，圣约翰草（每天 1~3 次，300 毫克）实际上可以提高血小板抑制剂氯吡格雷的有效性，对这种药物反应较差的患者，有效性可提高 36%（Lau et al., 2011）。

圣约翰草的毒性和相互作用

圣约翰草提取物的副作用很小，特别是与众所周知的抗抑郁药物的副作用相比（tfenry, Alexander & Sener, 1995）。当圣约翰草与抗抑郁药物、色氨酸或 5- 羟基色氨酸一起使用时，还应考虑和监测躁动症状和其他可能与血清素过量水平相匹配的症状（见上文色氨酸部分中血清素综合征的讨论）。

虽然圣约翰草已被证明能诱发一些患者（服用者中不到 1%）的光敏性，但标准剂量的圣约翰草不太可能诱发光敏性，而且它主要发生在使用超过正常剂量的抗病毒药物的感染艾滋病毒的患者中（Gulick et al., 1992）。有人建议，使用酊剂可以避免光敏感，同时仍能改善情绪（Barendsen, 1996）。

研究表明，圣约翰草可以提高或降低许多药物的流通水平（Izzo, 2004; Tannergren et al., 2004; tfall et al., 2003; Peebles et al., 2001）。已知圣约翰草可增强肝脏酶（细胞色素 P450 系统）以及肠壁中用于解毒药物的化合物（P- 糖蛋白）的作用。因此，患者在开始服用圣约翰草之前，医生或药剂师必须检查他们是否正在服用药物。

藏红花

藏红花（番红花）源自波斯传统医药药典（Akhon dzadeh et al., 2004），以其鲜艳的颜色和风味而闻名，也是世界上最昂贵的香料。藏红花含有大量的抗氧化类胡萝卜素（使其呈烧焦的橙色）和 B 族维生素，传统上被用作镇定剂、抗抑郁剂和抗炎药，其消化特性是放松消化道肌肉，以减少痉挛，帮助消化食物，同时也是一种食欲增强剂（Yarnell, 2008）。

最近的一些临床前和临床研究表明，藏红花的柱头（花粉所在的植物顶部，在技术上被称为"藏红花"）和藏红花的花瓣都有抗抑郁作用。动物研究表明，藏花醛和番红花素的混合物可能通过保持多巴胺、去甲肾上腺素和血清素的平衡水平而发挥抗抑郁作用（tfosseinza deh, Karimi, & Niapoor, 2004）。

在一项为期 8 周的双盲随机实验中，阿夫辛·阿洪扎德·巴斯蒂（Afshin Akhondzadeh Basti）等人（2007）随机分配了 40 名抑郁症成人门诊患者，在早晚接受一粒 15 毫克的藏红花花瓣胶囊，或在早晚接受 10 毫克的氟西汀（百忧解）。在实验结束时，藏红花花瓣胶囊与药物一样有效，应答率无显著差异：氟西汀（百忧解）的应答率为 85%（20 例患者中有 17 例，该药物的应答率异常高），藏红花花瓣胶囊的应答率为 75%。与丙咪嗪进行为期 6 周的比较发现，使用该草药的患者的汉密尔顿抑郁量表结果明显更好（Akhondzadeh et al., 2005）。

藏红花的剂量和毒性

在上述临床研究中，每天 2 次服用 15 毫克的藏红花花瓣或柱头。据报道，至少在三项临床试验中，藏红花花瓣与柱头具有相同的抗抑郁作用（Noorbala et al., 2005; Akhondzadeh et al., 2004, 2005）——花瓣的成本明显低于藏红花，但具有同样的好处。

在这些剂量下，或以烹饪剂量摄入时，没有毒性报告。一项对大鼠进行的研究显示，直接注射到大鼠腹部的草药含量极高，其红细胞减少，肝和肾功能也发生改变。然而，这些剂量远高于临床使用的剂量，腹腔（腹部）注射剂量不像口服剂量那样可以通过消化道（Mohajeri et al., 2007）。作为预防措施，如果有其他治疗选择，患有肝肾疾病的患者可能不想使用这种草药。有趣的是，在给予化疗药物顺铂的大鼠中，藏红花以及氨基酸半胱氨酸和维生素 E 实际上可以保护肾脏免受毒性（el Daly, 1998）。

黎豆属

这种又被称为丝绒豆的草本植物来自传统的阿育吠陀医学。自公元前 1500 年起就被用作药物，虽然一些动物研究表明其可能有益于抑郁症，但还没有人对其进行研究。

这种植物含有比任何其他已知来源更多的 L– 多巴胺，第 2 章曾讨论了这种神经递质是如何促进情绪和提高动机的。黎豆属在帮助帕金森病患者方面的有效性已经被研究过，帕金森病是一种大脑中产生多巴胺的区域不能正常工作的疾病。三项开放标签研究表明，患者平均每天服用 45 克黎豆属种子的粉末提取物（相当于约 1 500 毫克 L– 多巴胺）后，症状明显改善（tfP-200 in Parkinson's Disease Study Group, 1995; Vaidya et al., 1978; Nagashayana et al., 2000）。另一项研究表明，黎豆属可能比标准的治疗帕金森病药物的副作用更少（Katzenschlager et al., 2004）。

我提到这种草药适用于可能从安非他酮或阿立哌唑等多巴胺增强药物中收益的抑郁症患者。这些患者在使用低剂量的这些草药后，在自我激励、自尊提升和保持良好心情上大有帮助，同时还能戒掉药物。有些患者可能会用这种方法代替药物治疗——但请注意，尽管我个人的经验表明这种方法是有效的，但这种方法还没有被临床研究过。

黎豆属的剂量

对于药物支持，我建议从 200 毫克的提取物开始，2 周后每天 2 次服用 200 毫克（补充约 120~-240 毫克 L– 多巴胺）。这是一个相对较低的剂量。如果患者没有服用多巴胺增强药物，则更高剂量可能是合适的。

黎豆属的毒性

黎豆属可能会引起一些人的腹胀和恶心，并可能干扰抗凝血（血液稀释）药物。它可能促进睾酮分泌，并可能加重女性的多囊卵巢综合征。据报道，有出现严重呕吐、心悸、入睡困难、妄想或精神错乱的病例。为了安全起见，我建议患者在使用这种草药时要与知识渊博的医生合作。

顺势疗法

"顺势疗法"（homeopathos）一词来源于两个希腊单词：homeo，意思是相似的；pathos，意思是痛苦。顺势疗法是整体医疗中最有趣和最有争议的模式之一。顺势疗法可能是整合医疗从业者的主要治疗方法或关注点，也可能是那些试图诋毁天然药物的人的一个焦点。

顺势疗法也是比较难从西方科学的角度来解释的自然医学方法之一。尽管如此，100 多年来，它一直是欧洲和印度成功治疗的一部分。顺势疗法的理论认为，一种特定的治疗方法可能在改变一个人的身体状况的能量学方面发挥作用，使身体从内部痊愈。

顺势疗法是由内科医师萨穆埃尔·哈内曼（Samuel Hahnemann）在 18 世纪末和 19 世纪初开发的一种治疗系统，其概念是"每种自然产生的元素、植物和矿物质化合物在摄入或应用时，都会导致某些症状和生理变化"。利用这一知识，一种特定的疾病可以使用微小的顺势疗法剂量进行治疗，这些物质被认为能够对健康人产生相同的疾病症状。这就是所谓的"以毒攻毒"（Medicine.net, 2009）。

利用这一原理，萨穆埃尔·哈内曼的工作发现了临床价值，并获得了认可。第一所顺势疗法医学院于 1835 年在美国宾夕法尼亚州的阿伦敦成立（即今天的宾夕法尼亚医学院）。美国医学协会（American Medical Association，AMA）成立于 1847 年，自成立以来，就一直奉行诋毁天然药物特别是顺势疗法的政策。尽管受到美国医学协会的影响，到 19 世纪下半叶，顺势疗法继续发展并获得认可。它以功效而闻名于世，遍及欧洲、亚洲和北美。今天，它在印度和德国被广泛接受，与传统护理一起使用。

焦虑和抑郁的顺势疗法研究

使用顺势疗法药物治疗精神疾病的研究很少。1997 年美国杜克大学的一项研究，可能是迄今为止对焦虑和抑郁的顺势疗法最有力的研究之一。该研究对门诊治疗 12 名患有严重抑郁症、社交恐惧症或惊恐障碍的成年人的部分药物进行了检查（Davidson et al., 1997），这些患者要么要求顺势疗法治疗，要么在常规治疗的部分或不良反应后，在医生的建议下接受顺势疗法，根据患者的表现，为患者开出个体顺势疗法处方。治疗持续时间为 7~8 周。根据临床整体改善量表的评分，总体改善的有效率为 58%，根据症状自评量表 –90-R（symptom checklist-90-R）或简短社交恐惧症量表（brief social phobia scale）的评分，有效率为 50%。治疗的类型和效力、治疗的持续时间和联合干预措施因患者而异，初始诊断也是如此，这使得人们很难真正理解干预措施的有效性。研究得出结论，顺势疗法"可能有助于治疗轻度至重度症状患者的情感和焦虑障碍"（Davidson et al., 1997）。不幸的是，这项试验也没有对照。 然而，一项独立的研究审查认为该研究是相关的，作为初步报告是有价值的（Pilkington et al., 2005）。

对 100 名癌症患者进行了一项精心设计的、使用个体化顺势疗法的非受控临床试验，以评估患者的症状缓解情况（Thompson & Reilly, 2002），其中 39 名患者患有转移性疾病，这是一个很难获得症状缓解的群体。 整个研究组的平均抑郁评分有显著改善。总的来说，52% 的患者在经过 4~6 次会诊后抑郁评分有所改善。在这项研究中，17 名患者的症状加重。在研究期间，疲劳和潮热的症状评分明显改善，但疼痛评分没有改善。没有发现任何副作用。在完成研究的 52 名患者中，通过自我完成问卷测量的患者满意度较高；73%（52 人中的 38 人）认为顺势疗法"有帮助"或更好。

韦恩·乔纳斯（Wayne Jonas）博士（美国国立卫生研究院前替代医学办公室院长——现在称为国家补充医学中心）和他的同事（Davidson et al., 2011）在杜克大学进行的一项元分析，从 1431 名患者中发现了 25 项符合条件的研究。顺势疗法对功能性躯体综合征组（纤维肌痛和慢性疲乏综合征）疗效显著，但对焦虑或压力无疗效。对于其他精神障碍，顺势疗法产生了混合效应。如上所述，没有针对抑郁症的安慰剂对照研究。这些报告缺乏有意义的安全性数据，但表面的结果表明顺势疗法治疗精神精神疾病的耐受性良好。

最近的一项随机、双盲、安慰剂对照研究对压力较大女性的顺势疗法组合疗法进行了研究（Hell-hammer & Schubert, 2013）。在 14 天里，40 名女性被试服用了三组顺势疗法药物，包括棘属、素馨属、西番莲、咖啡和藜芦。在第 15 个研究日，被试在早上和到达研究地点后服用三片药片。 评估被试唾液皮质醇、血浆皮质醇、肾上腺皮质激素、肾上腺素、去甲肾上腺素和心率；压力测试期间的幸福感、焦虑、压力和不安全感；睡眠和生活质量。虽然两组之间的皮质醇水平没有差异，但接受顺势疗法治疗的被试睡眠质量更好，去甲肾上腺素水平更低。作者得出结论，顺势疗法有助于调节急性应激和睡眠受损期间的神经内分泌应激反应。

综合起来，这些研究表明，当使用常规参数研究顺势疗法时，结果是混合的，并有一些疗效。然而，从更系统的范式（食物、睡眠、工作、减压、营养等）和更具体的个人处方研究顺势疗法，很有可能在未来显示出更好的结果。

附录 V 列出了常见于抑郁和焦虑的顺势疗法。这些表格显示了你的当事人的心理和情绪模式，以及外表和 / 或特殊的方面或特质。可能不是所有的当事人都会显示所有这些，但理想情况下，你将看到可能适合的整体模式。请注意，一些补救措施可能适合焦虑或抑郁。如果你对顺势疗法更感兴趣，你可能想要购买一些顺势疗法材料，其中更详细地描述了这些治疗方法。

顺势疗法的剂量

正如许多形式的天然药物一样，不同的来源有不同的剂量方法。一种简单的低效方法是每 6~12 小时服用一剂 30 倍效的药物，并在大约一周内寻找患者的变化。一旦症状好转，患者应停止服用药物。如果没有变化，或者服药后症状加重，那么考虑另一种治疗方法。

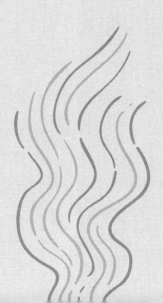

第 5 章

FIVE

心身医学

个案
研究

焦虑的爱丽丝

43 岁的爱丽丝是三个女孩（分别为 3 岁、7 岁和 9 岁）的母亲。大约五年前，当她开车过桥时，开始第一次出现恐慌症。当她开车的时候（尽管感到非常不舒服），她的焦虑逐渐转移到了正如许多母亲都会担忧的领域："我要死了，我的孩子将会失去母亲。"

更加重她焦虑的是，她丈夫的妹妹去年刚去世，年仅 34 岁，撇下两个孩子。

爱丽丝一直担心会有什么事发生在自己身上，可能是意外，更可能是生病，特别是乳腺癌。她之所以会这样认为，是因为她来自纽约长岛，这里是一个以创纪录的乳腺癌发病率而闻名的地区，所以她觉得这种想法很有道理。她大约四年前开始接受心理治疗师的治疗，这帮助她更好地生活，她可以出门开车，但日常的压力并没有减轻。一次又一次的乳房 X 光检查结果都是阴性的，这让她放松了几天，直到她了解到乳房 X 光检查本身可能会导致乳腺癌！现在她不知道该怎么做：继续检查，增加她患癌的风险，还是让癌症不被发现。

一年前，她决定去看另一位自然疗法的医生，这位医生为她提供了稳定的健康饮食和维生素，以此来帮助她减少焦虑和预防癌症。这也很有帮助，当她来找我的时候，她既有可以用忙碌来分散自己注意力的"好日子"，也有什么都无法阻止她去思考死亡的"糟糕日子"。无论是哪种情况，她上床睡觉时都会详细地想象她去世后的各种情景，想象着女儿们在没有她的情况下所发生的那些里程碑事件。

我问爱丽丝，五年前她是否有过焦虑症，她一开始告诉我没有。但是，在我们交谈的时候，她告诉我她永远不能平静。"我的头脑永远不会平静，即使在我还是个孩子的时候，我就总是在担心下一件事，我认为这是很正常的。"我问她是否一直在冥想。她的脸绷紧了，几乎苍白地说："这是最糟糕的事情——冥想会让我发疯。我不会这么做的。"我向她解释说，心灵就像一只小狗，如果我们让它肆无忌惮地跑来跑去，它长大后会非常不开心的，从某种意义上说，她的心灵就像一只需要一些温和但坚定地守纪律的小狗。

慢慢地，她开始深呼吸和冥想（一天2次、每次30秒）——学习如何处理涌入脑海的思绪。在两个月的时间里，她每天2次冥想，每次长达10分钟。她还在她的养生法中增加了每周1次的瑜伽。今天，她仍然有短暂的死亡念头，但通过冥想她可以来欣赏她的生活、享受她的家庭。事实上，在做了更多的治疗工作后，她现在认为死亡是"生命中自然的一部分""我不能教我的孩子害怕死亡"。有一句古老的谚语说得好："你最讨厌的东西就是你最需要的东西。"在爱丽丝的案例中，这是真的。

一旦焦虑缓解进入到平静状态，很显然，启动身心模式不仅仅是帮助获得"良好感觉"的干预，更可能成为治疗焦虑和抑郁的有效方式。事实上，根据这项研究，可以认为这些疗法是改变下丘脑－垂体－肾上腺轴的最高级的方法，也是改变身体神经内分泌、消化和炎症的途径，从而使患者受益。

这一章涉及一些最重要的心身治疗方法，但这并不是一个详尽的呈现。

瑜伽

瑜伽至少有 5000 年的历史，早在印度教出现之前就存在了。梵语 yuj 一词的意思是"枷锁"或"团结"，指的是创造一种将我们的物质、精神和情感世界团结在一起的意识。今天西方的锻炼注重身体的运动，但瑜伽则启发我们通过呼吸、运动和改变思想，将协同作用带到生活的各个方面，包括精神、身体和情感。在我们的现代社会中，生活中的这些方面经常缺失，容易使我们感到焦虑和抑郁。瑜伽通过控制呼吸有助于集中注意力，并实现放松（与冥想相反，冥想的目的是让头脑平静）。和运动一样，瑜伽也是加深呼吸和保持血液流动的极好方法。

从精神的角度来看，瑜伽是一种强有力的练习，可以帮助改善对情绪的处理。Sukha 是梵语中"幸福"的意思，字面意思是"畅通无阻的和平"。瑜伽练习被认为可以清除体内的障碍，从而带来更大的平静感和对现实的满足感，通常还会带来更大的幸福感和与他人更强的联结（Wetraub，2005）。

大量研究表明，瑜伽具有调节下丘脑–垂体–肾上腺功能的能力。瑜伽能够降低皮质醇，调节荷尔蒙，调节副交感神经系统和交感神经系统的活动，这可能是它为焦虑和压力的降低提供帮助的基础（Kerstan et al., 2007）。瑜伽还通过平衡神经递质血清素和稳定血糖来帮助稳定情绪。从生理上讲，瑜伽已被证明可以降低皮质醇和减少炎症标记物，如 C 反应蛋白，并可能对降低血压有效。例如，在 90 分钟的艾扬格瑜伽（Iyengar yoga）训练后，唾液皮质醇显著下降，这是一项重要的生理学发现，可能有助于解释瑜伽对缓解压力和焦虑的有益作用（Michalsen et al., 2005）。与阅读杂志和小说的对照组相比，瑜伽练习者在 60 分钟的瑜伽训练后 γ－氨基丁酸水平显著增加（Streeter, 2010）。

格雷厄姆·柯克伍德（Graham Kirkwood）等人（2005）的一项系统综述仅包括对焦虑症患者的对照临床试验，结果发现，使用瑜伽治疗焦虑症有积极的效果。大卫·S. 尚纳霍夫－哈里萨（David S.Shannahoff-Khalsa）等人（1999）在美国进行了一项基于医院的随机对照实验，其中一组被试为被诊断为强迫症的患者。三个月后，一组被试在练习昆达里尼瑜伽（Kundalini yoga）和其他一些瑜伽技巧（包括咒语冥想），该实验组在耶鲁－布朗强迫量表（the Yale Brown obsessive compulsive scale）和其他量表上，与练习冥想控制方案的对照组相比，得到了更大的改善。

五项随机对照实验也报告了对反应性抑郁症（因特定事件而导致的抑郁症）（Broota & Dhir, 1990）、忧郁型抑郁症（伴有强烈不喜欢活动和内疚的抑郁）（Janakiramaiah et al., 2000）、重度抑郁症（Rohini et al., 2000）甚至严重抑郁症（Khumar, Kaur & Kaur, 1993）患者的阳性结果，没有发现副作用。艾利森·伍利（Alison Woolery）等人（2004）研究了艾扬格风格的瑜伽（Iyengar style of yoga），这种瑜伽侧重于身体的协调，推荐的体式包括打开和抬起胸部、倒立和有力的站立姿势。患者被随机分配到瑜伽组（为期 5 周、每周 2 次、每次 1 小时的瑜伽课），以及对照组。共有 5 名患者退出（瑜伽组13 名患者中有 3 名，对照组 15 名患者中有 2 名），但没有报告退出原因。在剩下的患者中，瑜伽组的抑郁和焦虑量表显著降低，而未接受干预的对照组则没有。这种影响在研究开始约 2.5 周后出现，并在第 5 周持续。

瑜伽的禁忌。虽然瑜伽几乎没有禁忌证，而且与西药几乎没有相互作用，但某些姿势可能需要调整才能适用于孕妇，患有青光眼、高血压和坐骨神经痛的患者尤其要谨慎（National Center for Complementary and Alternative Medicine, 2013b）。

冥想和正念疗法

冥想 / 气功

冥想源自瑜伽和佛教，距今有 7000 年的历史。冥想有很多种，包括瑜伽冥想、佛教风格、禅宗和超验冥想。虽然已经形成了不同的风格，但有一个中心主题是冥想，它鼓励当下更深层次的觉知。

焦虑和抑郁与大脑海马体细胞的破坏有关，海马体是记忆和情绪都需要的区域（Sapolsky, 2001）。虽然医学界认为受损的神经组织是不可逆的，但研究表明它可以再生（Erickson et al., 1998）。第 2 章讨论了锻炼是如何做到这一点的，其实冥想也可以做到这一点。

令人信服的证据表明，冥想有助于神经的生成和生长。在一项研究（Cromie, 2006）中，志愿者平均每天冥想约 40 分钟。冥想的深度是通过呼吸速度的减慢来衡量的。那些深度参与冥想的人在大脑结构上表现出最大的健康变化。与不冥想的人相比，冥想者确实改变了大脑结构：核磁共振成像扫描显示，冥想可以增加大脑中负责注意力、感觉输入和记忆功能的区域的厚度。研究发现，与年轻人相比，成年人大脑皮质的增厚更为明显——大脑皮质的同一区域会随着年龄的增长而萎缩。因此，冥想可以减缓或阻止衰老对大脑的影响，这似乎是有道理的。针对阿尔茨海默病和认知障碍的试点研究表明，每天 12 分钟、持续八周的冥想治疗阿尔茨海默病和认知障碍，显示了光明的前景（Innes et al., 2012; .Moss et al., 2012）。

众所周知，冥想还可以促进大脑活动、组织脑波活动、加强神经联系和增厚灰质（Cromie, 2006）。诚然，医学科学并不完全能解释冥想如何或为什么有益于重建神经组织。调节还能增强迷走神经张力：当受到刺激时，迷走神经可以关闭炎症，并帮助开启消化功能（Das, 2007）。帮助消化可能是冥想平衡心灵的另一个关键。需要更多的研究来了解特定的冥想技巧是否最有益。

关于焦虑和抑郁，可以追溯到 20 世纪初。研究表明，冥想训练计划可以有效地减少焦虑和恐慌的症状，并有助于广泛性焦虑症、恐慌症或广场恐怖症患者的焦虑和恐慌症状减少（Kabat-Zinn et al., 1992）。阿尔贝托·基耶萨（Alberto Chiesa）和亚历山德罗·塞雷蒂（Alessandro Serretti）的元分析发现（2009）正念冥想可以减轻健康人的压力。它还被证明可以减少导致压力的反刍性思维和特质焦虑。与其他放松技术相比，正念冥想可以提供更大的能力，显著降低皮质醇水平（Tang et al., 2007）。与 41 名对照被试相比，在 51 名接受治疗的被试中，冥想被证明能显著缓解抑郁症状（Sephton et al., 2007）。

虽然冥想可能对几乎每个人都有好处，但对于那些有强烈焦虑的抑郁症患者来说可能是最好的。如果只有抑郁情绪而没有任何焦虑的情况下，有时我更喜欢患者起来做一些运动，在这种情况下，气功（包括呼吸练习和温和的运动）可能比静止的冥想工作更能保持平衡。弗朗西斯·盖克（Frances Gaik）对 39 名患有重度抑郁、心境恶劣或双相情感障碍的患者进行了一项研究（2003），他们进行了为期一天的气功训练，并在 1 个月和 2 个月后进行了两次随访，并且还向志愿者发放了支持性的录音带和录像带。要求患者每天至少练习 40 分钟，并记录他们的练习过程。弗朗西斯·盖克发现，治疗期间所有患者的症状都有所改善，并观察到"大多数严重抑郁的患者都有非常显著的改善"。

正念疗法

来自佛教和瑜伽练习的正念疗法（mindfulness-based therapy, MBT）包括基于正念的认知疗法和基于正念的减压，约翰·卡巴－金（John Kabat-Zinn）的工作使这一现代正念运动流行起来（see, e.g., Kabat-Zinn, 2003），并与心理治疗平行使用，因此广受欢迎。

为了平息焦虑、抑郁和不堪重负的感觉，我们教导当事人以非评判的方式处理想法，允许体验和解决情绪（包括情感和身体上的），同时允许对当前时刻进行非评判的体验。停留在当下与焦虑和沮丧的感受是不相容的。

虽然在理论上很棒，但直到最近，人们还不清楚这种类型的方法是否真的在临床上有效。为了对正念疗法的疗效进行定量的元分析评估，斯特凡·G. 霍夫曼（Stefan G. Hofmann）等人（2010）分析了 723 项研究中结构最完善的 39 项研究，总共有 1140 名心身疗法的被试。他们发现，这种疗法对焦虑和抑郁的反应相当好，而且效果"强劲"，有利于症状的改善。

冥想和正念疗法的禁忌

根据美国国立卫生研究院的国家补充和替代医学中心（2014）的数据，冥想被认为是相当安全的，几乎没有副作用。有一些孤立和罕见的报告表明精神病患者的症状恶化了，但这些并未得到充分的证实。身体受限（例如，不能以特定的姿势坐着）的患者也应该求助知识渊博的疗愈师或经验丰富的冥想实践者帮他们选择一种适合他们自己的治疗风格。

按摩疗法

按摩疗法是最古老的保健方法之一。按摩最早出现在 4000 多年前的中国医学文献中，从希波克拉底时代开始，按摩就在亚洲以外的地方得到了推广。希波克拉底曾说："医生必须熟悉很多东西，并且一定要熟悉按摩。"

从机理上讲，按摩疗法被证明可以减少疼痛感知（Ferrell-Torry, 1993），显著平衡大脑中的脑电图电流（Jones & Field., 1999），平均降低 31% 的皮质醇（Field et al., 1996），并分别增加 31% 的多巴胺和 28% 的血清素（Field et al., 2005）。

按摩有助于血液循环、血液流动和淋巴循环，可以减少肌肉紧张，改善虚弱，平衡神经系统，促进组织愈合。虽然还需要更多的研究，但已有的一些研究已经表明，按摩在降低状态和特质焦虑、血压和心率、疼痛和抑郁方面都有效果（Kutner et al., 2008）。

按摩能够改变下丘脑－垂体－肾上腺轴失调，帮助平衡神经递质，这有助于解释一篇广泛综述的结果。该综述显示，在抑郁症和状态焦虑（一种由外界环境刺激的暂时性焦虑变化）方面，按摩的好处甚至可以与心理疗法相媲美。克里斯托弗·A. 莫耶（Christopher A. Moyer）、詹姆斯·朗兹（James Rounds）和詹姆斯·W. 汉纳姆（James W. Hannum）撰写文章（2004）指出，通过观察了 37 项关于按摩的随机对照实验（包括从 1998 年到 2002 年的 17 项关于特质焦虑和抑郁的研究）发现，平均而言，与非按摩治疗对照组相比，按摩治疗被试的状态焦虑至少降低了 77%，抑郁症状减少了 73%。针对这些疾病的心理治疗被证明与未经治疗的患者相比，有 79% 的受益率，两者同时使用可能会产生更多实质性的结果。

针灸

传统中医（traditional Chinese medicine, TCM）在过去三四千年的实践中，逐渐发展为一种医学体系，其理念是将人体状态与自然世界进行比较，然后试图平衡人体，使其与自然规律和谐一致。针灸是中医的核心疗法，它将细针插入体内，以平衡身体的能量，产生治愈效果。

中医使用阴阳的基本概念（如图 2-1 所示）：白色区域代表阳，充满了光、能量、白天和运动，阳代表男性的能量、外向和热量；较暗的区域是阴的部分，代表安静、女性、滋养、黑暗、夜间、宁静、凉爽和储藏的能量。在身体里，阳和阴一起工作，创造和谐，并一直在彼此之间来回移动。当身体处于失衡状态时，中医会说阴阳不和，一个取代另一个，要么是因为一个太强，要么是因为另一个太弱。

在中医的范式中，焦虑通常是阳盛或阴虚的问题，而抑郁症更典型的是阳虚或阴盛的问题。当这些失衡时，人们会变得非常焦虑和激动、沮丧和孤僻，或者两者兼而有之。在中医中，情绪疾病通常是由于积累的愤怒、悲伤和其他未经处理的情绪导致阴阳功能失调和失衡。长期的外界压力、不良的食物选择、睡眠不足和运动不足也会使被称为"气"的生命能量失衡。其结果是，"结气"积聚，身心紊乱（Jilin & Peck, 1995）。因此，焦虑的人可能会表现得太"阳"，而抑郁的人则表现得过"阴"。

在中医中，情绪问题往往集中在某一特定的器官上。情绪问题可以决定身体的哪个器官有较多的问题。例如，一些患者倾向于过度恐惧，这可能导致肾脏失衡。请注意，这并不意味着西方生物医学意义上的身体器官有问题——而是中医意义上的肾脏，它储存了人体的生命能量，以保持我们的身体和情绪健康。有些人会感到愤怒、充满敌意或缺乏动力，这是一个以肝脏为中心的问题。过多的悲伤甚至过多的快乐都会让人心烦意乱，悲伤和失落会影响肺部。

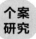

个案
研究

消防员梅尔

在纽约市实习期间，我有幸与许多在"9·11"事件中遭受了巨大损失的人一起工作。正如文献所记录的那样，这些人中的许多人都有肺部和呼吸问题，如哮喘、呼吸困难和结节病。虽然传统医学认为，空气中一定有未知的颗粒物导致了这些没有人能找出原因的肺部问题，但中医会认为，正是围绕着他们的惊人的丧失感导致了他们的呼吸症状、哮喘和其他呼吸系统问题。我发现，除了使用西方草药来支持呼吸和肺部外，使用针灸和中药来解决这些问题，同时仔细观察其丧失感，对帮助人们度过这种悲痛是非常宝贵的。

在"9·11"事件发生大约三年后，一位到过灾难现场的名叫梅尔的急救员被诊断出患有"慢性支气管炎"和"可能的结节病"。我注意到，当我问梅尔有何症状时，他的答案最终会回到他在周围看到的死亡惨状上，特别是看着人们从烟雾缭绕的窗户跳下后摔死的记忆。当我们讨论了中医对肺和悲痛的看法后，他变得轻松起来，这是他第一次相信自己患上病是有道理的。我们使用了专门针对肺部的草药，并在两个月内每周进行两次针灸。他的病情好转了。我曾多次看到，当其他方法失败时，这种以中医为中心的多种方法效果惊人得好。有时，中医能以其他药物无法做到的方式发现规律并制订计划。

　　针灸作用的确切机制尚不清楚。目前西医对针灸治疗效果的解释是，针灸刺激传入被称为 III 类神经纤维的神经。这些纤维就像电线一样，将脉冲传递到中枢神经系统的各个部分，诱导释放血清素、去甲肾上腺素、多巴胺、β-内啡肽和其他称为脑啡肽和强啡肽的情绪支持分子（Wang et al., 2008; Samuels, Corne-lius, & Shepherd, 2008）。其中许多是由下丘脑分泌和调节的，表明了对情绪障碍的直接影响（Wang et al., 2007）。其他可能的作用模式包括针灸能够影响自主神经系统（免疫系统中控制压力或保持冷静的部分）、免疫系统、炎症和激素的变化能力，以及调节大脑和身体中血清素、去甲肾上腺素和乙酰胆碱的识别的能力（Gurguis et al., 1999）。

　　卡伦·皮尔金顿（Karen Pilkington）等人（2007）的一篇文献综述，在 12 个对照实验中观察了针灸治疗焦虑症的益处，其中 10 个是更严格的随机对照实验。作者发现对广泛性焦虑障碍或焦虑性神经症（一种弥漫性焦虑症）的治疗结果是积极的，但需要更多的研究才能得出明确的结论。他们也找不到关于强迫症或惊恐发作的研究。有趣的是，这项研究发现，在手术前使用耳针（在外耳上使用小针进行针灸）对缓解焦虑效果显著。根据我的经验，轻度到中度焦虑的患者在镇静针灸治疗中表现良好，但有时那些高度焦虑的患者可能会对针灸进行过度思考，觉得治疗很不愉快。对于一些人来说，这可能是一个应对焦虑的机会，使用正念疗法传递信息可能有助于患者在安全的环境中度过这些时刻。我本人是在 20 岁出头的时候接触到针灸治疗的，当时我感受到了巨大的压力和焦虑，常常失眠。当传统医学给我提供我不想服用的药物时，我决定尝试针灸，尽管起初我并不相信针灸。令我印象非常深刻的是，从第一次治疗开始，我的睡眠就有改善，而且明显降低了我的焦虑。

　　关于针灸治疗抑郁症的益处，研究结果有些矛盾。虽然一项针对 151 名抑郁症患者的随机对照研究显示，12 次针灸治疗都未能证明比假针灸更有效（Allen et al., 2006），但另一项积极的研究比较了电子针灸和氟西汀（百忧解）。在这项评估中，罗和春（Hechun Luo）等人（2003）给患者进行了一种针灸疗法，每天早上 45 分钟，在针头上施加温和的电刺激，持续六周。90 名患者分为单纯药物治疗、单纯针灸治疗或对照组，发现针灸与氟西汀（百忧解）同样有效。另一项积极的研究是对已经服用帕罗西汀的患者进行电子针灸治疗。这种治疗显示出比单独使用这种药物更好的疗效——同时使用两种药物的患者的反应率更快（Zhang et al., 2007）。王（Hao Wang）等人（2008）对八个小型随机实验进行了全面的元分析，以假针灸作为对照，共 477 例患者，得出了针灸能显著降低抑郁症患者病情严重程度的结论。这是一项重要的研究，因为假针灸在身体上进行真正的针刺，而不考虑真正的穴位。这帮助我们认识到针刺不同的部位会有不同的反应，而且它让人们感觉更好，这不仅仅是一种安慰剂效应。

在我自己的诊所里，我发现针灸作为治疗焦虑和抑郁的常规药物和其他自然疗法的替代和辅助疗法有明显的好处。针灸可以使药物起效更快，通常有效剂量更低。当患者准备好停用常规药物时，坚持针灸也是非常有效的。

针灸的安全性与禁忌证。针灸的好处之一是，如果使用得当，几乎没有治疗的禁忌，而且它不会对其他治疗方法（如传统药物疗法）产生负面影响。它对孕妇也是安全的，而且不会干扰哺乳期妇女的哺乳。大规模的研究已经回顾了数百万种治疗方法。

一项对近 25 万种针灸治疗的九项研究进行的系统回顾发现，当针灸由专业的针灸师进行时，不良事件极其罕见（Ernst & Adrian, 2001）。在克劳迪娅·M. 威特（Claudia M.Witt）等人（2009）的一项大型调查中，在为 229 230 名患者提供 220 万次连续针灸治疗的情况下，两名患者被发现有气胸

（对两名患者均无生命危险），一名患者下肢神经损伤持续了 180 天。虽然有一些报道称由于不正当和非法的针灸技术而导致肝炎传播（美国食品和药物管理局，1996），但如果操作得当，它是非常安全的。

情绪释放技术

情绪释放技术（emotional freedom technique, EFT）是一种使用按压触诊（针灸的一种形式，但不需要针头）和一种谈话疗法相结合的疗法，目的是重组负面思维模式。该疗法由斯坦福大学工程系毕业生加里·克雷格（Gary Craig）在 20 世纪 90 年代初开发，可以帮助患者加快解决潜在问题的过程。

虽然情绪释放技术是新的方法，但已有研究表明该方法可能是有疗效的。在恐惧症的治疗中已经观察到了成功的应用（Wells et al., 2003），一项研究观察了 30 名中度到重度抑郁的大学生，在接受四次 90 分钟情绪释放技术治疗三周后的情况（Church, de Asis, & Brooks, 2012）。

我个人使用这一简单技术的经验表明，它在大约 70% 的患者身上产生了轻微到显著的效果，用于治疗悲伤、疼痛、内疚、焦虑、创伤后应激障碍、情感障碍和功能性消化系统疾病。这代表着对我的案例进行了非常松散和非正式的审查——当然不是一项科学研究。不过，我相信这是特别有价值的，因为它是当事人可以尝试进行自我照顾的东西，而且没有任何已知的禁忌证。如需更多信息，请访问 www.emofree.com。

表 5–1 列出了几种最常见的有效治疗焦虑和抑郁的心身疗法。

表 5-1　　　　　　　　最常见的有效治疗焦虑和抑郁的心身疗法

心身疗法	
瑜伽 （每周 2 次，每次 30~90 分钟）	• 焦虑 • 抑郁 *注意孕妇及青光眼、高血压和坐骨神经痛患者
冥想	• 焦虑 • 抑郁 *可能最适合有强烈焦虑情绪的抑郁症患者
气功	• 不伴随焦虑的抑郁症
正念疗法	• 抑郁 • 焦虑
按摩	• 焦虑 • 抑郁 • 与高血压相关的焦虑和抑郁
针灸	• 焦虑 • 抑郁 *作为药物的辅助护理极好，并有助于摆脱对药物的依赖
情绪释放技术	• 抑郁 • 焦虑 • 创伤后应激障碍 • 疼痛问题 • 消化问题

第 6 章

SIX

使用药物开展整合工作

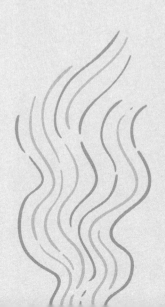

我不糊涂，我只是弄混淆了。

罗伯特·弗罗斯特（Robert Frost）

把葡萄酒混在一起可能是个错误，但新旧智慧混在一起令人赞叹。

贝托尔特·布莱希特（Bertolt Brecht）

个案
研究

服用西普兰的吉姆

像许多患者一样，吉姆在服用抗抑郁药物三年后来到我这里。吉姆从 20 多岁起就有轻微的纤维肌痛。自从他 30 多岁时父母在一次事故中去世，吉姆就开始抑郁了。有趣的是，吉姆是一名悲伤咨询师，由于他的背景，他非常熟悉心理学、药物和丧失。不幸的是，他自己的丧失使他情绪低落，这威胁到了他的工作安全和生活能力。

当吉姆来治疗时，我看得出他的身体状况很好。他每天运动，大部分时候睡眠质量很好。他的蛋白质摄入量相对他的运动水平来说有点低，他的血检显示维生素 D 低于正常水平，总睾酮和游离睾酮水平也较低。吉姆尝试过几乎所有的药物治疗，但都没有好转。他现在每天摄入 40 毫克西普兰。

在增加了蛋白质摄入量、开始针灸的两个月后，吉姆的情绪没有改善。最后我们给他进行了甲基四氢叶酸还原酶测试，并在这种基因中发现了变异。我解释了甲基四氢叶酸还原酶功能的作用（见第 3 章），我们还讨论了一种特殊形式的叶酸如何对他有利。他将信将疑，因为他尝试过的每种药包括西普兰都没有作用。我们从 5 毫克 / 天的 L− 甲基叶酸开始，在两周内增至 10 毫克 / 天。在剂量增加到 10 毫克 / 天的那两周中，他声称笼罩他的阴云消散了。第二年，吉姆遇到了一名女子并与之结婚，同时第一次能够中断摄入西普兰，然后停止服用叶酸，症状没有任何复发。困扰他多年的纤维肌痛也消失了，只是在他非常劳累的时候才会出现。他很感激叶酸帮助他的大脑恢复正常，使他得以推动生活向前发展。

大多数第一次来见我的患者都已经在服药，很可能你也会见到同样的当事人。患者出现时一般处于以下三种情况。

1. 药物有作用。在这种情况下，我告诉患者我们可以把服用药物当作一件好事，因为从长远来看，它可以帮助我们达到最终不用药的目标。着手于睡眠、饮食、生活方式、补充剂和心身疗法方面，可以帮助我们摆脱药物。

2. 药物没有作用。在这种情况下，患者经常会发现自己似乎在随机地更换药物，或者同时服用好几种药。一般来说，这种方法对身体很不好。因为当不同药物会反弹到神经递质周围时，也可能造成心理创伤。

3. 药物有作用，但造成了性方面不太好的副作用。这是一种主要的抱怨，尤其是对选择性血清素再摄取抑制剂的患者来说。患者处于一种两难的境地，他们因感觉更好而高兴，但同时忍受性行为和亲密关系的困扰。

本章介绍的是第 2 和第 3 种情况，它综述了关于使用天然药物和传统药物，以帮助促进更好的结果和疗效，并减轻其性方面副作用的新兴文献。然后，它提出了一个经常是精神病学禁忌的话题，即使用天然药物与药物一起使用，以帮助患者安全地停止用药。

传统媒体和医疗机构往往告诫我们，混合使用维生素和草本药物会带来危害。不幸的是，它让许多精神病医生和患者认为传统和天然药物是"不能共存"的，在这种情况下，能够帮助身体痊愈得非常自然的东西被认为是次要的，或者被误认为是危险的。我希望本章能揭示一些虽未经证实但可能发生的担忧，同时将注意力放在更多值得关注的安全隐患上。

帮助焦虑药物和抑郁药物发挥最大功效

在我的实践中，无论患者是否使用药物，我都一次次看到那平衡了睡眠、运动、健康饮食、咨询工作和适当的补充剂的自然疗法模式如何帮助情绪障碍患者再次实现最佳的平衡。仅就第 4 章所讨论的内容而言，只关注补充剂，不会在长期内达到最佳效果。但有时从关注一种生活方式或补充剂开始——特别是如果患者在开始时只能做到这一点——将有助于开启更好的情绪。在患者准备好后，更好的情绪能给他们带来更有益的生活方式。

对于已经服用了情绪治疗药物的患者，可以首先考虑以下建议。请记住，这是一个新兴的研究领域，所以很遗憾，信息非常有限。然而以我的经验，这项工作可以创造一个重要的桥梁，使当事人恢复得更好、更快。同样重要的是，在没有充分的理由和严格的监控时，患者不应该简单地停止服用抗焦虑和抗抑郁的药物。

运动

好好散散步能帮助药物发挥作用吗？散步比在效果不好的药中添加另一种药物更好吗？一项研究对这些问题做出了肯定的回答。马杜卡·H. 特里维迪（Madhukar H. Trivedi）等人（2011 年）调查了 126 名选择性血清素再摄取抑制剂但效果不佳的患者。他们的下一个治疗选择通常是加入一种附加药物，其成功率为 20%~30%（也意味着 70%~80% 的失败率），通常产生副作用的风险较高。

这些患者之前极少参加运动，他们被允许用运动代替增加新药。一组选择每天简单轻松地运动，如以 3.2~4.8 千米 / 小时的速度散步，或闲适地骑行运动。另一组选择遵循美国运动医学学院（American College of Sports Medicine）的建议，即每天以约 6.5 千米 / 小时的速度轻快地行走，运动量较前一组稍大一点。

对于这两组患者来说，大约 30% 的患者在四个月内感觉好一些——比第二次治疗的预期要好。有趣的是，如果是在运动量更大的组，大部分人反而会停止运动。因此，更多的人能够坚持较轻松的运动。这项研究告诉我们，患者应该从自己的舒适水平开始，从更轻松的运动开始（尤其是尝试一项新运动），然后逐渐增加强度。事实上，运动并不会比药物效果更好——但我的临床经验告诉我，运动的好处有助于消除情绪问题的潜在原因，而且更具实质性、更持久（有关运动的更多内容，请参阅第 2 章）。

甲状腺激素

第 3 章讨论了甲状腺激素在帮助抑郁症患者身心方面的多种重要作用。甲状腺激素是药物的重要盟友，否则药物不会起作用。

早在 1969 年，精明的研究人员就表明，当服用三环抗抑郁药物的患者服用三碘甲状腺原氨酸时，结果是"增强和加速恢复"（Prange & Loosen,1982）。大约 55%~60% 的以前对三环抗抑郁药物没有反应的患者，在有足够的甲状腺激素时会做出反应（Barowsky & Schwartz, 2006）。在一项对近 300 名患者进行的研究中，接受三碘甲状腺原氨酸治疗或更天然的甲状腺支持治疗的患者，其应答率比安慰剂组高一倍，几乎是四碘甲状腺原氨酸的三倍（Joffe & Singer, 1990）。

罗素·T. 约菲（Russell T. Joffe）对文献的回顾（1992）支持在服用血清素再摄取抑制剂的患者中成功使用三碘甲状腺原氨酸。缺乏能量在服用氟西汀（百忧解）的患者中尤为常见，但当添加三碘甲状腺原氨酸后，低能量的症状消失了，且没有副作用。

如果患者使用的药物效果不好，检查甲状腺水平可能是正确的。如果水平是正常的但处于低正常值边缘，则可尝试服用小剂量的三碘甲状腺原氨酸或天然腺补充剂（如甲状腺素片），可以尝试看看是否有好处，同时监测血液测试，并寻找甲状腺激素过多的迹象（如心率加快、心悸、出汗、皮肤和头发油腻、焦虑）。由于甲状腺水平过高可能导致焦虑情绪，因此最好避开焦虑患者。

雌激素

如第 3 章所述，雌激素会对情绪起作用。雌激素会影响血清素的水平，并改变血清素受体的反应性。正如一些月经不调的女性所表现的那样，雌激素波动也可以影响情绪。如果女性容易焦虑或抑郁，特别是在更年期和绝经后，这些雌激素的变化将使情绪问题充分表现出来。在接受抑郁症治疗的已绝经的女性中，雌激素替代疗法改善了传统抗抑郁药物的效果（Schneider,

Small, & Clary, 2001）。在我的实践中，以护肤霜的形式使用一点额外的雌激素，能使焦虑和抗抑郁药物的疗效都能达到最佳状态。虽然我更喜欢女性优先通过改善睡眠、生活方式、饮食和其他自然方式来调理身体，然后再考虑激素水平，但天然雌激素替代可能是一个很好的备用选择。有关雌激素的更多内容，请参阅第 3 章。

黄体酮

正如第 3 章所讨论的，黄体酮的最佳水平已知有助于镇静大脑、改善睡眠、增强性欲。动物和人类的临床研究都表明，黄体酮及其代谢物可以通过增强大脑中的 γ－氨基丁酸来起到镇静作用，这种作用类似于常见的苯二氮卓类药物。巴尔巴尼斯（Balbalonis）等人（2011）研究了黄体酮是否能增强三唑仑的作用。11 名性激素水平较低的健康绝经前女性，服用了名为口服微粉化黄体酮（剂量分别为 0 毫克、100 毫克和 200 毫克）的天然生物型黄体酮，以及口服三唑仑（剂量分别为 0 毫克 /70 千克、0.12 毫克 /70 千克和 0.25 毫克 /70 千克）。仅三唑仑就产生了预期的镇静效果，单用黄体酮也有一些（尽管较弱）持续时间较短的镇静作用。最值得注意的是，黄体酮增加并延长了三唑仑效应的持续时间，这表明黄体酮可能会改变苯二氮卓在体内的工作方式。这引起了研究人员的关注，他们提出了黄体酮是否会增加成瘾风险的问题。

我对这项研究有两个想法。

- 使用口服黄体酮，它首先通过肝脏，然后进入全身循环。这可能增加苯二氮卓类药物改变肝脏代谢的效果。口服的任何激素必须首先通过肝脏，然后再进入全身循环。这第一关将对其他药物和激素的加工产生更强烈的影响。更好的方法可能是使用透皮霜，它穿过皮肤，扩散到全身血液循环中，减少黄体酮对肝脏的"打击"。

- 我们可以考虑在黄体酮水平低的女性中，黄体酮的使用可能取代苯二氮䓬类药物的需求，或可能降低药物所需的剂量。我们需要更多的研究，并且对于一位正服用苯二氮䓬类药物治疗焦虑的女性，只要监测到她对药物上瘾的迹象均为良好，就可以考虑让她使用黄体酮。

睾酮

第 3 章在讨论血液测试时讨论了这种激素的重要性。虽然一些睾酮可能对患有焦虑和抑郁且睾酮水平较低的患者有所帮助，但对已经服用药物但效果不佳的患者可能更为有益。在一项对 56 名患有难治性抑郁症的男性的随机对照实验中，哈里森·G. 波普（Harrison G. Pope）等人（2003）发现其中 24 名男性的晨间血清总睾酮水平小于等于 350 纳克 / 分升（正常范围是 270~1070 纳克 / 分升）。在这 24 名睾酮水平较低的男性中，有 23 人参加了这项研究。一名男子对为期一周的单盲安慰剂期反应迅速，而另外 22 人随后被随机分配到 10 克 / 天的 1% 睾酮凝胶或安慰剂组，同时继续服用抗抑郁药物。10 名接受睾酮的患者和 9 名接受安慰剂的患者完成了为期八周的实验。接受睾酮凝胶的患者在汉密尔顿抑郁量表上的分数比接受安慰剂的患者有显著提高。在临床总体印象严重程度量表也有显著差异，但贝克抑郁量表没有多大差别。一名接受睾酮治疗的患者报告说，排尿困难增加，提示未经证实的良性前列腺增生加剧；没有其他患者报告由睾酮导致的不良事件。这项研究还表明，药物和透皮睾酮可以同时使用。

在杰里米·巴罗夫斯基（Jeremy Barowsky）和托马斯·L. 施瓦茨（Thomas L. Schwartz）进行的（2006）第二项小型随机对照实验中，19 名患有难以治疗的抑郁症患者完成了一项为期八周的随机安慰剂对照研究，他们的睾酮水平也很低甚至正常。参与的患者使用 10 克 / 天的睾酮透皮凝胶或同等剂量的安慰剂凝胶。每位患者继续他现有的抗抑郁药物方案。睾酮治疗组的患者的抑郁症问卷分数显著低于安慰剂治疗组的患者。

我在男性和女性身上都见过许多使用少量睾酮调节健康情绪的案例，我还目睹了一些低睾酮患者在调整睾酮之前无法成功戒断药物的案例。

鱼油

正如第 3 章所讨论的，鱼油对神经组织和肾上腺系统都有好处，并且具有温和而持续的抗炎作用。在所有补充剂中，对于任何人的情绪问题，无论他们是否正在服药，这都是我的第一选择（当然，除非他们对鱼过敏）。

一项对 20 名服用抗抑郁药物患者的研究发现，在一个为期四周的平行组中，双盲评估发现，与不服用鱼油的患者相比，在第三周添加 ω-3 脂肪酸，相比安慰剂具有显著的好处（Nemets et al., 2002）。在一项对 70 名持续性抑郁症患者的研究中，尽管正在用足够剂量的标准抗抑郁药物进行治疗，但马尔科姆·皮特和戴维·F. 奥罗宾（David F. Horrobin）发现（2003），与安慰剂相比，服用 1 克 / 天的乙基 – 二十碳五烯酸更有益处。有趣的是，这种 1 克 / 天的剂量可能比 2 克 / 天或 4 克 / 天的剂量有更大的好处。乙基 – 二十碳五烯酸是二十碳五烯酸的一种纯处方形式，不含其他必需脂肪酸（已在第 4 章中讨论过）。当监测患者的抑郁、焦虑、睡眠、疲劳、低下和自杀想法时，可以看到显著的有益效果。

色氨酸和 5- 羟基色氨酸

血清素再摄取抑制剂是大多数当事人治疗焦虑和 / 或抑郁的标准治疗药物。正如第 3 章所讨论的，色氨酸和 5- 羟基色氨酸是氨基酸的前体，有助于支持人体制造血清素。虽然大多数传统的精神科医生在将这些与药物结合使用时都会感到不舒服，或引用"血清素综合征"作为一个担忧点，但在第 3 章中讨论的研究，以及此处回顾的一些特定研究表明，这是一个错失的机会。

一项对 30 名重度抑郁症患者进行为期八周的研究发现，在治疗开始时，每天将 20 毫克的氟西汀（百忧解）与 2 克的色氨酸联合使用似乎是一种安全的方案，既有快速的抗抑郁作用，又有保护慢波睡眠的作用，还不需要监测药物水平（Levitan et al., 2000）。我只知道一项关于 5– 羟基色胺与血清素再摄取抑制剂联合应用的相关研究，郝伯特·Y. 梅尔策（Herbert Y. Meltzer）等人（1997）对 16 名服用氟西汀（百忧解）的患者和 14 名服用三环抗抑郁药物（不同程度地抑制血清素再摄取）的患者单次给予 200 毫克的 5– 羟基色氨酸。这些患者均未表现出血清素综合征的迹象。

在一项对 26 名患者的研究中，米雷拉·纳尔迪尼（Mirella Nardini）等人（1983）使用 5– 羟基色氨酸来辅助氯丙咪嗪，这是一种强有力的血清素再摄取抑制剂。没有血清素综合征或其他严重不良事件的迹象，服用氯丙咪嗪（50 毫克 / 天）和 5– 羟基色氨酸（300 毫克 / 天）的那组人情绪更好，焦虑更少，身体不适症状更少。此外，一项针对纤维肌痛患者的实验表明，5– 羟基色氨酸与单胺氧化酶抑制剂（一类因其多种药物相互作用而臭名昭著的抗抑郁药）联合服用，并未发现血清素综合征引起的任何副作用（Nicolodi & Sicuteri, 1996）。但相反，这种组合治疗显著改善了纤维肌痛症状，而其他治疗方法收效甚微。

通常情况下，如果患者正在服用药物，我会建议他们从小剂量的 L– 色氨酸（500 毫克 / 天）或 5– 羟基色氨酸（50 毫克 / 天）开始，然后继续分次服用高达 2000 毫克 / 天的色氨酸或 300 毫克 / 天的 5– 羟基色氨酸，直到获得疗效。当然，需要密切监测药物水平，如果症状恶化，那么提高血清素途径可能不适合那个特定的患者。

叶酸

叶酸以甲基四氢叶酸的形式作为抗抑郁药物的支持，在传统精神病学界已经广为人知。毛里齐奥·法瓦（Maurizio Fava）等人（1997）是最早研究这一问题的学者，他们研究了213名门诊重度抑郁障碍患者对氟西汀（百忧解）治疗的反应与叶酸、维生素 B_{12} 和同型半胱氨酸水平之间的关系。为了进行基线评估，我们从每个患者身上采集了血样。结果显示，叶酸水平低的人更有可能患忧郁型抑郁症，对氟西汀（百忧解）的反应明显较小。毛里齐奥·法瓦等人的结论是，低叶酸水平和对抗抑郁治疗反应差之间存在联系。他们建议，在评估那些对抗抑郁治疗没有反应的抑郁患者时，应该考虑叶酸水平。对我来说，在开始任何治疗之前，都应该检查一下叶酸水平。

该研究小组最近进行的第二项研究发现，服用15毫克/天叶酸（这是一个超大剂量，常规剂量为400~800微克/天）的患者，抗抑郁药物的效果明显更好，而且当添加更多的药物治疗时效果更好（Fava et al., 2010）。亚历克·科彭和 J. 贝利（J. Bailey）对127名患者使用了低剂量的叶酸（2000），也证实了服用500微克/天的氟西汀（百忧解）可以大大改善治疗效果。研究者指出，男性需要补充一定量的叶酸来维持身体最佳的叶酸水平。

这些研究表明，简单的水溶性 B 族维生素（比如叶酸），可以替代大量的辅助药物和附加药物，包括抗精神病药物（比如阿立哌唑）甚至抗癫痫药物（比如拉莫三嗪）。这些药物通常用于无反应者和治疗耐药性——大多数服用抗抑郁药物的患者迟早会经历这种情况。

对于服用抗抑郁药物并寻求更好支持的患者，他们可以从1毫克/天的叶酸开始，一直到最多 15 毫克 / 天。一项针对 400 微克 / 天叶酸和 100 微克 / 天维生素 B_{12} 的前瞻性社区研究没有发现益处（Christensen et al., 2011），所以更高的剂量可能更好，或者可能使用更天然的叶酸形式更好。最好使用这种营养素的甲基叶酸版本，那是更天然的版本。根据我的经验，当与本书中讨论的其他整体护理一起使用时，1 毫克 / 天的剂量就足够了。更多关于叶酸的信息可参阅第 3 章和第 4 章中有关甲基四氢叶酸还原酶基因突变的内容。

维生素 B_{12}（甲基钴胺素）

在尤卡·欣蒂卡（Jukka Hintikka）等人（2013）的一项研究中，对 115 名重度抑郁症患者的血清维生素 B_{12} 水平进行了观察，所有患者的维生素 B_{12} 水平都在正常范围内。在 40 例药物治疗无效的患者中，维生素 B_{12} 的平均值为 470.5 皮克 / 毫升（正常范围大约为 200~1100 皮克 / 毫升）。在 34 个部分应答者中，基线维生素 B_{12} 的平均值为 536.6 皮克 / 毫升。41 名完全应答者的基线维生素 B_{12} 的平均值为 594.9 皮克 / 毫升。这意味着基线维生素 B_{12} 水平越高，患者的预后越好。这表明抑郁症患者的维生素 B_{12} 水平应该至少在 600 皮克 / 毫升左右，尽管大多数医生都希望 B_{12} 水平超过 200 皮克 / 毫升。许多血液测试甚至表明，水平低（2000 皮克 / 毫升到 400 皮克 / 毫升之间）的人，可能表现出神经精神问题，所以寻找 600 皮克 / 毫升或更高的浓度是很有意义的。我知道没有理由担心维生素 B_{12} 的毒性，即使是 1200 皮克 / 毫升或更高的水平。

任何服用抗抑郁药物的人，都应该检查他们的维生素 B_{12} 的水平。患者可以要求他们的医生每周一次肌肉注射维生素 B_{12}，也可以口服这种维生素的甲钴胺素片，开始剂量为 10 000 微克 / 天，这大约是第 4 章建议的每日维持剂量的 10 倍。如果服用一两个月后血液水平没有变化，可能需要增加剂量。

如果维生素 B_{12} 的水平没有改变，可以考虑通过改善饮食来促进消化和吸收（见第 3 章中关于肠漏症的步骤），因为维生素 B_{12} 储存量低的主要原因是消化道吸收不良。更多关于维生素 B_{12} 的信息，请看第 4 章。

锌

和 B 族维生素一样，如果患者服用的抗抑郁药物根本不起作用，锌可能是一个有价值的帮手。卡塔吉娜·姆利尼克（Katarzyna Mlyniec）等人（2011）观察了缺锌对抗抑郁药物有益效果的影响。研究人员给一些老鼠吃了缺锌的食物，这显著降低了它们体内的锌含量。对照组小鼠的饮食正常。然后这些小鼠接受应激源（强迫游泳实验）以诱发抑郁。缺锌的小鼠对抗抑郁药物的反应很小，而体内含有大量锌的动物在服用药物后反应更积极。这表明抗抑郁药物可能会更有效，但是锌可能对很多人不起作用，因为我们是一个营养匮乏的社会。

对人类的研究也支持这一假设。加布里埃尔·诺瓦克（Gabriel Nowak）等人（2003）进行了一个安慰剂对照的双盲人体实验。一组 6 名抑郁症患者服用 25 毫克 / 天的锌，同时接受标准的抗抑郁药物治疗，而另一组 8 名患者仅服用标准的抗抑郁药物治疗。在治疗前以及治疗开始后 2 周、6 周和 12 周，对每位患者的幸福感进行评估。虽然锌治疗直到第 6 周才起效，但服用锌对患者的情绪比没有服用锌的患者更有益处。这只是一个小型研究，但考虑到锌的安全性和可能的益处，这样的尝试也许是有意义的。对于补充锌超过 2 个月的人来说，摄入 2 毫克 / 天的铜也是有帮助的（通常存在于好的复合维生素中），因为有时额外的锌会降低体内的铜含量。更多关于锌的信息，请参阅第 3 章。

S-腺苷甲硫

　　S-腺苷甲硫是一种蛋氨酸化合物，有助于支持创造最佳神经递质平衡所需的甲基化途径。第 3 章对此进行了讨论，同时还进行了一些研究。此外，德·贝拉迪斯（De Beradis）等人（2013）的一项研究调查了 33 名处于第二阶段的难治性抑郁症患者，这意味着在服用两种不同的抗抑郁药物 8 周后，药物治疗不起作用。这些患者平均患抑郁症 8 年。然后，除了目前的药物治疗外，他们还公开服用 800 毫克 / 天的 S-腺苷甲硫，持续 8 周。汉密尔顿抑郁量表评分在 8 周时显著下降，60% 的患者有反应，36% 的患者得以缓解。此外，大多数应答者在治疗的前 5 周内，总分降低了 50% 或更多，这是抑郁症状迅速改善的表现，尤其是在抗抑郁药物起作用时（至少 6 周）的通常效果。最常见的副作用是轻度便秘、恶心和食欲下降。另一项名为"缓解抑郁的顺序治疗替代方案"的实验，观察多种药物治疗难治患者的缓解率只有 12.3% 和 19.8%（fava et al., 2006），远远低于 S-腺苷甲硫的结果。

红景天和嗜酸性球菌

　　当与三环抗抑郁药物一起服用时，这些草药适应原已被观察到的是临床上有效的辅助药物。21 名患者服用 150 毫克 / 天的三环抗抑郁药物，同时正午服用 15~20 滴的红景天酊剂，另外 46 名患者服用另一种相同剂量的名为嗜酸性球菌的适应原，这种药物的特性与红景天相似（Brichinko, Kupriyanova, Skorokhodova, 1986）。31 名患者作为对照组，只服用抗抑郁药物。这两种草药和三环抗抑郁药物治疗都对抑郁症的精神病理学症状有积极的影响，表现为抑郁症的情感、意念运动（因思考而产生的不自主运动）和运动成分减少。伴有焦虑和疑病症状的抑郁症患者表现最好。患者的日常活动增加，智力和体力生产力提高。三环类药物的副作用（如便秘、心跳加快、肢体震颤和头痛）较少。然而，极端情绪障碍和恐惧症的表现更糟糕。

薰衣草

一项双盲随机对照实验观察了薰衣草与抗抑郁药丙咪嗪的联合作用，发现中药添加剂在治疗抑郁症方面比单独用药更有效（Akhondzadeh et al.，2003）。这项研究的双重治疗组服用 100 毫克 / 天的丙咪嗪，外加每天 60 滴薰衣草酊。研究结果表明，适量的薰衣草可能有助于减少治疗抑郁症所需的三环抗抑郁药物的剂量，从而减少其副作用。虽然没有将薰衣草与抗焦虑药物结合使用的专门的研究，但在临床上我看到了薰衣草辅助治疗的好处，即有助于减少抗焦虑药物的使用。

针灸

将针灸和传统药物治疗相结合的研究才刚刚开始。一项双盲研究观察了针灸联合氟西汀（百忧解）治疗重度抑郁症。张（Xiang Yang Zhang）等人（2009）将 80 例患者分为两组：一组接受针灸加 10 毫克 / 天的氟西汀（百忧解），另一组接受假针灸加 20~30 毫克 / 天的氟西汀（百忧解）。针灸每周 5 次，持续 6 周。两组都表现出相似的反应（真针灸组 80%，假针灸组 77.5%），真针灸组表现出较低的药物副作用和焦虑。这项研究中针灸不良事件的总发生率为 8.75%。根据我的临床和研究经验，这种不良事件的发生率比一般情况要高得多。

表 6–1 概述了患者通过运动以及服用治疗焦虑和抑郁药物获得的支持。

表 6–1　　　　焦虑症和抑郁症患者通过运动以及服用药物获得的支持

运动及药物支持	说明	剂量
运动	抗焦虑和抗抑郁药物	如果对当事人更有利，外出散步或者增加强度
甲状腺激素	抗抑郁药物支持	
雌激素	抗焦虑和抗抑郁药物支持	根据使用的激素的形式和实验室工作 * 注意焦虑的表现，以及其他甲状腺过剩的症状（心悸、心率过快等）
黄体酮	抗焦虑和抗抑郁药物支持 平衡雌激素处方	基于荷尔蒙使用和实验室工作的剂量 * 可以使一些抑郁症恶化 * 关注苯二氮类药物成瘾的增加趋势
睾酮	抗焦虑和抗抑郁药物支持	
鱼油	抗焦虑和抗抑郁药物支持	摄入约 2 克 / 天的普通鱼油（达到 1000 毫克 / 天的二十碳五烯酸和 800 毫克 / 天的二十二碳六烯酸）或 1 克 / 天的乙基 – 二十碳五烯酸
色氨酸和 5– 羟基色氨酸	用于抗抑郁药物治疗	选择性血清素再摄取抑制剂：500~2 克 L– 色氨酸 三环抗抑郁药物：50~300 毫克 / 天的 5– 羟基色氨酸
叶酸	用于抗抑郁药物治疗	选择性血清素再摄取抑制剂药物：1~15 毫克 / 天
维生素 B_{12}	抗抑郁药物支持	肌肉注射：维生素 B_{12} 每周 1 次 口服：10 000 微克 / 天，直到水平上升，然后 1000 微克 / 天用于维持
锌	抗抑郁药物支持	25 毫克 / 天随食物服用 * 如服用超过两个月，除非血液中的铜含量偏高，否则应平衡摄取 2 毫克 / 天的铜
S– 腺苷甲硫	抗抑郁药物支持	连续八周，每天 800 毫克
红景天或嗜酸性球菌	三环抗抑郁药物治疗的抑郁症和焦虑症患者	中午前每天滴 15~20 滴红景天酊 * 情绪波动严重和恐惧症患者情况更糟

避免抗抑郁药物对性产生的副作用

众所周知，抗抑郁药物会引起性功能障碍。这些症状包括性高潮延迟、性欲下降、勃起功能障碍和性交困难（性交疼痛）。在接受药物治疗的患者中，患病率高达 50%~90% 。这些副作用可以通过服用含银杏、育亨宾成分的草药或针灸等自然疗法安全而充分地解决。表 6-2 总结了草药对抗抑郁药性方面副作用的支持。

表 6-2　　　　　　　　　草药对抗抑郁药性方面副作用的支持

草药支持	剂量
银杏（银杏叶）	40~80 毫克，一天 3 次，标准剂量为 24% 银杏黄酮糖苷 * 可能对妇女特别有用 * 应避免服用糖尿病药物、抗凝血药物或抗癫痫药物
育亨宾	服用 5~20 滴液体酊剂，一天 3 次或每天服用 2.7~16.2 毫克育亨宾生物碱 * 由于育亨宾可能有副作用，最好先服用银杏 * 可能会引起焦虑、伤感和过度出汗 * 高血压禁忌证

银杏

银杏（银杏叶）是一种具有很强的抗逆性和生命力的植物。它是经历广岛和长崎原子弹爆炸后第一种再度生长的植物，已有数千年的药用历史。银杏中的黄酮类化合物有益于焦虑和抑郁，以及记忆和疲劳（Ernst, 2002），是强抗氧化剂，可保护神经、减少凝血、帮助记忆，有助于身体和大脑平衡应激激素，使血清素正常化（Shah, Sharma, & Vohora, 2003）。虽然关于阿尔茨海默病和非阿尔茨海默病痴呆症的研究报告不一，但是有些报告显示其对情绪和认知有益（Yancheva et al., 2009; Bachinskaya, Hoerr, & Ihl, 2011）。

在一次公开的研究中，艾伦·J. 科恩（Alan J. Cohen）和芭芭拉·巴特利克（Barbara Bartlik）发现（1998），银杏提取物对主要由血清素再摄取抑制剂引起的抗抑郁药物诱导的性功能障碍有 84% 的改善效果。在这项对 96 人的研究中，女性对银杏的性功能增强作用的反应比男性更强，虽然两者都认为银杏对改善性功能是有益的。对于这种改善作用，女性的相对成功率为 91%、男性为 76%。一般来说，银杏对性反应周期的所有四个阶段——欲望、兴奋（包括勃起和润滑）、性高潮和消退（性高潮之后的"余晖"或良好感觉）都有积极的影响。戴维·惠特利（David Wheatley）对八名男性和五名女性进行了 240 毫克银杏的三盲研究（2004），结果发现，两组个体的反应都很好，但总体而言，没有统计学意义上的显著差异表明银杏总体上有益。虽然这些研究很有前景，但是我们欢迎更多的研究来确切了解哪些人可以从银杏中获益更多。

银杏的剂量和毒性

银杏叶提取物的剂量为 40~80 毫克，每日 3 次，标准化剂量为 24% 的银杏黄酮苷。虽然黄酮苷的含量很重要，但是记得使用含有整片银杏叶的制剂，因为我们不知道银杏的哪一部分或哪些部分实际上对情绪和性方面的副作用有帮助。

银杏叶提取物的毒性相当低，但如果患者正在服用糖尿病药物（Kudolo, 2001）、抗凝血药物（Kim et al., 1998）或抗癫痫药物（Granger, 2001），则应避免服用这种补充剂。

育亨宾

育亨宾属于咖啡科植物，它含有一种生物碱，以治疗勃起问题和阳痿而闻名。在植物医学界把这种生物碱称为育亨宾。

医学界正在研究如何将这种草药用于治疗抑郁症。美国国家心理健康研究所已经完成了一项将育亨宾作为抗抑郁药物的实验（Zarate, 2013），尽管截至撰写本文时，对这项研究的分析尚未完成。这项研究旨在观察在快速眼动睡眠期间，单次静脉注射育亨宾与安慰剂在改善整体抑郁症状方面的效果。育亨宾可能对抗抑郁药物性方面的副作用有帮助。它在治疗性功能障碍方面的功效可能是由于它能够阻断突触前 α−2 肾上腺素能受体，从而增强肾上腺素能张力，而这种张力是强有力的性反应所必需的（Nelson, 1988）。

育亨宾似乎也能帮助服药的患者更快更好地对血清素再摄取抑制剂做出反应（Cappiello, 1995）。杰拉尔德·圣阿科拉（Gerard Sanacora）等人（2004）对 50 名诊断为重度抑郁症的患者的随机对照实验表明，服用氟西汀（百忧解）加育亨宾的患者，比服用氟西汀（百忧解）加安慰剂的患者反应更快。患者被随机分配接受 20 毫克氟西汀（百忧解）加安慰剂或滴定剂量的育亨宾（滴定法意味着剂量缓慢调高，同时监测患者是否存在任何安全问题）。在这些病例中，育亨宾剂量是根据治疗期间的血压变化进行滴定的。请注意，育亨宾和植物育亨宾的一个真正的问题是，它对肾上腺系统的强大作用不仅可以改善情绪和性感觉，还可以提高血压，所以剂量需要仔细观察。现在，我们不知道谁更容易患高血压，所以需要密切监控每个服用这种植物的人。

就像上面描述的银杏，育亨宾被研究作为一种辅助物来降低抗抑郁药物对性产生的副作用。E. 霍兰德（E. Hollander）和 A. 麦卡利（A. McCarley）对六名患有强迫症、拔毛癖（强迫性拔毛）、焦虑或情感障碍（如抑郁症）的患者进行了研究（1992），这些患者在使用血清素再摄取抑制剂治疗后出现性方面的副作用，他们在一项开放性临床试验中根据需要服用育亨宾。由于上述对血压影响的考虑，采用了不同剂量的育亨宾来确定适合每位患者的方案。六名患者中，有五名在服用育亨宾后性功能得到了改善。另一名患者没有按要求服药。在这类规模较大的研究中，21名患者中有17人在平均剂量为16.2毫克的育亨宾治疗下，性方面的副作用有所改善，有效率达81%。

育亨宾的剂量和毒性

据报道，育亨宾（从整株育亨宾中提取的药物成分）可缓解包括性欲低下在内的多种性方面的副作用，剂量范围为2.7~16.2毫克/天，通常分为每日3次。通常情况下，每日3次服用5.4毫克，或根据需要单次服用16.2毫克（Sanacora et al., 2004）。另一种选择是使用整株植物药草本身，而不是处方形式的育亨宾。在这种情况下，最好使用浓度为1:5的液体草药酊剂，每日3次，每次5~20滴。这些液体制剂中育亨宾的含量可能有所不同。

对于有性方面副作用的患者，我建议先试试银杏（见上文）。如果服用银杏两个月后病情没有改善，育亨宾草可能是合理的第二选择。如果你有一个当事人想要使用育亨宾，那么与自然疗法医师、合格的中药师或者其他对这种草药有经验的医生一起工作是很重要的——并且建议开处方的医生也是至关重要的。最好从低剂量开始，并滴定治疗剂量以避免副作用，同时在开始前监测血压，然后每天服用该草药。

我第一次听说育亨宾是在耶鲁大学药理学系工作期间，我在该系实验室协助的一位博士后在参加一项药物试验时服用了一些育亨宾。这个可怜的家伙持续勃起的时间超过了24小时，我认为他需要一个手术让阴茎恢复正常。育亨宾提取物的效力比整株草药育亨宾的效力高得多。育亨宾可能的副作用包括血压升高、出汗过多、焦虑加剧，以及一些患者可能有受伤的感觉。这种草药不能随便用，所以请尊重这一点。任何高血压或青光眼患者都不应该使用它，而且它可能是焦虑症患者的禁忌。

针灸

针灸在治疗抗抑郁药物的性方面的副作用有潜在的作用。在巴利吉特·坎巴（Baljit Khamba）等人（2013）的一项试点研究中，35 名经历了抗抑郁药性方面副作用的患者（18 名男性和 17 名女性），接受了中医（TCM）评估，随后接手了连续 12 周的针灸治疗方案。治疗方案采用中医理论，解决了所谓的"心阴虚"和"肾气虚"，这两个诊断涉及性功能障碍和情绪问题。针灸穴位为肾 3 个、支配血管 4 个、膀胱 23 个、心包 6 个和心脏 7 个。男性患者被试报告在性功能的所有方面都有显著改善，同时在焦虑和抑郁症状方面也有显著改善，而女性患者被试报告在性欲和阴道润滑方面有显著改善，在其他功能方面没有显著改善的趋势。

这项研究的局限性在于，它是一项开放性、非对照性的研究。此外，在中医中，所选的穴位对患者来说是典型个体化的，但这里的情况并非如此。为患者选择个体化治疗点可能会提高疗效。尽管如此，这项研究证实了我在临床实践中看到的关于针灸和药物治疗性方面副作用的好处。对患者几乎没有风险，因此值得一试。

使用天然药物帮助患者戒断药物

通过本书概述的整体护理步骤，患者可能已经准备好与他们的医生一起工作，安全地摆脱药物了。这一节将逐步解释如何做到这一点。表 6–3 提供了一个快速参考，强调了在选择个性化药物时需要考虑哪些补充剂。

表 6–3　　　　　　　　　　　　　　　　戒断药物的天然支持物

处方药	补充支持剂量
血清素再摄取抑制： 西酞普兰（赛莱克斯） 依他普仑（莱克萨普罗） 氟西汀（百忧解、每周百忧解、沙拉芬） 帕罗西汀（帕克西尔、帕罗西汀、聚乙二醇） 舍曲林（佐洛夫）	**5– 羟基色氨酸**：在停药前，一个月内服用 50 毫克 / 天，然后开始逐渐停止服药，在接下来的三周内每周增加 50 毫克 或 **色氨酸**：第一周每天晚上 500 毫克，然后开始逐渐减少用药，同时在下午晚些时候和睡觉前加入 500 毫克。在下午晚些时候和晚上逐渐减量的时候加 1000 毫克
选择性血清素再摄取抑制剂药物： 文拉法辛（抗抑郁药文拉法辛） 地文拉法辛（普利斯蒂克） 度洛西汀（欣百达） 米那普兰（萨维拉、伊塞尔） **三环抗抑郁药物：** 阿密曲替林（阿密曲替林、恩德普、范那崔普） 阿莫沙平（阿森丁） 地昔帕明（诺普拉明） 多塞平（适应素、沉默者、西内泉） 丙咪嗪（盐酸丙咪嗪、盐酸丙咪嗪 – PM） 马普替林（芦狄米尔） 去甲替林（帕美洛） 前列替林（维瓦蒂尔） 曲米帕明（舒蒙泰）	**酪氨酸**：500 毫克，每天 1 次，连续一周，然后加入 5– 羟基色氨酸 50 毫克 / 天，再连续一周。开始逐渐减少用药，在第三周加入 500 毫克的酪氨酸，然后在第四周加入 50 毫克的 5– 羟基色氨酸，同时继续逐渐减少用药 **酪氨酸**：500 毫克，每天 1 次，连续一周，然后加入 5– 羟基色氨酸，50 毫克 / 天，再连续一周。开始逐渐减少用药，第三周加入 500 毫克的酪氨酸，第四周加入 50 毫克的 5– 羟基色氨酸，同时继续逐渐减少用药
其他	
安非他酮（安非他酮、齐班）	**黎豆属**：200 毫克，每天 1 次，连续两周，然后开始逐渐减少用药，同时增加到 200 毫克，每天 2 次。一旦患者完全停药并感觉良好持续两周，则连续一个月 200 毫克 / 天，然后连续一个月每隔一天 200 毫克，然后停止服用

续前表

处方药	补充支持剂量
阿立哌唑（阿立哌唑）	**黎豆属**：200 毫克，每天 1 次，连续两周，然后加入 5– 羟基色氨酸，50 毫克 / 天，连续两周。开始逐渐减少用药
米氮平（雷梅隆）	**酪氨酸**：500 毫克，每天 1 次，连续一周，然后加入 5– 羟基色氨酸，50 毫克 / 天，连续第二周。开始逐渐减少用药，第三周加入 500 毫克的酪氨酸，第四周加入 50 毫克的 5–羟基色氨酸，同时继续减少用药
苯二氮卓类（阿普唑仑、氯硝西泮、氯氮、安定文）	**对于睡眠问题** **缬草**：100 毫克 / 天，同时戒除苯二氮卓类药物 **对于一般性焦虑** **卡瓦胡椒**：从 50 毫克 / 天开始，增加到 300 毫克 / 天，同时逐渐减少苯二氮卓两周，随后连续三周加入卡瓦胡椒，300 毫克 / 天

　　停止服用抗焦虑和抗抑郁药物就像停止服用任何其他药物一样，有可能会出现戒断症状。虽然制药公司和医学界称之为"停药综合征"，但实际上是戒断。使用抗焦虑和抗抑郁药物后，戒断症状可能包括精神错乱、易怒、头晕、缺乏协调性、睡眠问题、哭闹、惊恐发作和视力模糊。在我的办公室里，我经常看到消化不良、头痛、被"电击"以及一些熟悉（但不舒服的）的感觉。

　　研究表明，停用抗抑郁药物本身就会引起一种主要的行为应激反应，并且可以通过造成系统过度兴奋的神经通路导致神经损伤。通过这些途径，不适当的停药将导致更大的神经损伤，并可能导致对未来任何类型的治疗方案都无法做出良好反应（Waxman, 2005）。

　　使用这些药物的患者应该记住的一件事是，停止使用这些药物可能很难做到。大脑和身体确实变得相当依赖它们。

如果患者已经完成了本书其余部分推荐的工作（心理治疗、睡眠、饮食、生活方式、运动、补充剂、身心工作），并且认为他已经准备好减少用药，以下三个步骤将有助于组织这个过程：

1. 与处方医生交谈并确保戒药过程监控；
2. 遵循自然疗法；
3. 使用补充剂来支持药物戒断过程。

步骤 1：与处方医生交谈并确保戒药过程监控

对任何患者来说，安全都是头等大事。作为一名自然疗法医生，我当然不希望患者服用不需要的药物。但是，药物戒断需要适当的监控。因此，开处方的医生应该始终处于中心地位。就像我在办公室里做的那样，和一个对补充和替代医学开放的医生一起工作会更好。此外，除了焦虑和抑郁，还有其他问题的患者，比如精神分裂症、双相情感障碍或者其他医学问题，此时可能无法停止服药。所以，请确保你的当事人与其处方医生达成共识。

此外，现在要确保患者的"支持团队"能够到位并且已安排时间。根据患者的情况，这一团队包括他的心理治疗师、心理医生、针灸师、自然疗法医生或其他整体医生，如果可以的话，最好还包括患者的家人或朋友。切记要密切关注患者，并在患者出现戒断症状时提醒其处方医生。

步骤 2：遵循自然疗法

本书讨论了饮食、生活方式、实验室测试、压力、睡眠、性别因素、营养素、植物素等一系列在补充和替代医学中需要考虑的问题。如果这些因素没有得到解决，也没有作为一个连贯的计划落实到位，那么某个关键的支持因素可能会被忽略，戒断过程可能会受到影响。作为一般规则，我建议这本书概述的整体计划至少应该实施四个月，如果药物使用时间超过两年，患者至少应在两个月内感觉良好，甚至更长。

在第一次使用整体疗法时，尽量不要强调停止用药的概念。我常发现，在进行了几个月的整体护理后，仍在接受治疗的患者会提出是否需要药物治疗的问题。这是一个重要的时刻：它告诉我，他们的身体和思想都发生了变化，我们可以开始安全地戒掉药物。这种转变并不总是看得见摸得着的，但当它发生时，患者通常会首先意识到。一旦这种转变被注意到，最好等待至少一个月或两个月，以确保这种转变能够持续，然后考虑下面的步骤 3。

步骤 3：使用补充剂来支持药物戒断过程

在这一步，我们加入一些补充剂，以帮助身体达到神经递质的速度。中心思想是观察你的当事人正在服用的药物，并辅助提供一些神经递质的催化剂来支持药物本身取得的疗效。表 6-3 列出了氨基酸或草药支持物，以帮助身体产生自己的神经递质，从而戒掉每种药物。这就好比在一个陡峭的斜坡上创造一个小楼梯，而不是使用一个结冰的坡道。这些氨基酸和草药是神经系统和荷尔蒙系统在无药物生活道路上的一小步。

请注意，这些用于药物戒断的补充剂中，有许多尚未得到双盲随机安慰剂对照实验的支持：相反，这项工作是基于我过去 10 年的临床实践，以及我在本书其他地方回顾的循证研究和常识。更多关于这类工作的研究是非常受欢迎的，我希望这本书能够激发进一步的研究，这样我们就能够为这类真正的整合医学创造一个证据基础和安全性标准。

第 7 章

SEVEN

提出建议和设计治疗方案

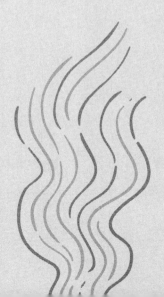

　　整合性思维是建设性地面对对立模式之间紧张关系的能力，它
不是以牺牲一种模式为代价来选择另一种模式，而是以一种新模式
的形式创造性地解决这种紧张关系，这种新模式包含了各个模式的
要素，但优于每个模式。

　　　　多伦多大学罗特曼管理学院（Rotman School of Management）

　　第 1 章～第 6 章讨论了广泛的主题：传统医学、大脑、激素、睡眠、血
糖、食物、氨基酸、草药、锻炼、环境、毒素、顺势疗法，甚至可能远超你
关注到的研究内容。

　　最重要的问题是，从业者如何从众多选择中做出决策来帮助我们的当事
人？一个当事人不可能做所有这些——那也不会有用。那么，我们如何提取
这些信息来满足焦虑症或抑郁症患者的需求呢？

　　整合性思维和制订有效的治疗计划通常需要考虑比传统护理更多的变
量，它需要运用直觉和想象力，以及理性和科学研究。美国压力研究所（the
American Institute of Stress）董事会现任主席、纽约医学院医学和精神病学临
床教授保罗·罗施（Paul Rosch）将整合的概念应用于医学，并认为整合医
学意味着"从看似无关的学科中提取少量信息，并将其整合成有意义的东西
的能力"（Rosh, 1997）。

　　本着这种精神，图 7–1 是一个有助于指导整合性思维的流程图，以帮助
你感知所有这些活动部分在为你的当事人制订一个整合的、有说服力的计划

所处的地位。

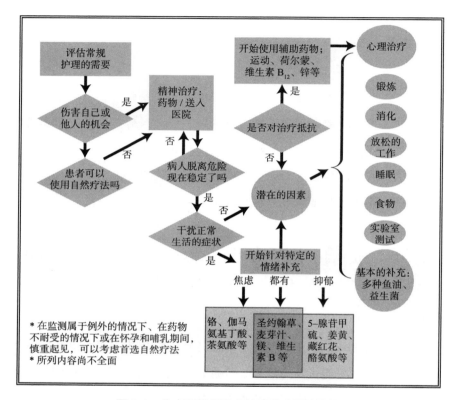

图 7-1　焦虑和抑郁综合护理的决策流程图

以下是六个步骤，可以帮助从业者收集正确的信息，并深入了解指导患者最重要的内容：

1. 倾听患者，记录好病史；

2. 确保基本的生活方式有序；

3. 做正确的血液测试；

4. 添加基本的补充剂；

5. 添加符合患者特征的特定补充剂；

6. 打印出清晰而简单的行动计划。

倾听患者，记录好病史

毫无疑问，这是你作为一名治疗师应该做得相当好的事情。你是认真倾听的专家。这部分不是为了教你另一种方法，而是将其纳入整体护理的内容之中。

20 世纪的神学家保罗·蒂利希（Paul Tillich）说过："爱的首要职责是倾听。"约翰·霍普金斯医院的创始人威廉·奥斯勒爵士（Sir William Osler）曾说："好医生知道患者的病情，伟大的医生了解患病的患者。"总而言之，从这些想法中可以总结出有效的综合性和整体护理的精神：倾听你的患者，了解你的患者是什么样的人。当你对患者的希望、梦想、敏感性、生理倾向、偏好、时间表、真实的和感知到的局限性等方面了如指掌时，你会找到与其合作的方法，以便开始做出能够恢复平衡的良好决策。

治疗方案来自大量的建议，包括改变饮食、生活方式、精神工作、维生素、草药、针灸、药物，有时甚至要手术。最好的医生知道这些工具都是有价值的，而最强大的整合性从业者则努力去理解在某一时刻哪些工具最有价值。

我认为，我和患者的第一次会面非常重要。这是我第一次有机会表达爱（对人类的爱），仔细倾听并了解这个人。第一次会面甚至可能是最重要的，因为它可以赢得信任，分享这个人的生活，帮助其做出改变人生轨迹的决定。作为一名治疗师，你敏锐地意识到与每个人见面的语气和词汇、沟通风格的关键性质，这对于建立一种既专业又安全的治疗关系是非常宝贵的。要制订一个整体的计划，这种治疗关系是关键所在。

我通常会先问患者以下两个问题。

问题 1：我知道你来这里是为了让自己心情好一点。如果我有魔法，那你有没有什么特殊的感觉、想法或症状，你想让它先消失或被平衡掉？

这不是一个标准的问题，但我发现这有助于我理解患者的真正困扰是什么。例如，我可能知道一个患者被诊断为广泛性焦虑症，但我不知道那个人最困扰的是什么——是手心出汗、害怕别人碰他们，还是他们脚上的刺痛？这可以为哪种治疗方式最有帮助提供有力的线索。

问题 2：你上次感觉很好是什么时候？

这个问题可以帮助我确定患者是否记得或能想象到在某一时刻觉得舒服是什么感觉。能够记住这一点的患者通常会更快地康复，而其他患者可能更具挑战性。那些回答"我一直有这种感觉"或"我不记得上次感觉好是什么时候了"的患者通常需要更长的疗程、更密切的监测，可能还需要更严格的治疗方案。

在这两个问题之后，我将询问情绪问题本身。

情绪问题的发生和发展顺序

这些情绪问题第一次出现是什么时候？

当你第一次注意到这些感觉的时候，你的生活发生了什么？在那之前或者前后，你是否生过病或者身体状况发生了变化？当时你的生活中有没有发生过什么创伤性的事件或者丧失？

关键是要了解当这一切开始时，某个特定患者的生活发生了什么事件。有时候，疑难病症会导致感到抑郁，有时也会提示医生可能的潜在原因。

家族病史

你的家人有情绪障碍吗？建立家族病史可能会提示临床医生，与没有家族病史的人相比，有家族病史的人的愈合和平衡可能是一项长期的、更基于神经递质的努力。根据我的临床经验，那些有强烈家族病史的患者往往有更多的神经递质失衡，通常需要更长的治疗时间。当然，也有例外，因为思想和信息都是从我们的家庭环境中学到的，就像基因遗传一样。

药物治疗

你现在在服用什么药物？

有没有什么药物对你有帮助？哪些药物？

有没有什么药物让你感觉更糟？

知道患者正在服用什么药物可以提醒你注意其他情况，以及如何注意与自然疗法的相互作用。后两个问题可以帮助你确定哪些机制更加突出，这可以帮助你决定哪些天然补充剂更有效，或者可能让患者感觉更糟。

补充剂

你目前正在服用天然的补充剂吗？

有什么补充剂对你有帮助吗？

有没有什么补充剂让你感觉更糟糕？

患者通常在去几次健康食品商店，尝试一些不同于综合治疗计划的东西之后，就会去看整体医生。如果任何补充剂可能帮助或使患者恶化，这可能有助于今后补充剂的选择。

好转 / 恶化及相关症状

是什么让你的症状好转或恶化？

是食物吗？你可能会对某种特定的食物过敏。

是时间吗？这可能和昼夜节律或者血糖相关。一个标明饮食及随后症状的饮食及生活方式日记，对于进一步阐明患者生活中可能引发情绪变化的食物、活动和其他因素非常有帮助（见附录 VI）。

一年中或季节中的某个时间？这就确定了是否存在需要调整的季节性的情感障碍或昼夜节律紊乱。

当你在度假的时候，这些感觉会消失吗？如果答案是肯定的，那么它们与急性压力有关。

运动是让它变得更好还是更糟？如果患者在运动后感到疲劳，这可能是"肾上腺疲劳"、下丘脑 – 垂体 – 肾上腺失调或整体耗竭的迹象。在这些情况下，血压通常也会降低，并且可能需要支持。

独处时是变好还是变坏？这有助于实践者了解患者与他人相处的经历或与世隔绝的倾向。

在月经周期的某些阶段，是更糟还是更好？如果答案是肯定的，这可能意味着某些荷尔蒙的升高或降低导致了情绪问题。

系统检查 / 身体检查

这是初级保健医生使用的一种基本工具，使用这种工具时，医生会询问不同的症状，并检查身体的体征。下面是我认为在治疗焦虑和抑郁时最应该问的问题，而不是重新进行全面的回顾和检查。

皮肤 / 外皮

- 皮疹、瘙痒可能表明有炎症、消化问题、毒素排除不良；

- 皮肤苍白可能是缺乏阳光而导致的缺铁或维生素 D 的迹象；

- 手上的白色裂口可能是缺铁的迹象；

- 眼睛下方发紫或发黑可能是睡眠不足或食物过敏的征兆；

- 指甲裂纹、隆起、指甲有沟纹可能是营养不良的迹象；

- 与肾脏或心脏问题无关的小腿肿胀往往是甲状腺功能减退或循环障碍的
  迹象；

- 干性皮肤——考虑脂肪酸缺乏、水分不足或甲状腺功能低下。

舌头

在中医学中，舌头很多时候对理解身体和消化提供了线索。这里是需要
注意的主要特征的快速总结：

- 覆盖厚厚的白色舌苔——消化缓慢；

- 覆盖黄色舌苔——消化缓慢，热量过高，这可能代表愤怒或者产酸过少；

- 舌头中有大而深的裂纹——较大的情绪问题；

- 舌尖红润——阴虚；

- 舌头肿大而苍白——脾虚（消化虚弱）或血虚（通常由营养不良引起）；

- 侧面发黑——肝气郁结（通常是压力过大的迹象）。

肺

在传统中医中，肺部问题与悲伤有关。任何有肺病的人都可能会被问
到，他们是否经历过非同寻常的悲伤，或没有随着时间消散的悲伤。

心血管系统

低血压可能是肾上腺疲劳的征兆。

神经系统

手脚有刺痛感？这可能是血糖不稳定的标志。在中医学中，它也暗示"痰"，或身体中间的能量黏滞，表明能量不能向周围移动。糖尿病和神经问题应该被排除在外。

出汗过多？这可能是甲状腺功能亢进的标志。中医认为这可能是"阳虚"的一种症状。

激素系统

- 甲状腺的问题（甲状腺功能减退或甲亢）会影响情绪；
- 月经不规律会改变大脑中的血清素水平和接受能力，从而影响情绪；
- 甲状旁腺的问题也会通过抑制维生素 D 来影响情绪。

消化和排便习惯

有消化问题吗？

你多久排便一次？

许多种类的消化问题可能是食物过敏或中毒、炎症和平衡神经递质能力差的标志。它也可能提示肠道菌群失衡。

肌肉骨骼系统

- 缺乏肌肉张力——考虑缺乏运动；
- 背部或关节疼痛——可能由于过度疼痛或缺乏锻炼而妨碍个体改善情绪的

能力。无论哪种情况，在完全解决情绪问题之前，可能都需要一个解决疼痛的计划作为第一步。

有毒物质暴露史

接触毒素的历史可能提示需要适当的解毒方案：

- 你是否曾经接触过任何有毒的化学物质，或者生活在工业区？
- 你是否曾经在高速公路或主干道附近住过一段时间？
- 你的家是否检查过有毒霉菌、含铅油漆或水杂质？
- 你对什么东西过敏吗？
- 你能忍受香水的味道或其他气味吗？咖啡或酒精的味道你受得了吗？

通常，对这些问题的肯定回答（除了最后一个问题）表明肝脏受到排毒环境化学物质的挑战。

确保基本的生活方式有序

下面是我发现的在处理焦虑和抑郁问题时，最需要问的有关生活方式项目的概要。

时间表：你什么时候吃饭、排便、去上班、回家，等等？

这是一条关键的信息，因为这将帮助你理解，你可以合理地要求患者做什么。例如，如果患者每天工作 12 小时，可能无法要求其进行身体锻炼。在这种情况下，你可能需要创造性地提出你的建议。

睡眠：你什么时候睡觉和醒来？

入睡或保持睡眠有困难吗？

有睡眠呼吸暂停史吗？伴侣有没有提到过你打呼噜，或者睡觉的时候停止呼吸？

任何原因导致的睡眠不足都会引起或加剧情绪问题。褪黑素可能对入睡困难有所帮助。入睡困难可能暗示需要使用 5-羟基色氨酸、色氨酸或者持续释放的褪黑素。如果存在睡眠呼吸暂停，应该进行治疗。

锻炼：你锻炼吗？你的日常生活是怎样的？锻炼后，你感觉好些了还是更糟了？

实际上，任何形式的锻炼都有益于情绪。了解患者的体质和能量储备也很有帮助。一些人将运动后感觉不到活力等同于需要支持的"肾上腺疲劳"。

食物摄入：你昨天的早餐、午餐和晚餐吃了什么？

如果可能的话，我建议让每位患者完成一份饮食和生活方式日记，记录其七天的饮食、活动和情绪（见附录 VI）。通常情况下，患者自己会将他们的食物、活动和情绪联系起来。

如果你几个小时不吃东西，会有什么感觉？

焦虑和抑郁都可能与低血糖有关。一般来说，那些在没有进食时出现症状的人，会从补充血糖中收益，比如早餐时摄入更多的蛋白质，多次进餐，以及补充铬。

娱乐性毒品和吸烟

每天的饮酒量？过去或现在的酗酒史？

你吸烟吗？如果吸，吸多少？

目前是否吸食娱乐性毒品，或者有大量吸食或滥用娱乐性毒品史？

目前香烟、酒精和娱乐性毒品的使用可能会成为努力康复的阻碍。过去大量使用可能表明需要解毒方案。

减压仪式：你有每天减压的习惯吗？

每个人都应该有一些日常仪式来帮助处理或减轻压力的影响，如冥想、祈祷、按摩、针灸、写日记，等等。如果你的当事人的日程表中没有这些，那么这是一个了解你的当事人可能喜欢什么的机会。

做正确的血液测试

请你的当事人去做附录 Ⅱ 中所列的血液测试。

添加基本的补充剂

第 4 章讨论了下列各项的用途和益处：

● 高质量的普通复合维生素。随餐服用；

● 鱼油（保证 1000 毫克二十碳五烯酸）；

● 优质益生菌（我会使用乳酸杆菌和双歧杆菌菌株的组合）。

添加符合患者特征的特定补充剂

根据患者的体质、概况、用药情况和症状，可考虑使用 5– 羟基色氨酸、色氨酸、缬草和 S– 腺苷甲硫。第 4 章解释了不同的补充剂，并提供了一些线索，以建议哪些特定的补充剂可能最适合帮助特定的患者。这些在附录Ⅳ中进行了总结。测试结果还将表明哪些营养素具有价值。

打印出清晰而简单的行动计划

当患者来访时，我告诉他们，欢迎他们写下任何他们想要的笔记——这不是必须要做的。当我和他们交谈并倾听时，我同时会准备他们的治疗计划。这将是一个清晰的打印出来的步骤，将成为我们的个人行动计划。

首次访问示例

下列组合材料首先详细介绍对虚构出的"组合患者"的相关说明，然后向你展示相应的推荐计划。虽然患者是虚构的，但这些都是常见的注意事项和计划。

患者：卡拉　　　　　　　　　　　　记录日期：2014-03-21

出生日期：1966-01-19

S//:

主要关注点：伴有焦虑的抑郁症

- 发病：31 岁离婚时开始患抑郁症，现在有一段稳固的关系。抑郁"来来去去"，但焦虑依然存在。症状并不会阻止患者工作或者照顾她的两个孩子。
- 既往病史：在大学期间男朋友分手后经历了巨大的焦虑；服用药物五年，然后由于要备孕而停止服用。

- 目前的症状：功能正常，但总是担心。当她真的很累的时候，有时候根本不愿意下床。

- 绝不自杀："绝不会对我的孩子做这种事。"

- 与心理治疗师一起解决人际关系问题，并感觉到"我将永远是孤独的"。

第二个关注点：疲劳

- 醒来时精疲力竭。

- 傍晚到夜间有些能量。

- "当我不吃东西的时候，会变得有点疯狂，会觉得冷。"

- 更严重的疲劳：在上午锻炼后。"我努力锻炼身体，这样就不会让我的教练失望，但是有时候我做不到——我只是太累了。"

- "医生说我贫血，但我两年前就停止服用铁，因为它使我便秘更加严重。"

其他问题

- 患者想减肥。

对系统和生活方式因素的回顾

消化系统：

- 每三天排便一次——"从高中开始就是这样。医生说这对我来说很正常。"

食物 / 水：

- 没有时间吃早餐，午餐吃三明治，晚餐吃"健康餐"的鸡肉、一些蔬菜和藜麦。倾向于在深夜暴饮暴食。

- 饮水量——不大。

- 咖啡："需要它。每天喝 2 次大杯加了牛奶和 3 勺糖的星巴克。这是唯一一件让我睡不着，但让我更焦虑的事。"

- 没有饮酒或吸毒。

睡眠：

- 凌晨 00：30 上床，6：30 起床。

- 每天晚上难以入睡，所以"我喜欢熬夜看《柯南秀》（Conan）。他太搞笑了，这能帮助我保持冷静，直到我最终睡熟。"一旦入睡，就会保持睡眠状态。

- 有时我无法入睡，因为我的思维非常活跃。氯硝西泮可以帮我昏昏入睡。

放松：

- "我试着冥想，但它让我疯狂。"

药物：

- 舍曲林对焦虑有一点帮助，但对抑郁没有改变。

- 需要时在夜间使用氯硝西泮（通常每周 1 次）。

补充剂：

- 高效复合维生素，"有时"。

- 辅酶 Q10（朋友告诉她辅酶 Q10 对保持精力有好处），并没有起到帮助作用。

O//：

- 患者看起来营养良好，不痛苦。

- 身高：1.75 米。

- 体重：64.4 千克。

- 血压，左臂 92/58。

A//：

抑郁，焦虑。

P//：

见下面的推荐计划。

患者第一次来访：治疗计划

患者：卡拉　　　　　　　　　　　　　　记录日期：2014-03-21

出生日期：1966-01-19

1. 后续的测试

- 肾上腺唾液测试和血液检查（见附录 II）——这样我们就能知道你的应激激素是如何运行的，以及是否有任何营养不足或激素问题影响你的感觉。

2. 治疗工作

- 继续与治疗师合作，让她与我联系，以便我们协调治疗。

3. 锻炼

- 请保持每天早上在阳光下慢走，因为这对你来说会感觉很好。现在，不要通过剧烈的运动来锻炼身体。

4. 睡眠

- 晚上 10：00 前关掉所有亮灯/电脑/电视/手机，坐下来看书。喝一些洋甘菊茶，在茶中滴 1 滴西番莲酊剂，帮助心灵平静。
- 如果你喜欢《柯南秀》，那就把它录下来，第二天晚上早点看。
- 服用一粒褪黑素胶囊（每粒 1 毫克），晚上 10：30 上床睡觉。如果你不容易入睡，请添加 1 粒 γ-氨基丁酸（300 毫克），以帮助情绪安定。
- 在关灯之前，以要点形式写下你的想法。

5. 水

- 早上喝水：一大杯，适温。如果你喜欢，也可以挤半个柠檬。

6. 食物

- 每天早上吃早餐，这里有一些建议：
  - 两个煮鸡蛋配以西结吐司和黄油；
  - 以西结面包配天然花生酱；
  - 大米蛋白粉配半个冷冻香蕉和蓝莓；
  - 火鸡培根配炒鸡蛋；
  - 燕麦片配核桃、黄油和肉桂。

- 如果便秘的话，把这些添加到你的日常饮食中：
  - 5 个有机西梅干；
  - 1 杯深绿色蔬菜汁；
  - 1 汤匙亚麻粉（可以添加到燕麦片、沙拉或者奶昔中）。

- 对于你的咖啡，在两周内要求"3/4 咖啡因"，然后变成"1/2 咖啡因"。

7. 补充剂

- 停止服用善存，开始服用高效的复合维生素：每天 3 粒，随餐服用。

- 鱼油：每天 1 茶匙，随餐或餐后服用，对大脑都有全面的支持作用。

- 益生菌：睡前 1 粒，帮助消化。

- 如果你觉得没有帮助，你可以暂时停止使用辅酶 Q10。

8. 针灸

- 每周 1 次，以补充能量，放松身心，并帮助提升情绪。

注意：未经你的处方医生同意，请勿更换任何药物。

一个月后的随访：

- 检查上面的建议；

- 检查唾液测试、血液测试，根据血液测试，考虑草药和支持肾上腺 / 昼夜节律的补充剂，以及温和的铁或其他营养素；

- 考虑直接的情绪支持补充剂；

- 长期的减肥效果。

本治疗计划的理由

卡拉的情况很常见——她是一名功能性焦虑型抑郁症患者。从我的角度来看，虽然她显然很焦虑，但很难判断她是抑郁还只是太累了。贫血本身就会导致情绪低落 / 疲劳。便秘也会影响情绪，使情绪低落。血液测试将有助于确定她的贫血是否是由于低铁、血液含氧量低或维生素 B_{12} 水平低所致。然后我们可以适当地补充了。肾上腺测试将帮助我们了解她的皮质醇是否很低，还是在一天的不同时间上下波动，从而导致焦虑和夜间失眠。她的血压相对于身高来说偏低，在我看来，她的肾上腺功能正在减弱。

这第一个治疗计划侧重于以下一些基本的内容：

1. 改善睡眠；

2. 改善排便；

3. 改善清晨血糖和吃早餐情况。

有时候单凭这些就可以大大改善她的感觉。

我鼓励我的患者让他们的治疗师联系我，这样我可以更好地理解患者的挑战，以及协调治疗，以获得更好的结果。

早点关灯将有助于卡拉自身褪黑激素的分泌，支持她自然的夜间昼夜节律。补充褪黑素也可以帮助卡拉入睡，如果卡拉还需要一点褪黑素，但不想依赖药物，γ - 氨基丁酸就像天然的氯硝西泮一样支持 γ - 氨基丁酸。西番莲是一种奇妙而温和的草本植物，可以让过度活跃的头脑冷静下来。早晨在明亮的光线下散步也有助于建立她的昼夜节律模式。

喝水有助于排便，并将氨基酸导入她的大脑，以支持神经递质的功能。降低咖啡因有助于缓解失眠。最好是慢慢戒掉咖啡——因为如果迅速戒掉咖啡，便秘和抑郁可能会加重。

早餐是平衡血糖问题的第一步。如果血糖需要进一步检测或者血糖检测结果显示低血糖，我们可能会考虑在以后补充铬。

我们从三种常见的补充剂开始：优质复合维生素（商店里买的维生素片通常质量很差，所以我们换成了这个）、一种鱼油和一种益生菌。

在我们努力工作并获取更多信息的同时，开始针灸治疗可以帮助卡拉开始感觉不那么焦虑，同时恢复她的精力和情绪。

我喜欢在最后放一个随访计划，以便向我的患者解释我们将在下次就诊时将做什么，以及可以考虑哪些长期选择。这里提到，我们将回顾当前的计划，看看哪些是已经完成的和有帮助的，哪些还没有完成，并进一步了解这些计划面临的挑战。此外，我还向患者提到，我们实际上还没有使用任何"情绪支持剂"（如 5- 羟基色氨酸或圣约翰草），但如果需要的话，我们可以讨论使用这些药物。很多时候，像这样执行的计划排除了直接的情绪补充剂的需要。最后，我提到了减肥。事实上，节食、排便和健康运动可能对体重有一些积极的影响，事实上我想让我的患者知道，我们重视所有对她重要的事情。

最后，当我把我的患者从办公室带到候诊区时，我会问我的患者我可以给她一个拥抱吗，并告诉她我期待后续的随访。

位于西雅图的巴斯蒂大学的约翰·巴斯蒂尔（John Bastyr）教授建议他的学生："要经常接触你的患者，让他们知道你很关心他们。"我在就诊结束时，会采取双方握手的形式，或者问患者："我可以给你一个拥抱吗？"在我10年的执业生涯中，只有一个人说过"不"——他会感到不舒服。一个温柔的拥抱是一种关怀的强有力的表达，会让你的患者感受到你发自内心的关心他们的健康。另外，每天拥抱几次对我来说是非常健康的——对每个参与者来说都是双赢的。

附录

APPENDICES

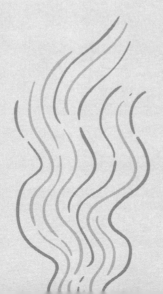

附录 I
你可以为当事人提供的八个顶尖的补充和替代医学建议

1. 如果你在服用药物，请坚持服药。如果因为精神疾病而出现安全问题，可以考虑服药。

2. 验血（附录 II）。

3. 开始服用这些补充剂：

- 高品质的多种维生素（全剂量，包含食物）；
- 维生素 D（1000 单位 / 天，包含食物）；
- 镁补充剂（250 毫克，每天 2 次）；
- 鱼油（二十碳五烯酸 1000 毫克 / 天）。

4. 尝试在晴朗的早上外出活动，如果可以的话，可以开始一个锻炼计划。

5. 在饮食中添加那些已证明对情绪障碍有益的特定食物：

- 每个早上的蛋白质（水煮蛋，蛋白质奶昔）；
- 每周三次鲑鱼、鲶鱼或者其他低汞鱼类；
- 每天 250 克左右的绿色蔬菜；
- 每天 1 汤匙橄榄油；
- 每天少量的生坚果；
- 每天少量的小萝卜；
- 每天 1 份益生菌食品，如 1 杯酸奶、125 克酸菜（最好是新鲜的）、味噌汤。

6. 晚上 11：00 前上床睡觉，并制订一个一致的睡眠计划。

7. 如果不服用药物，则添加特定的补充剂。

- 焦虑：复合维生素 B 和南非醉茄（300 毫克，每天 2 次）。
- 抑郁症：红景天（100 毫克，每天 3 次）。

8. 考虑转诊到一个全科医生（参见附录Ⅲ）。

在大多数情况下，上述简单的步骤都有循证医学的支持，而且仅凭这些步骤就能对焦虑和抑郁的病程产生重大影响。

附录 II
血液检查建议

·······················

以下是一份检查焦虑或者抑郁患者的验血单。请注意许多医生可能认为这些项目不需要检查，或者他们可能会对超出他们专业范围的检测感到不适应。例如，即使肠道发炎可能是造成情绪障碍的重要原因，精神科医生也可能不愿意进行通常由肠胃病医师负责的腹腔镜检查。此外，大多数传统的医生不看唾液肾上腺功能测试。以我的经验，即使是长期与激素打交道的内分泌学家也不会看这个测试。不过，从整体角度来看，这些测试可能会提供有关影响一个人的情绪状况的潜在因素的有用信息。虽然无法为你的当事人进行所有的检查，但是从长远来看任何一个检查都将有助于了解潜在因素。

以下是推荐的血液测试。

建议进行以下血液测试：

- 空腹血糖；

- 糖化血红蛋白组分；

- 血清胰岛素；

- 综合新陈代谢；

- 血脂；

- 高半胱氨酸；

- 高敏 C 反应蛋白；

- 全血细胞计数。

铁全套检查：

- 铁蛋白；

- 总铁结合量；

- 转铁蛋白；

- 血清铁。

荷尔蒙水平：

- 促甲状腺激素；

- 游离三碘甲状腺原氨酸；

- 游离甲状腺激素；

- 血清三碘甲状腺原氨酸；

- 甲状腺激素；

- 甲状旁腺激素；

- 脱氢表雄酮；

- 脱氢表雄酮硫酸盐；

- 游离睾酮；

- 血清睾丸激素；

- 血清雌激素（如果是女性）；

- 血清黄体酮（如果是女性）。

腹腔全套检查：

- 抗麦胶蛋白 IgG 抗体；

- 抗麦胶蛋白 IgM 抗体；

- 人组织转谷氨酰胺酶；

- 分泌型 IgA；

- 血清肉碱；

- 血清叶酸；

- 血清维生素 B_{12}；

- 甲基四氢叶酸还原酶基因测试；

- 血清 25（羟基）维生素 D；

- 血清汞。

附录Ⅲ
补充和替代医学的推荐资料和资源

正如我在整本书中提到的，我很荣幸与许多心理治疗师、社会工作者和开明的精神科医生一起，在我的当事人关怀方面合作。在一起工作是一种快乐——我学到了很多东西，当事人得到了一种"团队关怀"的疗法，该方法可以提供世界上最好的服务。

健康可以被看作一个人站在一个大球上保持平衡。在大多数情况下，我们可以让自己站着，但是当疾病发作，我们就开始变得容易跌倒。在使用得当的情况下，仅凭药物就可以帮助人们重回最佳状态，但是这种情况可能只是暂时的，人们经常会走得太远，甚至在这个过程中离开另一边。

在团队关怀疗法中使用谈话疗法、补充和替代医学以及精神病治疗法，不仅可以提供一只手在一个方向上的推动，而且还可以提供其他许多只手的轻轻地支撑；我们调整前进时的方向和力量，从而使患者重新获得平衡，并在未来需要时学会使用我们提供的资源。

很少有治疗师同时拥有帮助一位当事人恢复健康的所有工具。我鼓励你作为你的当事人最主要和最信任的资源，帮助他或她找到其他可以与你保持沟通的治疗师，来尽可能地创造最好的关怀。下面是一个可以帮助你找到治疗师和更多信息的资源列表。

美国自然疗法医师协会（American Association of Naturopathic Physicians）是美国全国性的自然疗法医师协会，其网站提供有关自然疗法的信息、如何成为自然疗法的医生，以及有关自然疗法的会议和继续教育。而且，美国每个州都有自己的州协会。如果你决定推荐一名自然疗法医师，则该组织只包含有联邦政府认可的自然疗法医学院就读的合格医师。

美国整体医学协会（The American Holistic Medical Association, AHMA）由对自然和整体医学感兴趣但没有医学界支持的医生于 1978 年 7 月成立。今天，该协会成员包括医生、自然疗法医生和许多其他从业人员。美国整体医学协会举办出色的会议，继续教育活动和休养活动，是整体治疗医生的社区源泉。

功能医学研究所（Institute of Functional Medicine）由内科医生、骨科医生和自然疗法医生组成，他们支持基于系统的疗法。除了拥有从业人员应具备的基础知识之外，他们还为有兴趣学习更综合方法的医生提供资源、举办学术交流会议。

《替代和补充医学杂志》（*Journal of Alternative and Complementary Medicine*）这本备受推崇的同行评审期刊，发表有关各种补充和替代医学主题的研究，包括针灸、营养、按摩、植物医学、阿耶维达疗法、瑜伽和许多其他方式。

《自然医学杂志》（*Natural Medicine Journal*）是美国自然疗法医师协会的官方杂志。 这是一本电子期刊，提供整体医学和自然疗法医学的同行评议研究。

《替代和补充疗法》（*Alternative and Complementary Therapies*）是一本基于证据的期刊，包括许多不同的补充和替代医学模式和整体医学主题的文章，如建立整体实践、将补充和替代医学整合到临床实践。

《实证补充和替代医学杂志》（*Evidence-Based Complementary and Alternative Medicine*）是一份国际同行评议的期刊，于 2004 年创刊，包含补充和替代医学及整合医学的信息。

《**自然疗法医生新闻与评论**》（*Naturopathic Doctor News and Reviews*）是为北美自然疗法医师提供临床信息的出版物，它为医生提供在自然医学实践的最近发展，包括协议、实践管理、业务发展、市场营销、临床研究、新闻等。

《**整体初级保健**》（*Holistic Primary Care*）为专业人员提供自然医学和整体医学的可信来源。

《**汤森来信**》（*Townsend Letter*）自 1983 年以来为从业人员提供了各种各样的替代医学主题的支持和建议。

附录IV
治疗焦虑和抑郁的补充剂

表 IV–1   所有的焦虑或抑郁患者应考虑的一般补充

补充剂	适应证	一般用量	可能的副作用	毒副作用 / 禁忌 / 药物相互作用	食物来源
多种维生素	• 广泛性焦虑和持续抑郁	• 按药瓶上标定的剂量服用。高质量的维生素补剂通常是胶囊形式，每天 4~6 粒，不要空腹服用，一天两次或三次	• 有些患者对矿物质感到恶心	• 不明	所有的蔬菜和水果
鱼油	• 焦虑 • 抑郁 • C 反应蛋白过高	• 大约每天 2 克，每天 1000 毫克二十碳五烯酸和 800 毫克二十二碳六烯酸	• 可能导致反流	• 不明 • 对鱼过敏者慎用 • 如果正在服用抗凝药物，请监测凝血时间	鱼类
益生菌	• 广泛性焦虑和持续抑郁	• 40~80 亿嗜酸乳杆菌和乳酸双歧杆菌，每天 1~3 次	• 不明	• 不明	纳豆、韩式泡菜、日本豆面酱、腌菜

表 IV-2

抗焦虑和抑郁的维生素

补充剂	适应证	一般用量	可能的副作用	毒副作用/禁忌/药物相互作用	食物来源
维生素 C	• C反应蛋白过高	• 一天2次，每次500毫克	• 大剂量使用时会导致腹泻	• 大量服用可能导致肾结石	木瓜、甜椒、西兰花、草莓、菠萝、猕猴桃
维生素 D	• 缺乏维生素D伴随焦虑或者抑郁	• 每天1000~5000IU，饭后服用，并且每三个月检测1次维生素D水平	• 在生理剂量下未知	• 脂溶性维生素会积累到有毒水平 • 过量服用可提高钙的吸收，导致心脏异常 • 可能有助于抗抑郁药物更好地发挥作用	少量的鲑鱼、金枪鱼、牛肉、肝脏、蛋黄
维生素 B₃（烟酰胺的形式）	• 恐惧症和强迫症类型的焦虑 • 与色氨酸一起使用时对保持睡眠有好处	• 每天3次，每次100毫克	• 不明	• 长期使用应进行预防性肝酶监测 • 可以提高色氨酸的效力 • 请避免使用抗惊厥药物	鸡肉、火鸡、牛肉、肝脏、花生、葵花籽、蘑菇、牛油果、青豌豆
维生素 B₆（吡哆醇）	• 焦虑和抑郁	• 每天25~50毫克 • 当与镁一起服用的时候，可能收到最好的效果	• 每天服用200毫克或者更多可能导致手脚的可逆性疼痛和疲劳	• 避孕药可以降低维生素B₆水平	青椒、菠菜、土豆、香蕉、萝卜青菜

续前表

补充剂	适应证	一般用量	可能的副作用	毒副作用/禁忌/药物相互作用	食物来源
维生素 B$_{12}$（甲基钴胺）	• 焦虑和抑郁 • 可以治疗耐药抑郁症	• 每天 1 毫克	• 如果白天服用太晚，偶尔会引起失眠	• 二甲双胍可以降低维生素 B$_{12}$ 状态	鱼、小牛的肝脏、鹿肉、虾、扇贝、鲑鱼、牛肉
叶酸（叶酸甲酯）	• 抑郁 • 耐药性抑郁症 • 可以帮助抗抑郁药物更好地发挥药效	• 抑郁症治疗 400~1000 微克/天，耐药性抑郁症治疗每天 5~15 毫克	• 没有副作用	• 避免服用氨甲蝶呤进行癌症治疗 • 避免使用癫痫药物	菠菜、芦笋、莴苣、萝卜青菜、芥菜、小牛肝脏、羽衣甘蓝、花椰菜、西兰花、欧芹、扁豆、甜菜
纤维糖	• 惊恐性障碍	• 每天 6~18 克	• 轻微的胃不适	• 不明	大多数蔬菜、坚果、小麦胚芽、啤酒酵母、香蕉、肝脏、糙米、燕麦片、未精制糖蜜、葡萄干
维生素 B$_1$、维生素 B$_2$、维生素 B$_5$、维生素 B$_6$、维生素 B$_{12}$、叶酸和纤维糖	• 可以缓解非焦虑人群的日常压力，缓解抑郁和焦虑 • 高同型半胱氨酸	• 每天 40 毫克维生素 B$_6$，1.2 毫克维生素 B$_{12}$（甲基钴胺素形式），1 克叶酸（1-甲基四氢叶酸形式）	• 高水平的维生素 B$_6$ 可引起可逆性神经病变症状	• 没有已知的毒性	蔬菜、全谷物、豆类
甜菜碱（三甲基甘氨酸）	• 高同型半胱氨酸	• 每天 3600 毫克	• 罕见的短暂胃肠不适	• 未知	甜菜、全麦、小麦胚芽、贝类

表 IV-3

激素失衡引起的情绪失调在特殊情况下的补充治疗

补充剂	适应证	一般用量	可能的副作用	毒副作用/禁忌/药物相互作用	食物来源
甲状腺素片或天然甲状腺激素	• 甲状腺功能低下	• 取决于个人的需要	• 心跳加速 • 出汗过多 • 颤抖 • 不安 • 思维节奏变快	• 在医师监督下使用	甲状腺器官肉
脱氢表雄酮	• 焦虑和抑郁，低水平抑郁症、中年抑郁症、自身免疫和戒断后的焦虑感恢复可以考虑使用	• 女性5~10毫克，男性25毫克；血液检查监测水平。根据个人需要增加剂量	• 长出更多的头发、油腻的皮肤和头发、痤疮、头皮瘙痒、脱发	• 医师指导 • 前列腺癌患者可能被禁止使用	未知
睾酮	• 焦虑和抑郁 • 可能有助于抗抑郁药物更好地发挥作用	• 取决于准备情况	• 皮肤贴片会引起皮疹	• 医师指导 • 由于存在心脏病和前列腺癌的隐患，可能会被禁止	含锌食物可能有助于提高睾酮（牡蛎、鸡蛋、香蕉、西兰花）
雌激素	• 抑郁 • 可能有助于抗抑郁药物更好地发挥作用	• 取决于准备情况	• 易兴奋 • 腿部肿胀 • 血栓	• 吸烟者血栓的风险较高	含有温和植物雌激素的食物有大豆、海军豆、平托、亚麻籽、葵花籽
黄体酮	• 焦虑或抑郁 • 当注射雌激素时导致的睾酮含量降低 • 糟糕的睡眠	• 取决于准备情况和需要	• 增加了悲伤和哭泣的感受 • 阴道出血	• 抑郁 • 嗜睡	生坚果和种子可能有助于增加黄体酮的产生

表 IV-4

植物中提取的精油可以改善情绪

补充剂	适应证	一般用量	可能的副作用	毒副作用／禁忌／药物相互作用	食物来源
γ–亚麻酸或者月见草油	• 酗酒和酒精中毒伴抑郁 • 经前抑郁症	• γ–亚麻酸每天 1000~2500 毫克 • 月见草油：每日 4000~8000 毫克	• 偶有反流	• 应避免每天服用超过 3000 毫克 γ–亚麻酸 • 不适用于癫痫病史患者、前列腺癌患者或孕妇	黑醋栗
纯素油	• 广泛性焦虑和持续抑郁	• 每天 4 克亚麻酸	• 不明	• 不明	亚麻籽、油菜籽油、核桃、豆腐

表 IV-5

最常用来抗焦虑和抑郁的矿物质

补充剂	适应证	一般用量	可能的副作用	毒副作用／禁忌／药物相互作用	食物来源
铬	• 与低血糖或高血糖相关的焦虑和／或抑郁，非典型抑郁	• 每天 200~600 微克，随餐分次服用	• 没有已知的推荐剂量	• 使用糖尿病药物患者检测到血糖降低的情况 • 有助于防止胰高血糖素引起的铬缺乏	洋葱、莴苣、西红柿、布鲁尔酵母、鸡蛋、肝脏、麸皮麦片

续前表

补充剂	适应证	一般用量	可能的副作用	毒副作用/禁忌/药物相互作用	食物来源
锌	• 耐药性抑郁症 • 肠漏症 • 帮助治疗免疫系统和皮肤	• 每天2次，每次15毫克用肌肽锌治疗肠漏 • 平均每天2毫克至少两个月（除非血铜水平过高）	• 空腹服用或敏感者服用可引起恶心	• 大剂量服用（>150毫克/天）会导致呕吐和食欲减退 • 长期补充锌可能会耗尽体内的铜	牛肉、羊肉、火鸡、鸡肉、猪肉、蟹肉、龙虾、蛤蜊、鲑鱼、南瓜子
铁	• 低铁性贫血	• 每天1~3次，每次25毫克 • 服用500毫克维生素C以获得最佳吸收效果 • 使用琥珀酸盐或富马酸盐形式	• 在服用较高剂量下会导致便秘 • 大便会变黑	• 在绝经后妇女和男性中，有其他医学问题无法解释的明显缺铁	深火鸡肉、红肉、铸铁锅烹饪、深绿色蔬菜中较难吸收的铁
镁（甘氨酸或牛磺酸形式）	• 睡眠问题 • 焦虑 • 抑郁加上焦虑	对于睡眠问题或焦虑： • 每天2次，每次250毫克兑甘氨酸 用于抑郁加焦虑： • 任何一种形式服用300~700毫克 • 一到两杯硫酸镁放到温暖的浴缸里	• 敏感者可能有稀便 • 牛磺酸形式的镁会引起腹泻	• 不明 • 避免出现肾病或腹泻	矿泉水、瑞士甜菜、夏南瓜、黑带糖蜜、菠菜、芥菜、大比目鱼、芜菁、种子（如南瓜、向日葵、亚麻）

续前表

补充剂	适应证	一般用量	可能的副作用	毒副作用/禁忌/药物相互作用	食物来源
硒	• 焦虑和/或抑郁伴甲状腺功能低下或三碘甲状腺激素低	• 每天100~200微克	• 服用剂量大于400微克可引起皮炎、脱发和指甲脆性症状		鱼（特别是金枪鱼）、肉、坚果（特别是巴西坚果）、大蒜
乳清酸锂	• 焦虑或抑郁，特别是在那些受益于后叶催产素相关治疗的患者，如按摩	• 每天5~20毫克元素锂	• 一般的补充剂量显示没有毒性 • 高剂量服用可引起肌肉无力、食欲减退、轻度冷漠、震颤、恶心和呕吐	• 肾功能受损	芥末、沙丁鱼、全食物、蓝玉米、蔬菜

表IV-6　抗焦虑和抑郁的首要补充氨基酸

补充剂	适应证	一般用量	可能的副作用	毒副作用/禁忌/药物相互作用	食物来源
谷氨酰胺	• 肠漏症	• 一天两次，每次6克（1茶匙）	• 不明	• 可预防化疗诱发的副作用 • 患有肝脏或肾脏疾病的人可能不适合使用	卷心菜、鸡肉、牛肉、鱼

287

续前表

补充剂	适应证	一般用量	可能的副作用	毒副作用/禁忌/药物相互作用	食物来源
卡尼丁	• 对抑郁和可能的焦虑有益处 • 老年人的认知支持	• 每天2次，每次500~1500毫克左旋肉碱，以提高血清肉碱 用认知支持： • 1~3克乙酰左旋肉碱	• 不明	• 可能有利于预防抗惊厥药物的不足	牛肉、鸡肉、火鸡、猪肉、羊肉、鱼
γ-氨基丁酸	• 焦虑（"天然阿普唑仑"） • 平静心灵帮助入睡	• 每天3次，每次100~200毫克，在用餐前或用餐后过一段时间服用 • 在4小时内服用不超过1000毫克，在24小时内服用不超过3000毫克	• 头晕嗜睡	• 高剂量时极少数人会增加瘀伤和出血	茶（绿茶、红茶、乌龙茶）、发酵食品（酸奶、韩式泡菜、腌菜）、全谷物（燕麦、糙米）
甘氨酸	• 焦虑 • 在预期出现恐慌的前30分钟	• 每天5~10克（1~2茶匙），或在预期的恐慌发作之前 • 可以和西番莲混合	• 不明	• 使用前与医生核对是否有肝脏或肾脏疾病 • 可能对精神分裂症症状的治疗有益	鱼、肉、豆类、奶制品
赖氨酸和精氨酸	• 压力情境下的焦虑	• 每天2~3次，在用餐前或用餐后过一段时间服用	• 大剂量（20~30克）的精氨酸可引起腹泻	• 如果有心脏病发作史，精氨酸是禁止使用的 • 患有I型疱疹的人禁止使用精氨酸	坚果、红肉、菠菜、扁豆、全谷物、巧克力、鸡蛋、海鲜、大豆

续前表

补充剂	适应证	一般用量	可能的副作用	毒副作用／禁忌／药物相互作用	食物来源
茶氨酸	• 长期焦虑或强迫性思维 • 高皮质醇：脱氢表雄酮的比值 • 焦虑伴高血压	• 每天 200~400 毫克，在餐前或餐后过一段时间服用	• 未知	• 可能会增加一些化疗的效果	绿茶
L- 色氨酸	• 入睡困难	• 500~2500 毫克 • 不要吃含高血糖指数的简单碳水化合物的食物（如饼干）	• 早上嗜睡	• 不明 • 使用氟西汀（百忧解）的研究显示，与氟西汀（百忧解）没有相互作用 • 与选择性血清素再吸收抑制剂和三环类药物一起使用时监测到血清素综合征	少量的南瓜子、香蕉、火鸡
5- 羟基色氨酸	• 焦虑，尤其是广场恐怖症和恐慌 • 表情带有社交焦虑或恐慌成分	• 每天 3 次，每次 100~200 毫克，空腹服用 • 在预期的恐慌发作前 90 分钟 200 毫克	• 恶心和偶尔呕吐	• 可能会增加易发个体的腹泻症状 • 与选择性血清素再吸收抑制剂和三环类药物一起使用时监测到血清素综合征	无

续前表

补充剂	适应证	一般用量	可能的副作用	毒副作用/禁忌/药物相互作用	食物来源
酪氨酸	• 带有冷漠和绝望的抑郁 • 有益于缓解物理压力源和缺觉 • 烟草戒断 • 甲状腺功能低下	• 对于抑郁症或烟草戒断治疗：每天 2~3 次，总计饮 500~1000 毫克，6000 毫克 • 对于烟草戒断治疗：添加铬，每次 3 次，每次 200 毫克 • 甲状腺功能低下：每天 300 毫克	• 剂量过高可能出现，如恶心、腹泻、头痛、呕吐或过度紧张 • 如果会导致夜间清醒，请考虑避免在夜间补充药物或在夜间使用酪氨酸	• 对于焦虑、高血压、多发性骨髓瘤、格雷夫斯病或服用单胺氧化酶抑制剂的患者，不推荐使用	鳕鱼、鸡肉、大豆、杏仁、香蕉、乳制品、利马豆、芝麻
苯基丙氨酸	• 与上文酪氨酸相同，包括伴随疼痛的症状	• 左旋型每天最多 14 克，分多次服用 • D型每天 350 毫克	• 与酪氨酸一样	• 与酪氨酸一样 • 苯丙酮尿症	托鲁拉酵母、大豆分离蛋白和浓缩物、花生粉、干螺旋藻、海藻、脱脂和低脂大豆粉、豆腐、干腌鳕鱼干酪、帕尔马干酪、杏仁、干烤大豆坚果、干西瓜种子、胡芦巴种子

续前表

补充剂	适应证	一般用量	可能的副作用	毒副作用/禁忌/药物相互作用	食物来源
磷脂酰丝氨酸	• 焦虑和抑郁 • 周期性的高或低皮质醇 • 长期压力很大	• 每天 200~800 毫克，与必需脂肪酸结合在一起，空腹服用	• 不明	• 可能有益于高肝酶发挥作用	器官肉（肝和肾脏）、鲭鱼、金枪鱼、软壳蛤蜊、白豆
N-乙酰半胱氨酸	• 强迫性神经失调 • 赌博问题 • 拔毛癣 • 可能的双相情感障碍 • 作为呼吸环酮的附剂，治疗过敏性症状	• 每天 500~600 毫克，一天 2~3 次	• 偶有头痛或胃部不适	• 无	在高蛋白食物（肉类、豆腐、鸡蛋、乳制品）中发现的半胱氨酸前体
牛磺酸	• 焦虑伴随精力不足和心血管疾病	• 每天 3 次，每次 500 毫克牛磺酸	• 头痛 • 恶心 • 鼻出血 • 暂时的平衡失调	• 可能的降压作用：监测血压药物	肉类、鸡蛋
S-腺苷甲硫	• 轻度至中度抑郁，尤其是精力不足和缺乏动力的人	• 第 1 天，每次 200 毫克，每天 2 次；第 3 天每天 2 次，每次 400 毫克；第 10 天每天 3 次，每次 400 毫克，第 14 天每日 4 次，每次 400 毫克	• 焦虑 • 轻微恶心 • 轻度腹泻	• 双相情感障碍患者禁止使用	无

表 IV-7

抗焦虑和抑郁最推荐的植物药物

补充剂	适应证	一般用量	可能的副作用	毒副作用/禁忌	药物相互作用
车前子壳（卵叶车前草）	• C反应蛋白过高	• 一天2次，每次1茶匙（约6克）	• 当植物菌群适应更高的纤维水平时，会引起短暂的肿胀	• 高剂量导致腹泻 • 不适用于胃肠轻瘫或其他消化道运动不良的情况	
肉桂	• 血糖失衡伴情绪问题	• 一天1茶匙（约6克）	• 不明	• 过多的服用量会增加香豆素的摄入量，导致肝脏损伤	
姜黄素	• 炎症 • 肠道炎症和肠漏问题 • 抑郁 • 可能有益于焦虑 • 研究显示，它可以作为氟西汀（百忧解）和亚胺吡嗪的辅助药物	• 每天1000毫克的BCM-95形式的姜黄素，请饭间隔饭前或饭后间间服用 • 姜黄香料的量很小，不适合治疗	• 恶心，少数可能出现胃炎	• 不明	
罗伯特的配方（一种草药配方）	• 肠漏 • 炎症	• 一天3次，每次两粒胶囊	• 不明	• 不明	
西番莲	• 焦虑 • 广泛性焦虑障碍 • 预期出现的压力 • 思维难以控制	• 一天3次，每次1滴（约30滴）可以在预期的压力发生前90分钟服用 • 一天2~3次，每次滴30滴到水里或者作为一种茶	• 可能有轻微的头晕、困倦和意识不清	• 不明	• 不要与酒精结合服用 • 如果使用镇静剂，与听从从保健医生医嘱 • 避免使用含有单胺氧化酶抑制剂成分的抗抑郁药物

续前表

补充剂	适应证	一般用量	可能的副作用	毒副作用/禁忌/药物相互作用
卡瓦胡椒	• 焦虑，特别是肌肉紧张，女性间质性膀胱炎 • 帮你摆脱苯二氮卓类药物	• 每天400毫克的提取物 用于戒断： • 开始时每天50毫克 • 在两周内逐渐减少苯二氮卓类药物的剂量，并增加到每天300毫克 • 随后每天300毫克，连续三周	• 很小比例的使用者会增加焦虑症状	• 肝病患者可能最好避免使用
薰衣草（金银花）	• 焦虑，尤其伴随胃部不适 • 研究显示与选择性血清素再吸收抑制剂和三环类药物一起使用，有益于治疗抑郁症	• 一粒80毫克速释油胶囊 • 每杯茶加1~2茶匙 • 每天3次，每次30滴晚上在枕头上放精油，或者在温水中放精油洗澡	• 摄入后可能会引起轻微的"薰衣草打嗝"	• 无
南非醉茄	• 长期焦虑 • 脱发 • 精子数量少	• 每天1~2次，每次300毫克，≥1%~5%的标准睡茄交酯	• 少数服用者出现呕吐和胃部不适	• 如果女性服用脱氢表雄酮补充剂，要注意头发是否过度生长，并检查脱氢表雄酮水平
红景天（红景天玫瑰）	• 焦虑，广泛性焦虑，抑郁 • 对倦怠感和自尊心弱有帮助	• 每天340~680毫克，标准含量为1%肉桂醇甙	• 可能口干和头晕	• 不明

续前表

补充剂	适应证	一般用量	可能的副作用	毒副作用/禁忌/药物相互作用
圣约翰草（贯叶连翘）	• 抑郁与抑郁伴焦虑 • 绝经后抑郁症 • 可能有助于降低糖尿病患者的血糖水平 • 提高氯吡格雷的有效性	• 每天 900~1800 毫克含有 0.3% 金丝桃素的萃取物	• 光敏性	• 能提高或降低许多 P450 系统代谢的药物的有效性：当患者在服用其他药物时，请咨询药剂师
藏红花	• 抑郁，特别是与消化道问题有关的抑郁	• 每天 2 次，每次 5 毫克花瓣或柱头（藏红花）	• 有罕见的轻度胃不适报告	• 注意肾脏或肝脏问题
黎豆属	• 抑郁症，尤其是那些服用多巴胺增强药物效果好的患者（例如安非他酮，阿立哌唑）	• 每天 1 次，每次 200 毫克，两周后增加至每日 2 次	• 腹胀和恶心 • 大剂量可引起呕吐、心悸、入睡困难、妄想或神志不清	• 避免使用抗凝药物 • 多囊性卵巢综合征患者禁止使用 • 如果患者正在服用抗抑郁药物，请根据相关医生的医嘱使用

附录 V
通常用于治疗抑郁和焦虑的顺势疗法

顺势疗法对焦虑和抑郁很有用，如下两个表所述。他们的剂量随顺势疗法的类型而变化。它们没有已知的典型副作用，但要在第一次使用后检查症状是否加重。

表 V–1　　　　　　　　　常用于抑郁症的顺势疗法

顺式治疗药	精神 / 情绪症状	生理及特殊症状
砷	<ul><li>情绪低落和抑郁伴随不安感和焦虑</li><li>完美的期望（在自我和他人中）都没有得到满足</li><li>要求很高</li><li>A 型的人：不耐烦、打断别人、走路和说话很快</li><li>易怒、草率或粗鲁</li><li>喜欢陪伴</li></ul>	<ul><li>非常整洁干净</li><li>在暖和的天气里感觉更好</li><li>气短</li></ul>
金	<ul><li>"A 型"人：不耐烦、打断别人</li><li>走路和说话很快</li><li>易怒</li><li>草率或粗鲁</li><li>当表现不佳时或当没有达到期望和能力感时，感到沮丧</li><li>非常严肃，并且认为自己是没有价值的</li><li>对生活强烈的绝望感</li><li>容易被冒犯</li><li>会有导致空虚和毫无价值的羞辱和愤怒的感觉</li><li>极端病例是自杀</li></ul>	<ul><li>噩梦或失眠症</li><li>夜间头痛和高血压</li><li>对噪音和光线敏感</li><li>生理和情感症状在夜间更糟</li></ul>

续前表

顺式治疗药	精神 / 情绪症状	生理及特殊症状
碳酸钙	• 如果是女性，月经前或月经期间抑郁症更严重 • 可靠和勤劳的人——因过度担心、工作或身体疾病而不堪重负 • 很容易就流泪 • 经历焦虑、疲劳、困惑、沮丧、自怜和情绪波动 • 在意识中有灾难的恐惧 • 会像孩子一样，经常喜欢被安慰和获得同情，尤其是来自母亲或母亲般的方式 • 整体性格温和 • 避免冲突和争论 • 决策对他来说是一个缓慢而艰巨的过程	• 容易出汗，尤其是在吃饭和工作的时候 • 感觉寒冷、迟钝，很容易劳累 • 新鲜的空气和户外可以使当事人感觉更好，而闷热的房间会使其症状加重 • 渴望富含脂肪的食物和鸡蛋
苟性碱	• 失落感、不断体验悲伤 • 经常哭 • 头脑迟钝、健忘 • 严重气馁 • 看到了极大的不公，对那些被冤枉的人产生同情 • 爱生气、易怒	• 灼烧感：尿路感染、关节处 • 皮肤苍白 • 糟糕的人际关系
升麻	• 感觉良好时精力充沛、健谈，但沮丧时烦躁、忧郁 • 处于阴霾中 • 夸大的恐惧（如发疯、被攻击或灾难） • 可能梦见末日来临	• 经历痛经 • 涉及颈部的头痛
吕宋果	• 一个敏感的人，经历过悲伤、失去亲人和/或失望，试图把伤痛藏在心里 • 为了避免表现出受伤害，小心翼翼地、有戒心的、情绪化的 • 不适当地笑或哭	• 感到喉咙哽咽，胸部有一种沉重的感觉 • 常常失眠（或过度睡眠）、头痛、腹部和背部抽筋疼痛 • 经常叹气或打哈欠

续前表

顺式治疗药	精神 / 情绪症状	生理及特殊症状
磷酸钾	• 在经历过度工作、疾病、情绪压力或兴奋等压力后更抑郁 • 集中注意力的能力很低，结果变得气馁和失去信心	• 既疲惫又紧张和神经质 • 脑力劳动引起头痛，容易出汗 • 贫血 • 经常出现失眠和消化不良 • 容易感冒
碳酸钠	• 在受伤、失望或生病后经历抑郁 • 温和、温柔、无私——努力使自己开朗、乐于助人 • 避免冲突 • 把感情藏在心里 • 当感到孤独时，会退缩去休息或听悲伤的音乐，但这又增加孤独感	• 情绪和身体对这些敏感（太阳、天气变化、很多食物尤其是牛奶）
氯化钠	• 体验被信任的人背叛的感觉 • 如果是女性，月经前或月经期间抑郁 • 自己有强烈的内在感情（悲伤、浪漫的依恋、愤怒或对不幸的恐惧）但是很少表现出来 • 一般来说比较保守和负责任 • 被别人的安慰激怒了 • 只有在独自一人的时候才哭、沉痛的哭泣 • 焦虑伴抑郁 • 沉湎于过去的委屈	• 抑郁时可能会有偏头痛、背痛和失眠 • 喜欢咸味 • 厌倦了阳光照射 • 在炎热的天气里通常感觉更糟 • 与母亲或父亲的关系不良或感觉他们的养育不充分
酸性磷	• 郁闷的时候会感到疲倦 • 抑郁会消耗人的情绪和身体能量 • 快感缺乏症 • 运动会增加疲劳和抑郁 • 感觉情感麻木或冷漠 • 感到内心空虚 • 不能集中精力 • 感觉不像平时那么聪明 • 在工作中失去动力，对工作不再感兴趣 • 对于过去的失望（比如失去的爱），很难克服	• 在经历了一段严重的抑郁或悲伤后，人们注意到你头发变白或脱落 • 对光线、声音和气味过于敏感 • 感觉身体虚弱，尤其是在早上 • 暴露在寒冷的户外和通风使心情更糟

续前表

顺式治疗药	精神／情绪症状	生理及特殊症状
白头翁花	• 抑郁使人流泪，渴望得到安慰和拥抱 • 孩子般的柔软和敏感 • 有时抱怨、嫉妒和喜怒无常 • 哭泣、新鲜空气和轻微运动通常可以改善情绪 • 在温暖或闷热的房间里，焦虑会变得更严重 • 女性：在荷尔蒙变化期间（如青春期、月经期、月经暂停）更容易感到抑郁	• 孩子般的行为和执着
乌贼	• 抑郁症伴极大的疲劳和日常生活的疲惫 • 宁愿独处而不被安慰 • 剧烈运动和哭泣会让你感觉更好	• 如果是女性：经常遇见月经问题 • 器官脱垂的感觉（器官，如子宫的下降或滑落） • 消化非常缓慢 • 对家庭成员漠不关心
葡萄球菌	• 因为受到侮辱或丧失自尊而感到沮丧、羞愧、怨恨和羞辱 • 压抑的情绪会导致的抑郁 • 一阵愤怒之后就是抑郁 • 当感觉被打倒时，觉得有必要保持尊严 • 在压力之下很容易动怒 • 容易被冒犯 • 激动得发抖 • 过多的自怜 • 安静、敏感、情绪化的人，难以为自己说话	• 昼夜节律不正常：整天昏昏欲睡，但晚上无法入睡 • 压力引起的牙痛、头痛、胃痛或膀胱感染等疼痛 • 有强烈的性欲和手淫倾向

表 V−2　　　　　　　　　　常用于焦虑的顺势疗法

顺势疗法	精神／情感症状	生理及特殊症状
舟形乌头	• 突然出现的恐慌和焦虑 • 厄运或即将死亡的感觉 • 影响一个人内心深处的震惊感	• 症状突然出现 • 发烧可能会突然发作

续前表

顺势疗法	精神／情感症状	生理及特殊症状
硝酸银	• 广泛性焦虑症 • 长期焦虑 • 长期的恐惧 • 恐高症	• 心悸
砷	• 对安全的焦虑 • 担心被抢劫 • 完美主义的期望（在自己和他人）没有得到满足 • 要求过高 • A 型人格的人：没有耐心，爱打断别人，走路和说话的速度都很快 • 脾气暴躁、很粗鲁 • 享受陪伴	• 在温暖的天气里感觉更好 • 气短
碳酸钙	• 害怕变化 • 感觉身体被疾病压垮了 • 害怕失去控制 • 害怕动物和昆虫	• 容易出汗，尤其是在吃饭和工作的时候 • 感觉寒冷、迟钝，很容易劳累 • 渴望露天和户外，这可以让你感觉更好，而闷热的房间会使症状更糟 • 渴望富含脂肪的食物和鸡蛋
断肠草	• 广场恐怖症	• 表现焦虑导致肌肉无力 • 整体疲惫 • 肌肉颤抖
吕宋果	• 焦虑和情绪波动导致情绪低落 • 更年期焦虑	• 感觉喉咙哽咽，胸部很沉重 • 失眠（或过度睡眠）、头痛、腹部和背部抽筋疼痛 • 经常叹气或打哈欠
卡利砷	• 焦虑，尤其是对心血管问题的焦虑	• 经常感到冷 • 晚上症状更严重 • 可能在睡觉时把手放在心脏部位
石松属植物	• 低自尊和自信 • 在观众面前焦虑 • 不太自信，可能通过多说话来补偿	• 喜欢甜食 • 胀气和胃不舒服 • 小时候尿床

续前表

顺势疗法	精神 / 情感症状	生理及特殊症状
磷	• 最大的恐惧是孤独和焦虑加上孤独 • 喜欢同伴 • 社交能力强，讨人喜欢 • 富有想象力	• 受异味和噪音影响 • 喜凉
白头翁花	• 孩子般的甜蜜 • 紧张和焦虑 • 喜欢被控制	• 常用于治疗经前症状和痛经的女性药物 • 黏稠分泌物（鼻、阴道）
硅石	• 过度敏感会带来恐惧感 • 新的任务或情况很容易引发焦虑	• 瘦骨架与骨质疏松症 • 脆弱 • 负责任、勤奋 • 体力低和容易生病都是过度劳累造成的

附录VI
饮食和生活方式日记样例

日期	时间	饮食-包括液体,维生素和药物	身体症状(1~10级):1=很轻微10=可能最严重的描述	感情:情绪,压力水平(1~10级):1=很轻微10=可能最严重的描述	肠道运动,排尿,排气,胀气	主要活动